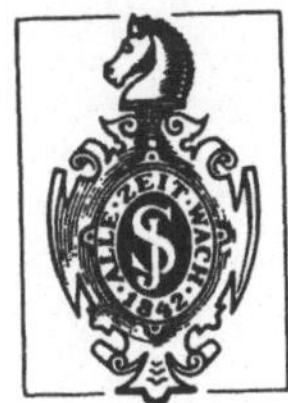

M. Wirsching

Krebs –
Bewältigung und Verlauf

Unter Mitarbeit von
D. Beckmann J. Dobroschke P. Drings
M. Emrich W. Georg F. Hoffmann J. Riehl
P. Schlag P. Schmidt R. Schwarz

Mit 36 Abbildungen und 35 Tabellen

Springer-Verlag Berlin Heidelberg New York
London Paris Tokyo Hong Kong

Prof. Dr. med. Michael Wirsching
Lehrstuhl für Psychosomatik und Psychotherapie
der Universität Freiburg
Hauptstraße 8, 7800 Freiburg

ISBN-13: 978-3-540-51920-1   e-ISBN-13: 978-3-642-75243-8
DOI: 10.1007/978-3-642-75243-8

CIP-Titelaufnahme der Deutschen Bibliothek
Wirsching, Michael: Krebs: Bewältigung und Verlauf/Michael Wirsching. Unter Mitarbeit von
D. Beckmann ...
Berlin ; Heidelberg ; New York ; London ; Paris ; Tokyo ; Hong Kong: Springer, 1990

Die Wiedergabe von Gebrauchsnamen, Handelsnamen, Warenbezeichnungen usw. in diesem Werk berechtigt auch ohne besondere Kennzeichnung nicht zu der Annahme, daß solche Namen im Sinne der Warenzeichen- und Markenschutz-Gesetzgebung als frei zu betrachten wären und daher von jedermann benutzt werden dürfen.

Produkthaftung: Für Angaben über Dosierungsanweisungen und Applikationsformen kann vom Verlag keine Gewähr übernommen werden. Derartige Angaben müssen vom jeweiligen Anwender im Einzelfall anhand anderer Literaturstellen auf ihre Richtigkeit überprüft werden.

Gesamtherstellung: Ernst Kieser GmbH, 8902 Neusäß

2119/3140-543210 - Gedruckt auf säurefreiem Papier

Vorwort

In dem vorliegenden Band sind empirische Befunde zusammengefaßt aus 12jährigen Arbeiten zur psychologischen, familiären und sozialen Bewältigung verschiedener Krebsleiden und über hypothetische psychosoziale Einflüsse auf den Krankheitsverlauf sowie über die Möglichkeiten psychologischer Hilfen für den Patienten und seine Angehörigen.

Am Ende einer ersten Entwicklungsdekade bleibt vielen zu danken, die auf diesem Weg mitgewirkt haben. Mehrere hundert krebskranke Frauen und Männer haben uns, oft gemeinsam mit ihren Familien, ihren behandelnden Ärzten, Krankenschwestern und Krankenpflegern in allerschwersten Zeiten an ihren Erfahrungen teilhaben lassen. Ihnen allen danke ich von ganzem Herzen.

Um dem Leser eine möglichst geschlossene Lektüre zu bieten, wurden die meisten Kapitel (1–6) von einem Autor (M. Wirsching) geschrieben. Lediglich das Schlußkapitel zur Langzeitrehabilitation von Darmkrebspatienten wurde von M. Emrich als Zusammenfassung seiner Dissertation angefertigt. Die an den jeweiligen Abschnitten beteiligten methodischen und klinischen Mitwirkenden werden jeweils am Anfang genannt. Darüber hinaus hatte v. a. das Team der Abteilung für psychoanalytische Grundlagenforschung und Familientherapie an der Heidelberger Universität mit seinem Leiter Helm Stierlin an den Arbeiten zum Brustkrebs und zum Bronchialkrebs entscheidenden Anteil. Lutz Frölich, Bettina Haas, Jörg Roth, Gunter Schmidt, Fritz Simon, Gunthard Weber und Barbara Wirsching haben bei der Studiengestaltung und Durchführung viel Zeit und Mühe aufgewendet, wodurch das jetzt vorgelegte Ergebnis erst möglich wurde.

Die Robert-Bosch-Stiftung in Stuttgart hat mit ihrem Geschäftsführer, Herrn Dr. P. Payer, den allergrößten Teil der hier abschließend vorgelegten Arbeiten gefördert. Dafür und für das über viele Jahre erhaltene Vertrauen danke ich herzlich. Mein Dank gilt auch der Medical-Science-Liaisongruppe der

Upjohn GmbH, welche die Drucklegung des Werkes unterstützte.

Das Manuskript wurde in seinen unendlich vielen Varianten mit höchster Professionalität und unermüdlich wiederum von Frau Edeltraud Ott und Frau Marlies Stüting in Gießen erstellt.

Meine liebe Frau, Barbara Wirsching, hat als Therapeutin in mehreren der hier zusammengefaßten Projekte mitgearbeitet. Ich danke ihr für die Geduld und Unterstützung, mit der sie den Abschluß des schwierigen Unternehmens gerade auch in Zeiten größter Zweifel und Angriffe möglich gemacht hat.

Freiburg, im Januar 1990   *Michael Wirsching*

Inhaltsverzeichnis

Mitarbeiterverzeichnis

Prof. Dr. phil. Dieter Beckmann
Abteilung für Medizinische Psychologie der Universität
Gießen, Friedrichstraße 36, 6300 Gießen

Prof. Dr. med. Johannes Dobroschke
Klinik für Allgemeinchirurgie der Universität Gießen,
Klinikstraße 9, 6300 Gießen

Prof. Dr. med. Paul Drings
Thoraxklinik Heidelberg-Rohrbach, Amalienstraße 5,
6900 Heidelberg

Dr. med. Manfred Emrich
Psychiatrisches Krankenhaus Herborn, Austraße 40,
6348 Herborn

Dr. phil. Werner Georg
Fachbereich Gesellschaftswissenschaften der Universität
Gießen, Karl-Glöckner-Straße 21, 6300 Gießen

Dr. med. Florian Hoffmann
Abteilung für Psychosomatik und Psychotherapie
der Universität Freiburg,
Hauptstraße 8, 7800 Freiburg

Jürgen Riehl, MA Soz.
Fachbereich Gesellschaftswissenschaften der Universität
Gießen, Karl-Glöckner-Straße 21, 6300 Gießen

Prof. Dr. med. Peter Schlag
Chirurgische Universitätsklinik, Im Neuenheimer Feld 110,
6900 Heidelberg

Prof. Dr. rer. pol. Peter Schmidt
Fachbereich Gesellschaftswissenschaften der Universität
Gießen, Karl-Glöckner-Straße 21, 6300 Gießen

Dr. med. Reinhold Schwarz
Psychosoziale Nachsorgeeinrichtung,
Chirurgische Universitätsklinik,
Im Neuenheimer Feld 155, 6900 Heidelberg

1 Einleitung – Grundannahmen und Überblick

M. Wirsching

Den verbindenden übergeordneten Rahmen der hier vorgelegten vielfältigen Untersuchungsansätze und Untersuchungsmethoden liefert uns die allgemeine Systemtheorie. Wir folgen einem multikonditionalen Krankheitskonzept. Dieses unterscheidet sich von herkömmlichen multifaktoriellen und monokausalen Ansätzen in den folgenden Grundannahmen.

1.1 Grundannahmen

(a) Interdependente Beziehungen: Wechselwirkungen, die gleichzeitig auf und zwischen den verschiedenen biologischen, psychologischen und sozialen Ebenen ablaufen, sind krankheitsentstehungs-, verlaufs- und bewältigungsbestimmend. Eine mißlungene, zusätzlich belastende Krankheitsverarbeitung kann die medizinische Prognose beeinträchtigen. Ein ungünstiger medizinischer Krankheitsverlauf ist das größte Hindernis für das Gelingen der psychosozialen Rehabilitation.

(b) Sprunghafte Veränderungen: In einem fortlaufenden Entwicklungsprozeß treten strukturelle Veränderungen diskontinuierlich, sprunghaft in einer v. a. in ihrem Ergebnis nur mit annähernder Wahrscheinlichkeit vorhersagbaren Weise auf. Prozesse der Selbstorganisation, der Autopoese des Gesamtsystems schränken die Möglichkeiten zum zielgerichteten Eingriff in das spiralförmig voranschreitende Geschehen ein. Das Ziel biologischer, psychologischer oder sozialer Interventionen muß daher sein, die für die Entwicklung („Selbstheilung") günstigsten Voraussetzungen zu schaffen. Der Erhalt der körpereigenen Abwehrmöglichkeiten, die Ermöglichung bewußter Entscheidungen durch den Patienten und seine Angehörigen, eine flexible Struktur des sozialen, v. a. medizinischen Umfeldes, sind Voraussetzungen, um nicht durch destruktive „Nebenwirkungen" biologischer, psychologischer oder sozialer Art iatrogene Belastungen in einer bereits maximal belasteten Situation zu fördern.

(c) Multidimensionalität: Die Wahl der jeweils bestgeeigneten Perspektiven (bzw. Methoden) tritt an die Stelle vorurteilsbegründeter Einseitigkeit und Selbstbeschränkung. Weil die Krebsdiagnostik und Krebsbehandlung initial und bei Rezidiven ausschließlich auf biomedizinischen Ansätzen gründet, folgt

daraus nicht automatisch, daß Krebs als „reine" Organerkrankung hinlänglich erfaßt wird. Weil die psychologischen, familiären und sozialen Folgen eines Krebsleidens zu den schwersten und für eine bestimmte Altersgruppe häufigsten Belastungen führten, folgt daraus nicht, daß Psychoonkologen sich in Forschung und Praxis ausschließlich den krankheitsbedingten Aspekten der Bewältigung und der Lebensqualität zuwenden sollten. Weil epidemiologische Prospektiv- und Verlaufsstudien Hinweise liefern, daß unterschiedliche Lebensweisen mit unterschiedlichem Gesundheitsrisiko (auch Krebsrisiko) und unterschiedlichen Krankheitsverläufen korrelieren, folgt daraus nicht, daß alle Krankheiten (auch die verschiedenen Krebsleiden) letztlich psychosomatisch verursacht seien, etwa infolge einer bestimmten psychosomatogenen oder gar onkogenen Persönlichkeitsstruktur. Entscheidend ist vielmehr der Erhalt der Gesamtsicht, bei immer wieder notwendiger Reduktion auf das Wesentliche, die Fähigkeit zum Perspektivenwechsel je nach Art, Stadium und Kontext des Leidens und die Bereitschaft, sich den individuellen, subjektiven Bedürfnissen, Fragen und Möglichkeiten der Betroffenen selbst vertrauensvoll zuzuwenden.

Aus solch notwendigerweise sehr allgemeinen und abstrakten Absichtserklärungen ergeben sich für die folgenden Darstellungen höchst unterschiedliche Annäherungen an das übergeordnete Leitziel einer ökosystemischen Betrachtungs- und Vorgehensweise. Die Besonderheiten des Grundansatzes werden gerade dort deutlich, wo er in unseren eigenen Studien gründlich verfehlt wurde. Wer es besser weiß, mag sich so bestätigt fühlen, andere mögen so vor eigenen Fehlern bewahrt bleiben und manch Entmutigter mag durch unsere Schwierigkeiten wieder motiviert werden.

Die hier vorgestellten empirischen statistischen Befunde gehen in ihren klinischen konzeptuellen und behandlungsmethodischen Ursprüngen teilweise auf Arbeiten zurück, in denen die Familiendynamik und Familientherapie bei schweren und chronischen körperlichen Krankheiten untersucht und bereits vor langem unter dem Titel „Krankheit und Familie" (Wirsching u. Stierlin 1982) publiziert wurden. Diese Konzepte fanden nun ihre Anwendung auf das Krebsproblem und zugleich eine Ausweitung auch auf individuelle und institutionelle Prozesse in dem Buch „Krebs im Kontext" (Wirsching 1988), das dem an qualitativen Forschungen und klinisch therapeutischen Erfahrungen Interessierten empfohlen wird. Hier sei nur soviel zusammengefaßt:

1) In der Psychosomatik scheint sich die (historisch ältere) Anschauung durchzusetzen, daß psychologische und soziale Faktoren bei jeder körperlichen Krankheit zum Tragen kommen (holistische Perspektive).

Die selektive Betrachtungsweise, wonach sich „psychosomatische Krankheiten" von „organischen Krankheiten" allein aufgrund der klinischen Diagnose (beispielsweise Asthma, Colitis ulcerosa, Ulcus duodeni etc.) unterscheiden lassen, ist wissenschaftlich nicht haltbar.

Für die klinische Arbeit ergeben sich daraus Konsequenzen im Sinne eines breiten Hineinreichens der Psychosomatik in andere klinische Fächer (Innere Medizin, Gynäkologie, Kinderheilkunde etc.). Für den behandelnden Arzt stellt sich das Problem, den „psychosomatischen Anteil" des Krankheitsgeschehens im Einzelfall (unabhängig von der biomedizinischen Diagnose) zu beurteilen und gegebenenfalls Konsequenzen für die Behandlung des jeweiligen Patienten zu ziehen.

Konsequenzen, die sich für die Forschung aus dem holistischen Ansatz ergeben, sind: a) daß nach nosologischen Kriterien gebildete Patientengruppen in bezug auf den psychosomatischen Anteil inhomogen sind und daß b) positive Kriterien gefunden werden müssen, die es erlauben, aus einer solchen inhomogenen Population die eigentlichen „psychosomatischen" Patienten herauszufinden (z. B. aufgrund bestimmter Persönlichkeitsmerkmale).

So verstanden sind psychosomatische Patienten diejenigen, bei denen psychologische (und soziale) Faktoren die Entstehung und den Verlauf des Leidens entscheidend bestimmen, wenn beispielsweise der Verlauf des Leidens eher psychologischen als naturwissenschaftlichen Einflüssen zu folgen scheint.

Es ist bisher nicht geklärt, ob der Anteil psychosomatischer Patienten an der Gesamtpopulation bei den psychosomatischen Krankheiten im traditionellen Sinne (wie etwa Asthma, Kolitis, Ulkus etc.) tatsächlich höher ist als bei den traditionell als „organisch" definierten Leiden (z. B. Hepatitis, chronische Niereninsuffizienz, Diabetes etc.).

2) In der Psychosomatik werden traditionelle, lineare Ursache-Wirkungs-Modelle zunehmend durch systemtheoretische (kybernetische) Modellvorstellungen ersetzt (ökologische Perspektive).

Das biopsychosoziale Feld (Reiser 1975) setzt sich aus interagierenden Subsystemen (Dimensionen) zusammen, die gleichzeitig und nebeneinander ihre Wirkung entfalten. Psychosomatische Forschung kann so sinnvollerweise nur interdisziplinäre Forschung sein, denn jede dieser Dimensionen verlangt den Einsatz ihrer spezifischen Methoden.

Bei unserer Literaturübersicht konzentrierten wir uns auf die soziokulturelle, die interpersonelle (familiäre) und die intrapsychische Dimension. Zu jedem dieser 3 Aspekte sollen die wichtigsten Ergebnisse nochmals kurz aufgeführt werden.

3) Die soziokulturelle Perspektive zeigt uns, daß bestimmte gesundheitsschädliche Einstellungen und Verhaltensweisen in westlichen postindustriellen Gesellschaften ein solches Ausmaß erreicht haben, daß die neuzeitlichen Massenkrankheiten (Herz/Kreislauf, Krebsleiden, Stoffwechselkrankheiten etc.) hinter denen früherer Epochen kaum zurückstehen. Diese historischen Wirkungen treffen außerdem verschiedene Alters- und Geschlechtsgruppen, sowie die verschiedenen Schichten der Gesellschaft in unterschiedlichem Maße.

4) Unter einer individuumzentrierten (intrapsychischen) Perspektive wurden bestimmte kommunikative Eigentümlichkeiten psychosomatischer Patienten beschrieben (Alexithymie). Außerdem gibt es hier zahlreiche Erkenntnisse über die innerseelische Dynamik und die lebensgeschichtliche Entwicklung psychosomatischer Krankheiten.

Gleichzeitig werfen diese Befunde unter einer Systemperspektive neue Fragen auf, die sich erst durch die Einbeziehung des sozialen Umfeldes (v. a. der Familie) beantworten lassen.

5) Die interpersonelle Perspektive rückt so ins Blickfeld. Familienforschungen sind das jüngste Gebiet der psychosomatischen Medizin. Es gibt hier kaum systematische, methodischen Anforderungen genügende Untersuchungen.

Im Zentrum des wissenschaftlichen Interesses steht hier die Analyse des zwischenmenschlichen Beziehungssystems mit seinen komplexen Wechselwirkungen und Rückkopplungen. Jeder Patient ist Teil eines solchen Beziehungssystems, dessen wichtigsten Ausschnitt gerade beim psychosomatischen Patienten die Familie darstellt.

Die Frage stellt sich uns, ob der Patient in einem Beziehungsfeld steht, das ihm kaum eine andere Wahl läßt, als so zu denken, zu fühlen, wahrzunehmen und sich so zu verhalten, wie er es tut und ob die Krankheit womöglich zu einer weiteren Verfestigung solcher pathologischen Beziehungsformen beiträgt.

Aus solchen Fragen ergeben sich therapeutische Konsequenzen. Kann bei dem Versuch, eine dauerhafte Veränderung des Einzelnen zu erreichen, die Familie außer acht gelassen werden? Oder können nicht gerade durch die Einbeziehung der Familie bessere Behandlungserfolge, langfristigere Lösungen und präventive Wirkungen erreicht werden?

1.2 Operationalisierungsprobleme

Die Schwierigkeiten empirischer psychoanalytischer Forschung sind bekannt (siehe v. a. Thomä u. Kächele 1986). In unseren vorliegenden Arbeiten entschlossen wir uns, klinische Urteilsbildungen in den Mittelpunkt zu stellen, d. h. der Untersucher selbst gibt auf der Grundlage eines Gesprächs mit dem einzelnen Patienten oder der ganzen Familie eine Einschätzung der relevanten psychodynamischen und familiendynamischen Variablen ab. Die Validität, Reliabilität und Objektivität dieser klinischen Ratings wird durch den Vergleich mit den Selbstbeurteilungen der Patienten in standardisierten Fragebogenverfahren, durch den Vergleich der unabhängigen Urteile verschiedener Interviewer bzw. die Blindeinschätzung der Interviewtonaufnahmen sowie durch wiederholte Beurteilung der gleichen Fälle über einen längeren Zeitraum geprüft. Der Vorteil dieses Vorgehens liegt u. E. darin, daß sehr differenzierte klinische Eindrücke festgehalten werden können, daß spezifische Hypothesen formuliert und überprüft werden können und daß die Untersuchungssituation selbst nur geringfügig verändert wird, indem der Patient keine zusätzlichen Testaufgaben zu absolvieren hat. Zur Erleichterung der statistischen Auswertungen und im Hinblick auf spätere klinische Anwendungen versuchten wir, die Zahl der Variablen soweit als möglich zu begrenzen.

Zwischenzeitlich entwickelte Einschätzungsverfahren (Heim et al. 1987; Muthny et al. 1986) scheinen uns aufgrund ganz anderer, theoretischer Grundannahmen überwiegend behavioristischer Art kaum weiterführenden Erkenntnisgewinn zu liefern.

1.2.1 Variablen der Psychodynamik

Hier geht es um die Einschätzung intrapsychischer Konflikte, um die Beschreibung der jeweiligen Abwehrmechanismen sowie um zusätzliche äußere Belastungen.

Konfliktdynamik: Die Konfrontation mit der schweren, lebensbedrohenden Krankheit ist angsterregend. Des weiteren stellt sich die Frage, wie weit der Patient in seinem Selbstbewußtsein beeinträchtigt ist, sei es im Sinne der Hilflosigkeit, des Ausgeliefertseins oder im anderen Extrem der übertriebenen Autonomie des übersteigerten Selbstgefühls. Beide Extreme können schlagartig ineinander übergehen, forcierte Autarkie als Reaktion auf bedrohliche Hilflosigkeit oder hilflose Resignation bei einer Verletzung des übersteigerten Selbstgefühls.

Schließlich geht es bei jeder Krankheit um Hoffnung und Zuversicht. Sieht der Patient sich in einer ausweglosen Lage, oder im anderen Extrem, verleugnet er die Gefahr in übertrieben optimistischer Weise. Auch hier gilt das gleiche, der Wechsel zwischen beiden Extremen kann schlagartig eintreten, ohne den „mittleren Zustand" einer ausgewogenen Beurteilung des Risikos zu durchlaufen.

Abwehrmechanismen: Angst, Hilflosigkeit und Hoffnungslosigkeit lösen psychologische Prozesse aus, die der bewußten Einflußnahme und meist auch der bewußten Wahrnehmung entzogen sind. Aus psychodynamischer Sicht werden diese für das Gelingen der Konfliktlösung als entscheidend angesehen, in Abgrenzung von den eher kognitiven behavioristischen Variablen der Krankheitsbewältigung (Coping) etwa durch Suche der Unterstützung anderer („social support") oder durch Sammlung von Informationen, Antizipationen möglicher Gefahren und Kausalattributionen (vgl. insbesondere Vaillant 1977, 1986, 1988). Für unsere eigenen Studien war entscheidend, zu prüfen, wieweit tatsächlich Verleugnungsmechanismen im eigentlichen Sinne zu beobachten sind, was für eine weiterreichende Beeinträchtigung der psychischen Funktion spräche, und inwieweit hier eine Verwechslung mit reiferen, differenzierteren psychodynamischen Leistungen vorliegt, etwa der bewußten Unterdrückung belastender Gefühle. Darüber hinaus wurden geprüft: rationalisierende (intellektualisierende) Formen der Affektkontrolle, Konfliktvermeidung (Harmonisierung), die altruistische Abtretung eigener Bedürfnisse sowie Distanzierungsmechanismen im Untersuchungsgespräch. Die Auswahl dieser Variablen erfolgte aufgrund vorformulierter Hypothesen und weil diese als wichtig für die klinische Arbeit angesehen wurden, insbesondere weil hier Aufschluß über Prognose und Indikation psychosozialer Interventionen erwartet worden war.

Äußere Belastungen: Für die Krankheitssituation beim Krebs war uns eine detaillierte Erfassung des Gesundheitsverhaltens wichtig. Hatten die Betroffenen durch Rauchen, Symptomnegierung, körperliche und seelische Überlastung zusätzliche Risiken geschaffen? Des weiteren war eine subjektive Einschätzung der eigenen Lebenssituation wichtig, wurde insbesondere das Jahr vor der Diagnosestellung als unbeschwert oder bereits belastet eingestuft, durch objektiv oder subjektiv belastende Lebensereignisse. Hier interessierten weniger „krankheitsauslösende Ereignisse", sondern vielmehr, ob die Krankheit in ein bereits stärker beanspruchtes Leben hineintrat.

1.2.2 Familiendynamische Variablen

Angesichts der Vielfalt und Unübersichtlichkeit familiendynamischer Konzepte entschlossen wir uns Olsons (1983) Kategorisierung zu folgen, da diese den größten Konsens zwischen den verschiedenen Schulen zuläßt, ihre klinische Bedeutung erwiesen schien (Indikation und Prognose) und weil diese Variablen auch in einem ersten orientierenden Familiengespräch beurteilbar erschienen.

Zusammenhalt: Handelt es sich um eine Familie, in welcher das Zusammengehörigkeitsgefühl betont wird oder in der jeder mehr oder weniger seiner Wege geht? Zu beurteilen waren demnach das Verhältnis von bindenden vs. ausstoßenden Tendenzen, die Durchlässigkeit der Grenzen zwischen den Familienmitgliedern (Isolation vs. Fusion), die Durchlässigkeit der Außengrenzen sowie das Ausmaß der geteilten Sorge (Desinteresse vs. Überbesorgtheit).

Entwicklungsfähigkeit: Die schwere Krankheit stellt eine extreme Entwicklungsaufgabe dar. Hier war einzuschätzen, wie flexibel die Familie sich im Gespräch verhielt bzw. mit früheren Entwicklungsaufgaben umging. Ist eine Umstellung und Anpassung möglich, oder wird etwa im Gespräch von Anfang bis Ende ein redundanter Interaktionsstil geboten? Dazu kommt die Frage, ob eher komplimentäre oder symmetrische Beziehungsstrukturen vorliegen (vgl. Watzlawick 1981), mithin die Frage nach dem Ausmaß morphostatischer vs. morphogenetischer Tendenzen (Wertheim 1973). Zeigt etwa ein Familienmitglied Schwäche, springen ihm die anderen sogleich bei, oder regrediert die Familie als Ganzes?

Kommunikation: Die Formen des Austauschs der Gedanken und Gefühle, die Verständigung innerhalb der Familie stand lange Zeit im Mittelpunkt jeglicher Interaktionsforschung. Entsprechend unseren oben aufgeführten familienpsychosomatischen Hypothesen interessierte uns v. a. die Qualität der Konfliktlösung, ob Kritik zugelassen oder vermieden wurde, die Offenheit und die Spannung in der Familie. Aufmerksamkeit und Klarheit sind hingegen die Variablen, die eher im Bereich schwer psychotischer oder neurotischer Störungen bedeutsam sind.

1.3 Studienübersicht

Im folgenden sollen detaillierte, eher quantitativ forschend gewonnene Ergebnisse zur Darstellung kommen. Im einzelnen werden 3 große Studien zum Brustkrebs, zum Bronchialkrebs und zum Kolorektalkarzinom zusammengefaßt.

Am Anfang steht die Frage nach den allerfrühesten psychologischen Reaktionen auf die Krebsvermutung und auf die Krebsdiagnose. Wie verhalten sich Frauen mit später bestätigtem oder widerlegtem Krebsverdacht im Gespräch vor der diagnoseentscheidenden Probeentnahme? Was teilen uns im Vergleich dazu überwiegend männliche Patienten mit, die bei gesicherter Bronchialkrebsdiagnose vor einer schweren Lungenoperation oder einer nebenwirkungsreichen palliativen Chemotherapie stehen? Unser Anliegen war, unter möglichst vergleichbaren Bedingungen der Vielfalt der krankheits-, situations- und v. a. auch persönlichkeitsbedingten Interaktionsstile näher zu kommen.

Ergänzt wird dieser Untersuchungsteil durch das gemeinsame Gespräch mit den Patienten und ihren engsten Familienangehörigen. Dies wird allerdings eingeschränkt, weil ein Familieninterview nur in etwa der Hälfte aller Fälle zustande kam. Dennoch ergeben sich erste Hinweise auf eine Familientypologie, die frühe Arbeiten über die Bedeutung des individuellen Bewältigungsverhaltens im familiären Kontext ergänzt (Wirsching u. Stierlin 1982). Zugleich wird mit den beiden ersten Kapiteln ein Ankerpunkt für anschließende Verlaufsstudien und für Vergleiche verschiedener psychosozialer Interventionen gelegt.

Die Entwicklung der individuellen und familiären Krankheitsbewältigung, der Lebensqualität und des „social support" wurde bei den Bronchialkrebskranken in den ersten beiden Jahren des Leidens kontinuierlich dokumentiert. Einschränkend wirkt hier, daß durch zahlreiche Todesfälle oder Kontaktabbrüche trotz ursprünglich großer Patientenzahlen nur ein Bruchteil der Patienten fortlaufend nachuntersucht werden konnte. Dieses bekannte Problem psychoonkologischer Verlaufsstudien erschwerte auch die Verwendung anspruchsvollerer Auswertungsmethoden.

Nahezu vollständig ließ sich jedoch die Gesundheitsentwicklung der Patienten bis max. 5 Jahre nach der Erstuntersuchung dokumentieren. In der Brustbiopsiestudie gewannen wir so (trotz begrenzter Fallzahlen) deutliche Hinweise, daß beim Mammakarzinom die gleichen Faktoren wie bei der gutartigen Mastopathia fibrozystica prädiktorische Validität hatten: Hilflose Resignation, unzulängliche familiäre Unterstützung, rationalisierende Abwehr, altruistische Aufopferung und starke objektive und subjektive Lebensbelastungen im Jahr vor der Probeentnahme gehen mit einer ungünstigen Gesundheitsentwicklung einher, sind damit als Indikatoren einer allgemein erhöhten Krankheitsanfälligkeit zu bewerten und nicht, wie gelegentlich zu unrecht vermutet, als Anteile einer „krebsanfälligen" Persönlichkeit.

In den ersten 2 Jahren eines schnell wachsenden, prognostisch viel ungünstigeren, operierten großzelligen oder inoperablen chemotherapierten kleinzelligen Bronchialkarzinoms haben diese gleichen psychologischen Faktoren hingegen keine prognostische Bedeutung. Hier wird die Gesundheitsentwicklung ausschließlich vom Tumorstadium, in dem die Behandlung einsetzt, bestimmt.

Bei diesen gleichen Bronchialkrebspatienten gelang es jedoch, erstmals in einer kontrollierten (randomisierten und stratifizierten) Behandlungsstudie den Einfluß verschiedener psychologischer Interventionen auf die psychosoziale Entwicklung und auf den biologischen Krankheitsverlauf zu überprüfen.

Die Entwicklung des individuellen und familiären Bewältigungsverhaltens in den beiden ersten Jahren einer Bronchialkrebserkrankung erwies sich hier als weitgehend unabhängig von der Intensität und der Art der Betreuung. Allenfalls ergaben sich Hinweise für eine gewisse günstige Wirkung der Einbeziehung des Patientenumfeldes (Paar- oder Familiengespräch) auf die Variablen der Qualität des Überlebens und der sozialen Unterstützung. Der jeweilige Bewältigungsstil blieb dagegen weitgehend von der Persönlichkeits- bzw. Familienstruktur bestimmt.

Bezüglich der krankheitsverlaufsbeeinflussenden Wirkung der verschiedenen Betreuungsformen ergaben sich einige überraschende Befunde: Zunächst bestätigte sich, daß bei einem im begrenzten Stadium (I–III a) operierten nicht-kleinzelligen Bronchialkarzinom der Krankheitsverlauf durch psychologische Interventionen nicht zu beeinflussen ist. Im prognostisch ungünstigeren Stadium III b (vermehrter Lymphknotenbefall, aber keine Fernmetastasen) kam es dagegen nach konfliktzentrierten Vorgesprächen („screenings") ohne weiterführende Betreuung zu einer massiven Verlaufsbeeinträchtigung. Eine verunsichernde, zusätzlich belastende Wirkung solcher Gespräche kann nicht ausgeschlossen werden, bis dieses Ergebnis als Artefakt (aufgrund nicht kontrollierter Drittvariablen) oder als Zufallsbefund (was am wahrscheinlichsten ist) widerlegt wird.

Bei durchweg unterstützend geführten Gesprächen mit palliativ chemotherapierten kleinzellig erkrankten Bronchialkrebspatienten lebten die am intensivsten Betreuten am längsten im Vergleich zu den ausschließlich medizinisch Versorgten. Allerdings ist dieses Ergebnis nur in der Cox-Regression mit der festgelegten 5%igen Irrtumswahrscheinlichkeit gesichert, wogegen in der Kaplan-Meyer-Überlebenszeitanalyse mit dem Mantel-Cox/Signifikanzwert nur eine 7%ige Irrtumswahrscheinlichkeit erreicht wurde. Auch dieses Ergebnis ist danach dringend zu überprüfen, etwa durch eine erneute Replikationsstudie.

In unserem 3. Studienabschnitt bei der Frage der Langzeitrehabilitation von Darmkrebspatienten stießen wir in einen weiteren, ganz anders ausgerichteten Bereich vor. Wir fragten: Welche Spuren hinterläßt der Krebs im Falle des Überlebens in der Persönlichkeit, in den Beziehungen zu anderen Menschen und im sozialen Leben der Betroffenen und weiter: Welche zusätzliche Belastungen bedingt bei gleicher Grundkrankheit und gleicher Behandlung ein so massiv das Körperbild und die Körperfunktionen verändernder Eingriff wie das Kolostoma? Darüber hinaus hatten wir in dieser breit angelegten, mehrere hundert Patientinnen und Patienten einschließenden Querschnittserhebung die Gelegenheit, 2 ganz unterschiedliche Betreuungskonzepte zu vergleichen: Das in die Heidelberger Chirurgie integrierte psychosoziale Nachsorgezentrum und die Arbeit des von der Gießener Psychosomatischen Klinik angebotenen psychoonkologischen Konsiliar-/Liaisondienstes. Schließlich bestand in diesem Abschnitt noch die einmalige Gelegenheit, die Ergebnisse einer vom Herausgeber 1974/75 in Heidelberg durchgeführten Studie zu replizieren, nachdem in den vergangenen 12 Jahren in der psychosozialen Rehabilitation Krebskranker weitreichende Veränderungen vollzogen wurden.

Die Ergebnisse sind eindeutig: In eindrucksvoller Weise bekamen wir gezeigt, welcher Fortschritt in der Behandlung, Versorgung und Betreuung der operierten Darmkrebspatienten in diesen Jahren erreicht wurde. Wesentliche emotionale und soziale Belastungen sind verschwunden. Die resezierten Darmkrebspatienten unterscheiden sich kaum noch von Stomaträgern. Im Langzeitverlauf gleichen sich beide Gruppen operierter Darmkrebskranker der Normalpopulation an. Verschiedene Nachsorgesettings führen zu gleichen, überwiegend positiven Rehabilitationsergebnissen. Der Erfolg der psychosozialen Rehabilitation wird langfristig wesentlich von Persönlichkeitsmerkmalen bestimmt. Extreme, problematische Verläufe sind selten und bleiben auf eine Untergruppe von weniger als ein Sechstel aller langzeitüberlebenden Patienten beschränkt.

2 Bewältigung und Lebensqualität zu Krankheitsbeginn – Vergleichende Untersuchungen beim Brust- und Bronchialkrebs

M. Wirsching unter Mitarbeit von P. Drings, W. Georg,
F. Hoffmann, J. Riehl, P. Schlag und P. Schmidt

2.1 Fragestellung und Hypothesen

Trotz des schnellen Ansteigens der Zahl psychoonkologischer Publikationen (zur Übersicht s. Bahnson 1986; Holland 1987, Stolbach u. Brandt 1988; Holland u. Rowland 1988) gibt es nur wenige Arbeiten, in denen Patienten mit vergleichbaren Krebsformen und in vergleichbaren Krankheitsstadien mit aussagekräftigen Methoden untersucht wurden.

Dabei leuchtet ein, daß Krebs zunächst ein Sammelbegriff ist für eine Fülle ganz unterschiedlicher Krankheitsbilder, mit ganz unterschiedlichem biologischem Verlauf und ganz verschiedenen Behandlungsfolgen. Noch unangemessener erscheint es, ohne weitere Spezifizierung vom „Krebskranken" zu sprechen, als handele es sich hier um einen auch nur annäherungsweise bestimmten Patiententypen. Viel eher wäre zu vermuten, daß die Tumorart, das Tumorstadium und der Tumorverlauf sowie die verschiedenen Behandlungsmaßnahmen neben der Fülle psychischer und sozialer Einflüsse mehr Unterschiede bedingen als Gemeinsamkeiten. Schließlich stellt sich noch die Frage nach der Wahl der geeigneten Untersuchungsmethoden und nach dem angemessenen Untersuchungsgang. Das Spektrum der bislang erprobten Ansätze ist sehr breit. Versucht wurde bislang nahezu alles, was möglich ist. Zu unbestimmt bleibt jedoch oft, ob Methodik und Fragestellung in Einklang standen (Freidenbergs et al. 1982; Burkberg et al. 1984; Cohen 1982).

Im Rahmen unserer eigenen Untersuchungen sollten zunächst individuelle psychologische Faktoren, v. a. das Krankheitserleben und das Bewältigungsverhalten (vgl. Morris et al. 1981; Moos 1984; Lazarus 1982; Haan 1977) im frühestmöglichen Krankheitsstadium untersucht werden: Im Falle des Mammakarzinoms erfolgte die erste Befragung bereits unmittelbar nach dem ersten Krebsverdacht noch vor der diagnosesichernden Probeentnahme (vgl. auch Lakomy 1988; Levy 1985; Scherg 1987; Hughes 1982; Schonfield 1975). Im Falle des Bronchialkarzinoms (vgl. Abse et al. 1974) lag die Erstuntersuchung unmittelbar nach der Diagnosesicherung, vor dem Beginn der medizinischen Primärbehandlung (Lungenoperation oder palliative Chemotherapie). Auf diese Weise sollte es möglich gemacht werden, unter größtmöglicher Konstanthaltung der äußeren Bedingungen, den Einfluß der Krebsdiagnose zu beschreiben im Hinblick auf die psychologische Bewältigung des Leidens, auf krankheitsbedingte innerseelische Konflikte und im Hinblick auf zusätzliche (äußere) Belastungsfaktoren.

Aus psychoanalytischer Sicht ist die Bewältigung dieser Belastungen an den Einsatz komplexer psychologischer Abwehrmechanismen gebunden, deren Aufgabe die Erhaltung der Integrität des erwachsenen Ichs ist (Freud 1936). Mit Blick auf die jeweilige soziale Situation hat Parin (1978) die Zeit und Gesellschaftsabhängigkeit solcher „Anpassungsleistungen" betont. Zwischen psychologischer Bewältigung einerseits und psychischer Abwehr andererseits besteht mithin kein Widerspruch (vgl. Steffens u. Kächele 1988). Wir sprechen im folgenden von Abwehrmechanismen, wenn wir die psychodynamischen Prozesse ins Blickfeld bringen, wobei Vaillants (1979, 1988) Einteilung aus klinischer Sicht besonders hilfreich erscheint, indem hier verschiedene Abwehrformen auch verschiedenen psychopathologisch bedeutsamen Störungen zugeordnet sind (reife vs. unreife Abwehrmechanismen). Von Bewältigung sprechen wir dagegen dann, wenn der gesamte Prozeß der Überwindung der Krebsbedrohung angesprochen ist. Neben den erwähnten psychodynamischen Prozessen kommt hier den im Zuge der Krankheit entstehenden (bzw. aktualisierten) intrapsychischen Konflikten Bedeutung zu, ebenso wie zusätzlichen äußeren Belastungen (z. B. Lebenssituation).

Dazu kommen die im weiteren noch zu besprechenden beziehungsdynamischen Prozesse: Die Auswirkungen der Krankheit auf die Familie und der Einfluß der Familie auf die Bewältigung, möglicherweise sogar den Verlauf des Leidens.

Die in den behavioristischen Theorien der Verhaltensmedizin (Birbaumer 1986; Pomerleau u. Rodin 1986) begründeten Prozesse der kognitiven Beurteilung des Leidens (im Sinne des Coping, vgl. Lazarus 1982; Lazarus et al. 1974) sind aus forschungsmethodischen Gründen von uns wenig berücksichtigt worden, u. a. auch deshalb, weil hier von anderen Forschergruppen derzeit intensive und differenzierte Beiträge geliefert werden. Es hat sogar den Anschein, daß zumindest die deutschsprachige Psychoonkologie sich derzeit überwiegend als Copingforschung begreift (vgl. Koch u. Heim 1988; Heim 1988; Filipp et al. 1988; Muthny et al. 1986; Verres u. Hasenbring, im Druck). Daß Coping und Abwehr keine widersprüchlichen, sondern ergänzende Konzepte darstellen, hat Haan (1977) frühzeitig betont.

Krankheitsbewältigung und Krankheitsverlauf bestimmen zusammen die Qualität des Überlebens. Dabei sind das psychische Befinden, die familiäre Situation, die soziale Lage (Beruf, Wohnung, Kontakte) und ganz besonders der körperliche Zustand (Schmerzen, Leistungsstand, Körperveränderungen) entscheidend. Lebensqualität, der zweite, die Psychoonkologie derzeit beherrschende, Begriff (Aaronson u. Beckmann 1987; Bullinger u. Pöppel 1988) ist somit ein Sammelbecken ganz verschiedener Einflüsse und Prozesse. Wir verwenden ihn hier im Hinblick auf das psychische Befinden, die Familiensituation, äußere (situative) Belastungen und den Leistungsstand (Karnoffsky-Index). In Kap. 7 werden wir am Beispiel der darmkrebskranken Stomapatienten auch Einflüsse auf das Körperbild berücksichtigen.

2.1.1 Psychologische Bewältigungsprozesse

Alle in unseren Untersuchungen gesehenen Patientinnen und Patienten hatten eine abrupte und schmerzliche Konfrontation mit ihrer eigenen Verletzbarkeit und Sterblichkeit erlebt. Todesangst, drohende Gefühle der Hilflosigkeit und Hoffnungslosigkeit stellten ihre Verarbeitungskräfte, ihre Ich-Stärke auf die schwerste vorstellbare Probe.

Wenn in solcher Situation ein psychologisches, im Vergleich zur medizinischen Anamnese wenig strukturiertes Gespräch geführt wird, so erwarten wir zunächst, zu erkennen, auf welche Weise die Patienten ihr bedrohtes seelisches Gleichgewicht zu erhalten suchen. Wir sollten demnach mit den jeweiligen Abwehrmechanismen konfrontiert werden. Aufgrund der Angaben in der Literatur und eigener klinischer Erfahrungen im psychoonkologischen Konsiliardienst erwarteten wir, daß bei aller eingangs skizzierten Vielfalt ein sehr grundlegendes Alters-, Schicht- und Diagnoseeinflüsse überdeckendes Bewältigungsverhalten zum Tragen kommt. Wir erwarteten, daß die befragten Brust- und Bronchialkrebskranken eher ähnliche Bewältigungsversuche zeigten (vgl. auch Koch u. Heim 1988). Wir stellten die folgende Arbeitshypothese auf:

1) Im psychologischen Gespräch kurz vor oder nach der Sicherung einer Krebsdiagnose sind die Abwehrmechanismen der Verleugnung, der Rationalisierung, der Vermeidung, der Anpassung und der Distanzierung ausgeprägt.

Im einzelnen erwarteten wir, daß uns die Patienten und Patientinnen anfangs wenig von ihren Belastungen zeigten. Bedrohliche Gefühle, v. a. der Angst, Hilflosigkeit und Hoffnungslosigkeit sollten geleugnet oder bewußt unterdrückt werden. Die Patienten würden – so unsere Vermutung – bemüht sein, eine vernunftbestimmte Haltung zu bewahren. Etwaige Konflikte, aggressive Auseinandersetzungen in der Familie, auf der Station oder im Arbeitsbereich würden als zusätzliche Belastungen unter allen Umständen vermieden. Die Patienten wären demzufolge um größtmögliche Harmonie bemüht. Emotionale Stabilität verspräche auch eine sehr weitgehende Anpassung an die tatsächlichen oder vermeintlichen Erwartungen anderer Menschen bis hin zur altruistischen Opferung eigener Bedürfnisse. Schließlich war aufgrund dieser Annahmen zu erwarten, daß die Patienten sich im Untersuchungsgespräch sehr zurückhaltend, distanziert verhielten, daß der psychologische Zugang als eine weitere Belastung ihrer ohnehin maximal beanspruchten Abwehrkräfte erlebt wurde.

2.1.2 Gefühle und Konflikte – intrapsychische Prozesse

Aus solcher Beschreibung intensiver Versuche der Selbstbeherrschung ergeben sich Vermutungen, wie die Patienten im Untersuchungsgespräch ihre Gefühle und Konflikte darstellen würden. Dazu formulierten wir eine 2. Arbeitshypothese:

2) Kaum ein Krebskranker zeigt offene Verzweiflung. Vielmehr stellen sich die Patienten im Untersuchungsgespräch besonders optimistisch, stabil und angstfrei dar.

Mit dieser Annahme wird die Selbstdarstellung der Patienten ins Blickfeld gebracht. Wir wollten untersuchen, wie sie sich einem bislang unbekannten psychologischen Untersucher gegenüber in einer äußerst belastenden Lebenssituation äußerten.

Erst danach sollte durch weiterführende, v. a. qualitative kasuistische Untersuchungen die Bedeutung der im Gespräch gewonnenen Selbstbeurteilungen erschlossen werden. Dies setzt eine differenzierte Auseinandersetzung mit Prozessen der sozialen Erwünschtheit, Interviewervorurteilen (bzw. Gegenübertragungen) und psychodynamischen Abwehrprozessen (z. B. Verkehrung ins Gegenteil) voraus. Methodisch ließe sich hier u. a. von gemessenen Einstellungen, latenten Einstellungen und unbewußten Einstellungen sprechen. Keinesfalls sollte aber der erste, spontane Eindruck verlorengehen, wie er im psychologischen Betreuungsgespräch bei Krankheitsbeginn gewonnen wurde.

2.1.3 Äußere Belastungen

Als 3. Fragenbereich untersuchten wir, wie weit in diesem frühesten Krankheitsstadium zusätzliche objektiv oder subjektiv belastende Lebensbedingungen (psychosozialer Streß) und gesundheitsschädigende Verhaltensweisen zu beobachten waren. Wir wollten auf diese Weise in Erfahrung bringen, ob die Krebskrankheit die einzige Belastung in einem ansonsten unbeschwerten Leben darstellte oder ob sie nur ein weiteres Glied in einer langen Kette schicksalsbestimmender Konflikte war. Beide Möglichkeiten sollten Folgen für die Bewältigung der akuten Krankheit haben. Des weiteren wäre von entscheidender Bedeutung, ob die Patienten bislang sehr gesundheitsbewußt gelebt hatten oder ob ihnen zusätzlich zur Bewältigung der Krankheit die Veränderung gesundheitsschädigender Lebensweisen abverlangt würde (z. B. Rauchen, Negierung von Erschöpfungszeichen, mangelnde Regeneration, Symptomverschleppung etc.). In der Literatur ist verschiedentlich auf die Lebensbelastungen und gesundheitsschädigenden Verhaltensweisen Krebskranker hingewiesen worden. An dieser Stelle gibt es Übergänge zu einer Untersuchung psychosozialer Einflüsse auf die Manifestation von Krebsleiden. Diese Frage wird jedoch nicht im vorliegenden Kapitel behandelt und wäre auch forschungslogisch (retrospektiv) nicht lösbar, da wir ja bereits an Krebs erkrankte Patientinnen und Patienten untersuchten.[1]

Hier unsere 3. Arbeitshypothese:

3) Krebspatienten leben bereits im frühesten Krankheitsstadium in objektiv und subjektiv belastenden Verhältnissen (hoher sozialer Streß). Sie zeigen darüber hinaus stark gesundheitsschädigende Verhaltensweisen.

---

[1] In Kapitel 5 und 6 werden wir anhand von prospektiven Verlaufsuntersuchungen Einflüsse auf die weitere Entwicklung der Krankheit untersuchen.

2.1.4 Unterschiedliche Entwicklungsmuster – Subgruppen

Am Anfang unserer Ausführungen haben wir ausdrücklich auf die vermuteten vielfältigen Einflüsse hingewiesen, denen die Situation des Krebskranken unterliegt. Psychologische, soziale und medizinische Variablen, wie etwa die Tumorart, das Tumorstadium und die Behandlungsform, Persönlichkeitsfaktoren, frühere Krankheitserfahrungen, die soziale Schicht, der Bildungsstand, der Beruf, Stadt- oder Landleben etc. könnten Unterschiede bedingen. Wir haben also zu prüfen, wie weit die hypothetisch angenommenen Prozesse (Abwehrmechanismen, Konflikte und externe Belastungen) zusätzlichen Einflüssen unterliegen. Darüber hinaus sagt unsere 4. Arbeitshypothese, daß in allen Untersuchungsgruppen unterschiedliche Merkmalskonstellationen (Muster) vorkommen.

4) Im frühesten Krebsstadium finden sich bereits sehr unterschiedliche kontext- und personenabhängige Muster (Subgruppen). Diese stellen einen Ausschnitt (Querschnitt) eines längerdauernden Prozesses dar, in welchem Abwehrmechanismen, intrapsychische Konflikte und äußere Faktoren in Wechselwirkung stehen.

Das Ziel des in den 4 vorangegangenen Hypothesen präzisierten Studienabschnittes war, zu einem verbesserten Verständnis der psychologischen Bedingungen am Beginn einer Krebskrankheit beizutragen. Verglichen wurden 2 der häufigsten Krebsformen: der Brustkrebs der Frau und der Bronchialkrebs des Mannes. Mit diesem Untersuchungsteil sollten die Grundlagen ermittelt werden für die in den folgenden Kapiteln dargestellten familialen Interaktionsprozesse, für prospektive Untersuchungen der Krankheitsverarbeitung und des Krankheitsverlaufes, sowie für die vergleichende Untersuchung verschiedener Formen psychosozialer Betreuung Krebskranker und ihrer Familien.

2.2 Stichprobenbeschreibung

2.2.1 Untersuchungsgruppen

Untersucht wurden Patientinnen und Patienten kurz vor (Gruppe A) oder kurz nach Abschluß der Krebsverdachtsdiagnostik (Gruppe B). Auf der Grundlage des histologischen Befundes wurden 4 Untergruppen gebildet, in denen von insgesamt 156 Patientinnen und Patienten auswertbare Angaben vorliegen.

Gruppe A – Untersuchung vor Brustprobebiopsie

Primäres, nichtmetastasiertes Mammakarzinom (MAC, n = 19): Diese Patientinnen wurden einen Tag vor der Probeentnahme mit anschließend in der gleichen Sitzung durchgeführter Mastektomie untersucht. (Brusterhaltende Tumorteilresektionen wurden im Untersuchungsjahr 1978/79 in dieser Klinik noch nicht durchgeführt.)

Mastopathia fibrocystica (MAP, n = 33): Diese Patientinnen wurden einen Tag vor der Probeentnahme untersucht. Nach dem gutartigen Befund erfolgten über die Wundheilung hinaus keine medizinischen Behandlungsmaßnahmen.

In beiden Gruppen (MAC und MAP) wurden insgesamt 10 der ursprünglichen Patientinnen ausgeschlossen wegen unvollständiger Befunde (v. a. fehlende Fünfjahreskatamnese) oder nicht Erfüllen des Selektionskriteriums (z. B. Fehldiagnose oder Organmetastasen). (Daraus ergeben sich geringe Unterschiede zu früheren Publikationen, Wirsching et al. 1982, 1985.)

Gruppe B – Untersuchungen nach Diagnosesicherung, vor Beginn der medizinischen Primärbehandlung

Primäres, nichtmetastasiertes, nichtkleinzelliges Bronchialkarzinom (NSC, n = 70): Diese Kranken wurden 1–3 Tage nach unserer Untersuchung mit kurativer Zielsetzung operiert (Pneumonektomie oder Lobektomie).

Primäres, kleinzelliges Bronchialkarzinom (SC, n = 34): Diese Gruppe trat 1–3 Tage nach der Erstuntersuchung den 1. Zyklus einer mehrmonatigen Chemotherapie an.

Neun Patientinnen und Patienten aus beiden Gruppen (NSC und SC) waren wegen unvollständiger Daten oder weil die ursprüngliche Diagnose revidiert werden mußte (z. B. TBC, M. Hodgkin) ausgeschlossen wurden.

2.2.2 Demographische Merkmale (Tabelle 2.1)

Alter: Die untersuchten Krebskranken stehen in der Regel im 6. Lebensjahrzehnt. Bei der Auswertung ist zu beachten, daß Patientinnen mit Mastopathia fibrocystica etwa 10 Jahre jünger waren. Diese Altersverteilung entspricht den epidemiologischen Erwartungswerten.

Geschlecht: Die Verteilung in den Gruppen entspricht den epidemiologischen Erwartungswerten. Die unvermeidbar großen diagnosespezifischen Geschlechtsunterschiede müssen bei den weiteren Auswertungen besonders beachtet werden.

Familienstand: Die überwiegende Mehrzahl aller Untersuchten (70–80 %) war verheiratet.

Schulbildung: Der Bildungsstand der untersuchten Gruppen ist überwiegend niedrig. Die Mehrzahl aller Patientinnen und Patienten hatte lediglich einen Hauptschulabschluß.

Tabelle 2.1. Demographische Daten – Stichprobenübersicht (% in Klammern)

	SC n = 34		NSC n = 70		MAC n = 19		MAP n = 33	
Mittleres Alter	55,9 ± 9,8		56,5 ± 7,0		59,8 ± 12,5		47,2 ± 10,2	
(Jahre ± SD)								
Min.-Max.	32–74		37–69		41–76		27–70	
Frauen	7	(20,6)	12	(17,1)	100		100	
Männer	27	(79,4)	58	(82,9)	–		–	
Familienstand								
– ledig	1	(3,0)	3	(4,3)	–		4	(14,3)
– verheiratet	29	(87,9)	58	(82,9)	8	(72,7)	22	(78,6)
– verwitwet	1	(3,0)	5	(7,1)	3	(27,3)	2	(7,1)
– geschieden	2	(6,1)	3	(4,3)				
– getrennt			1	(1,4)				
Schulabschluß								
– Hauptschule	26	(78,8)	54	(78,3)	8	(72,7)	26	(92,9)
– Mittelschule	6	(18,2)	8	(11,6)	1	(9,1)	1	(3,6)
– Abitur, Hochschule	1	(3,0)	7	(10,1)	2	(18,2)	1	(4,5)
Beruf								
– Arbeiter	10	(30,3)	27	(38,6)				
– Beamte/Angestellte	9	(27,3)	11	(15,7)	keine		keine	
– Selbständige					Angaben		Angaben	
– Ang., höhere Beamte	7	(21,3)	13	(18,6)				
– Landwirte	3	(9,1)	2	(2,9)				
– Rentner	3	(9,1)	9	(12,9)				
– Hausfrauen	1	(3,0)	7	(10,0)				
Ortsgröße								
bis 2000 EW	3	(9,1)	8	(11,4)				
bis 20000 EW	16	(48,5)	29	(41,4)	keine		keine	
bis 100000 EW	7	(21,2)	10	(14,3)	Angaben		Angaben	
über 100000 EW	7	(21,2)	23	(32,9)				
Tumorstadium	limited							
	19	(55,9)	I 13	(18,6)	T1No-1Mo 8 (42,1)		entfällt	
	extensive							
	15	(44,1)	II 10	(14,3)	T2No Mo 4 (21,1)			
			IIIa 24	(34,3)	T3No-1Mo 5 (26,3)			
			IIIb 23	(32,4)	TxN2 Mo 2 (10,5)			
Allgemeinzustand								
(Karnoffsky-Index)								
– normal (0)	6	(17,6)	29	(42,0)	keine		keine	
– geringe Beschwer- den (1–2)	22	(64,7)	32	(46,4)	Angaben		Angaben	
– hilfsbedürftig (3–4)	3	(8,8)	7	(10,1)				
– bettlägerig (5–8)	3	(8,8)	1	(1,4)				
Mittlere tägliche								
Zigarettenzahl	26,5 ± 15,8		24,9 ± 18,6		keine		keine	
(Min.-Max.)	(0–60)		(0–80)		Angaben		Angaben	
Nichtraucher (%)	3,1		14,0					
Raucherjahre								
(Mittelwert)	29,3 ± 11,3		27,7 ± 13,4					
Diagnoseintervall								
(Monate)	4,7 ± 6,5		4,8 ± 5,2		keine		keine	
(Min.-Max)	0–36		0–24		Angaben		Angaben	

SC   kleinzelliges Bronchialkarzinom (vor Chemotherapie);
NSC   nicht kleinzelliges Bronchialkarzinom (vor Operation);
MAC   Mammakarzinom (vor Probebiopsie);
MAP   Mastopathia fibrocystica (vor Probebiopsie).

2.2.3 Medizinischer Befund

Tumorstadium: Aufgrund des gewählten Untersuchungsansatzes wurde die Mehrzahl der Patientinnen und Patienten in frühen Tumorentwicklungsstadien untersucht. Lediglich beim palliativ chemotherapierten kleinzelligen Bronchialkarzinom wiesen 53 % der Kranken bereits Fernmetastasen auf („extensive diseases").

Allgemeinzustand: Über 80 % der Bronchialkrebspatienten zeigte keine oder nur geringgradige Beeinträchtigungen des Leistungsvermögens. Nur in Einzelfällen bestand Bettlägerigkeit.

Beim Brustkrebs und bei der Mastopathie wurde der Karnoffsky-Index nicht erhoben. Aber auch hier waren fast alle Patientinnen altersentsprechend belastbar.

2.3 Untersuchungsgang und Methoden

Alle hier vorgestellten Untersuchungen wurden im Rahmen eines psychoonkologischen Betreuungsprogrammes von jeweils einem konsiliarisch tätigen Psychotherapeuten bzw. einer Psychotherapeutin auf den jeweiligen Krankenstationen durchgeführt. (Die bronchialkrebskranken Patienten wurden von 1980–1982 in der Lungenfachklinik Heidelberg–Rohrbach untersucht. Die Frauen mit Brustkrebs bzw. Mastopathie wurden 1978–1979 in der Heidelberger Chirurgischen Universitätsklinik untersucht.) Die Auswahl der Patienten erfolgte ausschließlich aufgrund medizinischer Kriterien. Keinesfalls wurden Fälle ausgewählt, die in irgendeiner Weise bereits problematisch oder auffällig geworden waren. Auf diese Weise untersuchten wir eine *unausgelesene* Gruppe, welche die Verhältnisse des klinischen Alltags bestmöglich wiedergibt. Lediglich Begrenzungen unserer Arbeitskapazität waren der Grund, daß nicht alle in dem Untersuchungszeitraum infragekommenden Patientinnen und Patienten gesehen wurden. In den Gruppen SC und NSC wurden 52 Kranke (19 kleinzellige und 33 nichtkleinzellige Bronchialkarzinome) vor dem Erstgespräch nach dem Zufall (randomisiert) einer ausschließlich medizinisch betreuten Gruppe zugeordnet (in Tabelle 2.1 nicht enthalten), zur Kontrolle etwaiger Einflüsse der Konsiliartätigkeit auf den Krankheitsverlauf (vgl. Kap. 6). Psychologische Daten liegen von 156 Patienten vor.

Aus dem Gesagten ergibt sich, daß sowohl der Untersuchungsgang als auch die gewählten Untersuchungsmethoden den besonderen Anforderungen eines Betreuungsprogramms für Schwerkranke angepaßt werden mußten. Im Zweifelsfall wurde eher auf zusätzliche Informationen verzichtet als die Patienten zu belasten oder die Entwicklung eines vertrauensvollen therapeutischen Kontaktes zu stören.

Im Mittelpunkt der vorliegenden Untersuchungen steht ein *40- bis 50minütiges Beratungsgespräch.* Dieses folgte einem Leitfaden, welcher genügend Raum für eine individuelle Gesprächsgestaltung ließ. Allen Patientinnen und Patienten wurde eine Fortsetzung der Gespräche ermöglicht. (Auf Behandlungs- und Betreuungsfragen wird in Kap. 6 eingegangen.) Alle Gespräche wurden mit Einverständnis der Patienten tonaufgezeichnet.

Die Auswertung erfolgte in allen Fällen über ein von der Projektgruppe entwickeltes *Ratingverfahren* (psychosoziale Risikoskalen, PRS). Dieses umfaßt 10 jeweils 5stufig bipolar ausgelegte Items, welche vom Interviewer unmittelbar im Anschluß an das Interview eingeschätzt wurden. Zur Bestimmung der Objektivität, Reliabilität und Validität des Ratings dienten die folgenden Schritte (s. auch Greer u. Burgess 1987; Beutel u. Muthny 1988):

Gruppenratings von Tonbandaufzeichnungen wurden zur Prüfung der Interraterübereinstimmung und zur Diskussion strittiger Entscheidungsfälle fortlaufend über den gesamten Untersuchungszeitraum durchgeführt. Referenzbeispiele für die jeweiligen Items wurden in ein Manual aufgenommen. Als Grundregel galt, jeweils die *manifesten* Selbstdarstellungen der Patienten einzuschätzen, nicht die verdeckten latenten oder sonstwie erschlossenen Anteile. Auf diese Weise konnte eine durchweg hohe Übereinstimmung erzielt werden.

Blindeinschätzung von Tonbandaufzeichnungen: Nach Löschung etwaiger medizinischer Informationen wurden die Gespräche mit Frauen vor der Brustprobeentnahme (vor der endgültigen Diagnosesicherung) von einem unabhängigen Beurteiler erneut kodiert. Die Übereinstimmung beträgt bei den verschiedenen Items 70–90 %. Die Prüfung der Korrelationen (Kendalls τ und Pearsons r zwischen 0,43) und 0,64 sowie Mittelwertvergleiche (t-Test) zeigten bei 5 % Irrtumswahrscheinlichkeit eine Übereinstimmung der beiden Urteile 7.

Standardisierte Inhaltsanalysen (Gottschalk-Gleser-Verfahren): Von je 15 Gesprächen mit Brustkrebspatientinnen bzw. Mastopathiepatientinnen zur Überprüfung der Konstruktvalidität. Die Ergebnisse sind in Wirsching et al. (1985) dargestellt, vgl. auch 2.4.8.

Standardisierter Fragebogentest (PEF bzw. PSK): Dieser wurde den Patientinnen und Patienten unmittelbar nach dem Erstgespräch vorgelegt. In Ergänzung zur Selbstdarstellung im Interview erhielten wir so eine weitere unabhängige Einschätzung der Patienten, welche zur Überprüfung der Ratings herangezogen werden konnte. Die Ergebnisse der Befragung beim Brustkrebs bzw. der Mastopathie sind in Wirsching et al. (1985) publiziert. Für weitere Angaben s. 2.4.9.

Vorhersage des Brustbiopsiebefundes durch den Interviewer und einen unabhängigen Beurteiler. Zur Überprüfung der diagnostischen Validität des Interviews wurde in den Gruppen MAC und MAP vom Interviewer und von einem unabhängigen Beurteiler festgehalten, ob ein Brustkrebs oder ein „gutartiger Knoten" als Ergebnis der Probeentnahme erwartet wurde (s. Tabelle 2.2).

Nahezu alle Krebsfälle wurden von den beiden Einschätzern richtig vorhergesagt bei einer größeren Zahl „falsch-positiver" Befunde. Bezogen auf das Vorhersagekriterium Krebs hat das Interview eine hohe Sensibilität bei deutlich geringerer Spezifität. Es ist zu vermuten, daß Merkmale erfaßt wurden, die auch sonst bei schweren Krankheiten weit verbreitet sind (vgl. hierzu auch Wirsching et al. 1982, 1985), wobei wir nicht unterscheiden können zwischen

Tabelle 2.2. Vorhersage des Biopsiebefundes aufgrund psychologischer Merkmale

Biopsiebefund (Histologie)	Interviewervorhersage			Unabhängiger Beurteiler[a] (Tonaufnahme)	
	Krebs	Unklar	Gutartig	Krebs	Gutartig
Mammakarzinom (n = 19)	16	1	2	18	1
Mastopathia fibrocystica (n = 33)	8	2	23	11	21
	75 % richtige Vorhersagen $\chi^2 = 18{,}18, p < 0{,}0001$			76 % richtige Vorhersagen $\chi^2 = 17{,}70, p < 0{,}0001$	

[a] n = 51 (eine fehlende Tonaufnahme).

prämorbiden Anteilen, ersten Reaktionen auf die Krankheit selbst oder verdeckten Hinweisen auf die vom Arzt bereits vor der Biopsie erkannte Diagnose.

2.4 Ergebnisse

Im folgenden Abschnitt werden zunächst die Ergebnisse der Einschätzung von Erstgesprächen mit Brust- und Bronchialkrebskranken dargestellt einschließlich der zugehörigen Faktoren und Clusteranalysen. Bei einer hohen Übereinstimmung der Einschätzungsurteile des Interviewers und des unabhängigen Beobachters geben wir im folgenden für die Brustkrebs- und Mastopathiepatientinnen nur das aufgrund von Tonaufzeichnungen gewonnene Einschätzungsergebnis („unabhängiger Beurteiler") wieder. Zum Vergleich folgen dann die Ergebnisse der Fragebogentestung und der Inhaltsanalyse nach Gottschalk-Gleser (nur Brustbiopsiegruppe!).

2.4.1 Bewältigungsprozesse am Beginn einer Krebserkrankung

Betrachten wir zunächst 3 Merkmale, die sich auf die Konfliktabwehr im Untersuchungsgespräch beziehen. Gemäß unserer Arbeitshypothese erwarteten wir Verleugnungen, Rationalisierungen und eine schwache emotionale Beteiligung am Gespräch (Distanzierung).

Gefühlsausdruck (Tabelle 2.3): Ein ausgewogener Gefühlsausdruck wurde bei ca. der Hälfte aller Frauen beobachtet, deren Probeexzision einen gutartigen Befund zeigte (MAP), niemals hingegen bei denjenigen Frauen, deren Probeentnahme einen Brustkrebs zutage förderte (MAC) oder bei Patienten, die wegen eines kleinzelligen Bronchialkrebes (SC) einer palliativen Chemotherapie entgegenblickten. Die Mastopathiepatientinnen zeigten mehrheitlich, wie ihnen zumute war, sie sprachen von Ängsten oder gar Mutlosigkeit, ohne von

Tabelle 2.3. Gefühlsausdruck (Einschätzung des Erstgesprächs)

Ausprägung		Diagnose			
		SC	NSC	MAC	MAP
Verleugnend	≙ 1	0	14 20,0	5 26,3	5 15,6
Unterdrückend	≙ 2	17 50,0	33 47,1	4 21,1	4 12,5
Ausgewogen	≙ 3	0	7 10,0	0	15 46,9
Durchbruchsartig	≙ 4	11 32,4	10 14,3	10 52,6	5 15,6
Labil	≙ 5	6 17,6	6 8,6	0	3 9,4
Gesamt		34	70	19	32
Mittelwert SD		3,18 1,24	2,44 1,21	2,79 1,36	2,91 1,15

SC   kleinzelliges Bronchialkarzinom (vor Chemotherapie), n = 34;
NSC   nichtkleinzelliges Bronchialkarzinom (vor Operation), n = 70;
MAC   Mammakarzinom (vor Probebiopsie), n = 19;
MAP   Mastopathia fibrocystica (vor Probebiopsie), n = 32.

diesen Gefühlen überwältigt zu werden. Im Gegenteil, sie schienen es als Erleichterung zu empfinden, sich dem psychologischen Gesprächspartner mitzuteilen. Ganz anders verhielten sich die verschiedenen Gruppen Krebskranker, die in der Mehrzahl bemüht waren, ihre belastenden Gefühle zu unterdrücken, wobei die brustkrebskranken Frauen und die inoperablen Bronchialkrebspatienten häufig (etwa in der Hälfte der Fälle) im Gespräch dennoch heftige Gefühlsausbrüche zeigten (Weinen, Angst, Aufgabe), um jedoch sogleich wieder zu ihrer vorherigen beherrschten Haltung zurückzukehren. Starke Gefühlsverleugnungen, wie sie in der Literatur als vorherrschender Abwehrmodus angegeben werden, waren eher selten zu beobachten. Die meisten Patientinnen und Patienten waren sich ihrer Belastungen durchaus bewußt, wollten sie aber keinesfalls zeigen, also gerade nicht über ihre Ängste sprechen, „weil sonst alles noch schwerer würde", „weil dadurch ja auch nichts besser würde", „weil sie schon genug zu ertragen hätten". Vorherrschend ist demnach der im Vergleich zur „Verleugnung" reifere und prognostisch günstigere Abwehrmodus der „bewußten Unterdrückung" (vgl. Vaillant 1988). Dieses Verhalten erscheint auch in der beschriebenen Gesprächssituation sehr nachvollziehbar. Es war aber, darauf sei ausdrücklich hingewiesen, bei denjenigen Frauen viel weniger ausgeprägt, deren anschließende Biopsie einen günstigen Befund erbrachte (Mastopathie).

Tabelle 2.4. Rationalisierung (Einschätzung des Erstgesprächs)

Ausprägung		Diagnose			
		SC	NSC	MAC	MAP
Rationalisierend	≙ 1	6 17,6	10 14,3	4 21,1	6 18,8
Vernünftig	≙ 2	13 38,2	25 35,7	14 73,7	9 28,1
Gleichgewicht	≙ 3	2 5,9	7 10,0	1 5,3	9 28,1
Gefühlsbetont	≙ 4	12 35,3	25 35,7	0	7 21,9
Gefühlsorientiert	≙ 5	1 2,9	3 4,3	0	1 3,1
Gesamt		34	70	19	32
Mittelwert SD		2,68 1,22	2,80 1,20	1,84 0,50	2,63 1,13

SC   kleinzelliges Bronchialkarzinom (vor Chemotherapie), n = 34;
NSC   nichtkleinzelliges Bronchialkarzinom (vor Operation), n = 70;
MAC   Mammakarzinom (vor Probebiopsie), n = 19;
MAP   Mastopathia fibrocystica (vor Probebiopsie), n = 32.

Rationalisierungen (Tabelle 2.4): Nach diesem Ergebnis überrascht es kaum, daß die Frage, ob sie eher ein „Gefühls- oder ein Vernunftsmensch" seien, von 18 der 19 später als brustkrebskrank diagnostizierten Patientinnen (MAC) mit „Vernunftorientierung" beantwortet wurde. Sie folgten jetzt, so wie schon früher, ganz überwiegend oder gar ausschließlich ihrem Verstand. Gefühle „brächten nichts", man müßte in der jetzigen belastenden Situation um jeden Preis vernünftig bleiben. Solch rationalisierende Haltung ist zwar auch bei den bronchialkrebskranken Männern der häufigste Beantwortungsmodus, überraschend gaben hier jedoch über ein Drittel an, besonders gefühlsbetonte Menschen zu sein. Dieser Widerspruch zu dem vorherrschenden männlichen Rollenklischee wird uns weiter unten noch beschäftigen. Im Vergleich zu den Brustkrebspatientinnen stellten sich Frauen, deren Probebiopsie einen gutartigen Knoten zeigte, viel weniger rationalisierend dar.

Gesprächsbeteiligung (Tabelle 2.5): Nachdem Bronchial- und Brustkrebskranke im Erstgespräch überwiegend gefühlsunterdrückend und rationalisierend dargestellt wurden, verwundert, daß sie ebenso wie die Mastopathiepatientinnen in der Mehrzahl als gesprächsbeteiligt und engagiert eingeschätzt wurden. Unzugängliche oder im anderen Extrem überschüttende (anklammernde Haltungen) wurden nur selten beobachtet. Dies ist ein Hinweis auf die Mög-

Tabelle 2.5. Gesprächsbeteiligung (Einschätzung des Erstgesprächs)

Ausprägung		Diagnose			
		SC	NSC	MAC	MAP
Unzugänglich	$\triangleq$ 1	0	5 7,1	3 15,8	2 6,3
Zurückhaltend	$\triangleq$ 2	7 20,6	21 30,0	2 10,5	5 15,6
Beteiligt	$\triangleq$ 3	20 58,8	27 38,6	10 52,6	14 43,8
Offen	$\triangleq$ 4	6 17,6	14 20,0	1 5,3	8 25,0
Intensiv	$\triangleq$ 5	1 2,9	3 4,3	3 15,8	3 9,4
Gesamt		34	70	19	32
Mittelwert SD		3,03 0,72	2,84 0,97	2,95 1,22	3,16 1,02

SC   kleinzelliges Bronchialkarzinom (vor Chemotherapie), n = 34;
NSC   nichtkleinzelliges Bronchialkarzinom (vor Operation), n = 70;
MAC Mammakarzinom (vor Probebiopsie), n = 19;
MAP Mastopathia fibrocystica (vor Probebiopsie), n = 32.

lichkeit, mit einer adäquaten Gesprächsführung auch bei massiven Abwehrprozessen einen Zugang zum Patienten zu finden. Das Ergebnis erhöht zugleich die Aussagekraft der Untersuchung, welche demnach in einer durchaus aufgeschlossenen Gesprächsatmosphäre stattfand.

Im folgenden sollen 2 weitere Merkmale besprochen werden, welche sich zwar nicht ohne weiteres als Abwehrformen einordnen lassen, denen jedoch eine entscheidende Bedeutung zur Erhaltung des bedrohten psychischen Gleichgewichts zukommt.

Konfliktverhalten (Tabelle 2.6): Das Vermeiden aggressiver Auseinandersetzungen ist eine weit verbreitete Haltung, welche v. a. als Teil eines weiblichen Rollenklischees in Erscheinung tritt. 23 der 32 Frauen, deren Probeentnahme eine Mastopathie (MAP) zeigte, gaben an, Schwierigkeiten zu haben, Konflikte mit anderen Menschen auszutragen oder gar jeglichen Auseinandersetzungen aus dem Wege zu gehen (Harmonisierung). In der Gruppe der brustkrebskranken Frauen (MAC) ist diese Form der Konfliktvermeidung mit wenigen Ausnahmen besonders extrem ausgeprägt. 14 dieser 19 Frauen gaben an, niemals in Konflikte mit anderen Menschen zu geraten („vorher gehe ich lieber weg", „einen Krach könnte ich nie ertragen", „Streit kenne ich nicht"). Auch in den beiden Gruppen der überwiegend männlichen Bronchialkrebspatienten

Tabelle 2.6. Konfliktverhalten (Einschätzung des Erstgesprächs)

Ausprägung		Diagnose SC	NSC	MAC	MAP
Harmonisierend	≙ 1	12 35,3	29 41,4	14 73,7	9 28,1
Aggressionsgehemmt	≙ 2	17 50,0	30 42,9	4 21,1	14 43,8
Aggressionsbereit	≙ 3	4 11,8	7 10,0	1 5,3	6 18,8
Aggressiv	≙ 4	1 2,9	4 5,7	0	2 6,3
Feindselig	≙ 5	0	0	0	1 3,1
Gesamt		34	70	19	32
Mittelwert		1,82	1,8	1,32	2,13
SD		0,76	0,84	0,58	1,01

SC   kleinzelliges Bronchialkarzinom (vor Chemotherapie), n = 34;
NSC   nichtkleinzelliges Bronchialkarzinom (vor Operation), n = 70;
MAC   Mammakarzinom (vor Probebiopsie), n = 19;
MAP   Mastopathia fibrocystica (vor Probebiopsie), n = 32.

treffen wir Aggressionshemmungen bzw. Harmonisierungstendenzen bei über 80 % der Befragten an. Konfliktvermeidung ist eines der deutlichsten Merkmale, in welchem sich die krebskranke Gruppe nahezu homogen darstellt.

Altruismus (Tabelle 2.7): Nahezu unbemerkt geblieben ist in der Literatur ein besonders ausgeprägter Abwehrmechanismus krebskranker Frauen und Männer. Möglicherweise, weil die Gesamtgruppe in diesem Merkmal so überaus homogen erscheint, wird häufig übersehen, in welchem Umfang die große Mehrzahl aller Befragten eigene Bedürfnisse zurückstellt und stattdessen versucht, den tatsächlichen oder auch nur vermeintlichen Erwartungen anderer Menschen nachzugehen. Alle 34 Patienten mit inoperablem kleinzelligem Bronchialkarzinom waren fast ausschließlich um das Wohlergehen derer, die ihnen nahestehen, besorgt, ohne daß sie eigene Wünsche äußerten. Niemandem zur Last fallen, eher geben als nehmen, sich für andere Menschen einsetzen (z. B. für Mitpatienten im Krankenzimmer) solange die eigenen Kräfte reichen, sind Haltungen und Einstellungen, die im Umfeld des Krebskranken immer wieder respektvoll oder bewundernd vermerkt werden, selbst wenn die Grenze zur Selbstaufopferung überschritten wird. Wir haben den ausgeprägten Altruismus Krebskranker unter den Abwehrmechanismen besprochen, unserer Annahme folgend, daß es sich hier um eine altruistische Abtretung eigener

Tabelle 2.7. Altruismus (Einschätzung des Erstgesprächs)

		Diagnose			
Ausprägung		SC	NSC	MAC	MAP
Aufopfernd	n $\triangleq$ 1	19 55,9	33 47,1	4 21,1	3 9,4
Altruistisch	$\triangleq$ 2	15 44,1	29 41,4	9 47,4	11 34,4
Gleichgewicht	$\triangleq$ 3	0	4 5,7	5 26,3	9 28,1
Fordernd	$\triangleq$ 4	0	4 5,7	0	7 21,9
Egoistisch	$\triangleq$ 5	0	0	1 5,3	2 6,3
Gesamt		34	70	19	32
Mittelwert SD		1,44 0,50	1,70 0,82	2,21 0,98	2,81 1,09

SC   kleinzelliges Bronchialkarzinom (vor Chemotherapie), n = 34;
NSC   nichtkleinzelliges Bronchialkarzinom (vor Operation), n = 70;
MAC   Mammakarzinom (vor Probebiopsie), n = 19;
MAP   Mastopathia fibrocystica (vor Probebiopsie), n = 32.

Bedürfnisse handelt. Die Patientinnen und Patienten setzen sich für andere so stark ein, wie sie sich selbst gern unterstützt fühlten. Angst vor einer Enttäuschung der eigenen Hilfeerwartungen oder Angst vor dem Abgleiten in hilflose Abhängigkeit, also vor der zusätzlich belastend erlebten (malignen) Regression, könnte zu solcher Verkehrung ins Gegenteil führen.

Zusammenfassende Darstellung der Abwehrmechanismen: Gefühlsunterdrückung, Rationalisierung, Konfliktvermeidung und Altruismus bei durchaus engagierter Gesprächsbeteiligung bilden ein kohärentes Muster, welches für die Gruppe der Krebskranken weitgehend charakteristisch ist, das aber auch, und darauf sei ausdrücklich hingewiesen, in der Vergleichsgruppe derjenigen Frauen zu beobachten war, die zwar noch unter Krebsverdacht untersucht wurden, bei denen jedoch die anschließende Probeentnahme einen gutartigen Befund zeigte.

Modifizieren müssen wir nach unseren Ergebnissen die in der Literatur verbreitete Ansicht, Krebskranke „verleugneten" generell belastende Gefühle oder Konflikte. Von der ganz überwiegenden Mehrzahl der von uns Befragten wurden vielmehr belastende Gefühle *bewußt* unterdrückt. Die Betreffenden nahmen ihre Gefühle durchaus, ja geradezu auf schmerzliche Weise wahr, entschlossen sich aber, diese nicht zu zeigen. Sie versuchten, sich in der so belastenden Situation „zusammenzureißen". Daß dies nur unvollkommen gelang, zeigten die häufigen Gefühlsausbrüche v. a. der brustkrebskranken Frauen und der inoperabel bronchialkrebskranken Patienten. Daß die Unterscheidung von stabilen Verleugnungen und labilen Unterdrückungsmechanismen keine rein akademische ist, wird sich später bei der Darstellung verschiedener Formen der Gesprächsführung zeigen. Ein Resultat eines angemessenen Gesprächsverhaltens bleibt bereits festzuhalten. Im Gegensatz zu unserer Ausgangshypothese waren die Patientinnen und Patienten in allen 4 Untersuchungsgruppen im Gespräch überwiegend aufgeschlossen und beteiligt. Nur selten verhielt sich ein Befragter abweisend oder unzugänglich oder, im anderen Extrem, haltlos anklammernd.

2.4.2 Intrapsychische Konflikte am Beginn der Krebserkrankung

Im folgenden werden die zentralen Konfliktbereiche der Krebspatienten ins Blickfeld bringen: Lebensbedrohung, Autonomiebedrohung und Hoffnungsverlust. In Fortsetzung unseres bisherigen Vorgehens werden wir zunächst wieder die spontanen Antworten der Befragten darstellen. Erst in einem 2. Interpretationsschritt sollen die Selbstdarstellungen v. a. auch im Licht der soeben besprochenen Abwehrprozesse auf ihre verdeckten, möglicherweise den Patienten nicht bewußten Anteile hin untersucht werden. Wir gewinnen so zunächst ein Bild des Patienten, wie es im 1. psychologischen Gespräch erscheint. Ein Bild, wie es etwa auch die behandelnden Ärzte und das Pflegepersonal bekommen, bevor sie in einen intensiveren Austausch mit den Patienten eintreten.

Angst (Tabelle 2.8): Vergleichen wir zunächst die beiden Gruppen von Patientinnen, die wir am Tage vor der diagnoseentscheidenden Probeentnahme sprachen. Keine der 19 Frauen, bei denen sich der Krebsverdacht am folgenden Tag bestätigte (MAC), gab an, stärkere Angst vor der Krankheit oder vor dem bevorstehenden operativen Eingriff zu haben. In der Vergleichsgruppe (MAP), die letztlich viel weniger zu befürchten hatte, weil sich der Knoten als relativ harmlose Bindegewebswucherung (Mastopathie) herausstellte, gaben dagegen über ein Drittel an, starke oder sehr starke Angst zu haben.

Ziehen wir nun die Gruppe der lungenkrebskranken, überwiegend männlichen, Patienten zum Vergleich heran, so erkennen wir einen deutlichen Unterschied zum Mammakarzinom: Von diesen Patienten, die alle bereits über ihre schwerwiegende, mit hoher Wahrscheinlichkeit zum Tode führende Krankheit aufgeklärt waren, gaben nur noch vergleichsweise wenige (ca. ein Drittel) an, *keine* oder nur geringe Angst zu haben. Etwa 40 % wurden als ängstlich eingestuft. Mit anderen Worten, die Angstabwehr läßt sich *nach* der Diagnosestellung und unmittelbar vor Therapie (Operation oder Chemotherapie) kaum noch aufrecht erhalten.

Tabelle 2.8. Angst (Einschätzung des Erstgesprächs)

| | Diagnose | | | |
Ausprägung	SC	NSC	MAC	MAP
Starke Angst ≙ 1	1 2,9	5 7,1	0	4 12,5
Ängstlich ≙ 2	13 38,2	30 42,9	0 0,0	8 25,0
Angstbereit ≙ 3	8 23,5	11 15,7	2 10,5	5 15,6
Mutig ≙ 4	10 29,4	17 24,3	11 57,9	12 37,5
Angstfrei ≙ 5	2 5,9	7 10,0	6 31,6	3 9,4
Gesamt	34	70	19	32
Mittelwert SD	2,97 1,03	2,87 1,17	4,21 0,63	3,06 1,24

SC   kleinzelliges Bronchialkarzinom (vor Chemotherapie), n = 34;
NSC   nichtkleinzelliges Bronchialkarzinom (vor Operation), n = 70;
MAC   Mammakarzinom (vor Probebiopsie), n = 19;
MAP   Mastopathia fibrocystica (vor Probebiopsie), n = 32.

Autonomie (Tabelle 2.9): Viel ist über den Autonomieverlust, über Hilflosigkeit als Folge eines Krebsleidens, u. U. sogar als krankheitsfördernder Faktor geschrieben worden (vgl. insbesondere Schmale u. Iker 1971; Pettingale et al. 1988; Burgess et al. 1988). In den *Selbstdarstellungen* der Kranken bekommen wir allerdings ein ganz unerwartetes, geradezu entgegengesetztes Bild geboten. Fast in allen Gesprächen betonten die Patientinnen und Patienten ihre Unabhängigkeit. Sie brauchten keine Hilfe, hätten ihre Situation selbst im Griff, würden das Bevorstehende aus eigener Kraft meistern. Es liegt nahe, hier eine Verbindung zu dem eben dargestellten Altruismus Krebskranker zu sehen, also wiederum eine „Verkehrung ins Gegenteil" anzunehmen. Drohender Hilflosigkeit wird durch die Betonung autonomer Anteile begegnet. Die tatsächlich ja kaum kranke Vergleichsgruppe der Mastopathiepatientinnen zeigte hingegen wiederum ein viel ausgewogeneres Bild bei einer gleichwohl ebenfalls erkennbaren Betonung autonomer Tendenzen.

Hoffnung (Tabelle 2.10): Dem Patienten die Hoffnung auf ein Überleben der Krankheit zu erhalten, ist ein zentrales Anliegen der ärztlichen Betreuung Tumorkranker. Langfristige „Hoffnungslosigkeit" ist darüber hinaus ebenso wie „Hilflosigkeit" eines der am stärksten als krebsfördernd verdächtigten psychologischen Merkmale. Menschen, die sich über längere Zeit ausweglos

Tabelle 2.9. Autonomie (Einschätzung des Erstgesprächs)

Ausprägung		Diagnose			
		SC	NSC	MAC	MAP
Hilflos	≙ 1	0	1 1,4	0	4 12,5
Hilfsbedürftig	≙ 2	6 17,6	14 20,0	3 15,8	1 3,1
Gleichgewicht	≙ 3	1 2,9	4 5,7	0	10 31,3
Selbständig	≙ 4	20 58,8	34 48,6	10 52,6	12 37,5
Autonom	≙ 5	7 20,6	17 24,3	6 31,6	5 15,6
Gesamt		34	70	19	32
Mittelwert SD		3,82 0,97	3,74 1,09	4,00 1,00	3,41 1,19

SC	kleinzelliges Bronchialkarzinom (vor Chemotherapie), n = 34;
NSC	nichtkleinzelliges Bronchialkarzinom (vor Operation), n = 70;
MAC	Mammakarzinom (vor Probebiopsie), n = 19;
MAP	Mastopathia fibrocystica (vor Probebiopsie), n = 32.

erscheinenden Lebenssituationen ausgeliefert fühlen, sollen in erhöhtem Maße krebsanfällig sein. Nach den bisher dargestellten Abwehrmechanismen wundert es nicht, wenn wir sehen, wie sich mehr als drei Viertel (79 %) der Frauen, bei deren Probeentnahme später ein Krebs gefunden wurde, als betont zuversichtlich darstellten gegenüber wiederum einem ausgewogenen Verteilungsbild in der „gutartigen" Kontrollgruppe.

Auch in der am schwersten oder gar unheilbar erkrankten Gruppe der Bronchialkrebspatienten überwiegen, allerdings in deutlich geringerem Maße, optimistische Einstellungen. Hier fanden wir bereits ein Drittel der Erkrankten, die im Gespräch wenig Hoffnung auf ein Überleben äußerten.

Die Annahme liegt nahe, daß die Befragten im Beratungsgespräch in einer entscheidenden, auf besondere Weise belastenden Krankheitsphase versuchten, sich selbst Mut zu machen, die Hoffnung nicht aufzugeben und sich vor unerträglicher Verzweiflung zu schützen.

Zusammenfassung der intrapsychischen Konfliktdynamik: Unsere eingangs aufgestellte Arbeitshypothese ließ sich weitgehend bestätigen. In ihrer Auseinandersetzung mit Todesangst, Hilflosigkeit und Hoffnungslosigkeit zeigt die Mehrzahl der Erkrankten eine Abwehrreaktion, die am besten als eine „Verkehrung ins Gegenteil" verstanden werden kann. Offene Verzweiflung wird

Tabelle 2.10. Hoffnung (Einschätzung des Erstgesprächs)

		Diagnose			
Ausprägung		SC	NSC	MAC	MAP
Hoffnungslos	≙ 1	1 3,0	5 7,1	1 5,3	4 12,5
Pessimistisch	≙ 2	10 30,3	16 22,9	2 10,5	6 18,8
Realistisch	≙ 3	5 15,2	18 25,7	1 5,3	10 31,3
Zuversichtlich	≙ 4	17 51,5	29 41,4	14 73,7	9 28,1
Optimistisch	≙ 5	0	2 2,9	1 5,3	3 9,4
Gesamt		33	70	19	32
Mittelwert SD		3,15 0,97	3,1 1,02	3,63 0,06	3,03 1,18

SC   kleinzelliges Bronchialkarzinom (vor Chemotherapie), n = 34;
NSC   nichtkleinzelliges Bronchialkarzinom (vor Operation), n = 70;
MAC   Mammakarzinom (vor Probebiopsie), n = 19;
MAP   Mastopathia fibrocystica (vor Probebiopsie), n = 32.

sehr selten dem bisher unbekannten Gesprächspartner gezeigt. Vielmehr bemühen sich viele, besonders angstfrei, stark und zuversichtlich zu erscheinen. Dies ist verständlich, macht der Kranke sich doch auf die beschriebene Weise selbst Mut. Allerdings sollte diese verständliche Haltung nicht mit der wirklichen Befindlichkeit der Patienten gleichgesetzt werden. Bei solchem Mißverständnis verlieren wir die Sensibilität, zu erkennen, wann der Betroffene mehr von seinen Ängsten und seiner Verzweiflung zeigen will oder muß. Unter Umständen würden wir den Patienten sogar auf eine fassadenhafte Haltung festlegen, weil uns selbst als Ärzten, Pflegepersonal, Psychologen oder Angehörigen eine mutige, tatkräftige und hoffnungsvolle Haltung erträglicher ist als offene Verzweiflung. Wir werden auf diese Fragen in Kap. 6 im Rahmen unserer therapeutischen Überlegungen zurückkommen. Hier bleibt zusammenzufassen, daß der vielfach beschriebene Hilflosigkeits-, Hoffnungslosigkeitskomplex kaum je in manifester Form, sondern eher als verdeckte Verzweiflung zum Tragen kommt.

2.4.3 Äußere Belastungen – psychosozialer Streß und gesundheitsschädigendes Verhalten

In der Diskussion psychosozialer Faktoren der Krebsentstehung wurde wiederholt die Wirkung belastender Lebensereignisse (v. a. von Verlusten) erwogen (Levy et al. 1988). Als weiterer, „äußerer" Faktor werden gesundheitsschädigende Verhaltensweisen diskutiert, d. h. die Zufuhr bestimmter Karzinogene (z. B. Rauchen) oder ein allgemeines gesundheitliche Risiken in Kauf nehmendes „exponierendes" Verhalten, das sich in Symptomnegierung, Mißachten von Erschöpfungszeichen etc. zeigt.

Wir betrachten die beiden Aspekte zunächst in ihrer Bedeutung für die Krankheitsbewältigung. Dabei soll die folgende Annahme überprüft werden: Bereits maximal beanspruchte Menschen haben größere Schwierigkeiten, die aus der Krebserkrankung erwachsenden Belastungen zu überwinden und Menschen, die ihre Gesundheit langfristig und systematisch vernachlässigen, haben Schwierigkeiten, die zur Überwindung der Krankheit angezeigten Lebensumstellungen und Behandlungsmaßnahmen zu verwirklichen. Wir werden unten in Kap. 4 die möglichen Einflüsse dieser beiden Faktoren auf den medizinischen Krankheitsverlauf weiter untersuchen.

Psychosozialer Streß (Tabelle 2.11): Wir erfragten objektive und subjektive Belastungen im Jahr vor der Krebsdiagnose. Brustkrebskranke Frauen und

Tabelle 2.11. Psychosozialer Streß (Einschätzung des Erstgesprächs)

		Diagnose		
Ausprägung		SC	NSC	MAC	MAP
Stark belastet	$\triangleq 1$	24 69,6	36 51,4	12 63,2	17 53,1
Vorübergehend belastet	$\triangleq 2$	5 15,2	21 30,0	4 21,1	11 34,4
Durchschnittlich	$\triangleq 3$	5 15,2	13 18,6	3 15,8	2 6,3
Gering belastet	$\triangleq 4$	0	0	0	2 6,3
Unbelastet	$\triangleq 5$	0	0	0	0
Gesamt		34	70	19	32
Mittelwert SD		1,44 0,75	1,67 0,78	1,53 0,77	1,66 0,87

SC   kleinzelliges Bronchialkarzinom (vor Chemotherapie), n = 34;
NSC   nichtkleinzelliges Bronchialkarzinom (vor Operation), n = 70;
MAC   Mammakarzinom (vor Probebiopsie), n = 19;
MAC   Mastopathia fibrocystica (vor Probebiopsie), n = 32.

Patienten mit kleinzelligem Bronchialkarzinom zeigten sich in ca. zwei Drittel der Fälle extrem belastet. Starke familiäre, berufliche und soziale Probleme wurden für den vorangegangenen Jahreszeitraum berichtet. Meist bestanden sie schon über längere Zeit. Aber auch in der „gutartigen" Kontrollgruppe schilderten sich ca. 80% der Frauen als dauerhaft stark oder zumindest vorübergehend stark belastet, ebenso wie die große Gruppe der an großzelligem Bronchialkarzinom erkrankten Patienten. Unsere Ausgangshypothese wurde so zwar bestätigt, ohne jedoch für die Krebspatienten eine *spezifische* Bedeutung psychosozialer Belastungen zu zeigen. Vielmehr scheinen Lebensbelastungen in der untersuchten Altersgruppe weit verbreitet zu sein. Aus diesem Grund gewinnt die Untersuchung der psychologischen Bewältigungsmechanismen zusätzliche Bedeutung. Unterschiede zeigen sich weniger in der Stärke und der Art der Streßbelastungen, als darin, wie sie bewältigt werden.

Gesundheitsschädigendes Verhalten (Tabelle 2.12): Eine detaillierte Erfassung des jeweiligen Gesundheitsverhaltens wurde wieder in einer Globaleinschätzung zusammengefaßt. In der erwarteten extremen Ausprägung fanden wir gesundheitsschädigendes Verhalten bei den kleinzellig erkrankten Bronchialkrebspatienten (v. a. Rauchen). Großzellig erkrankte Bronchialkrebspatienten und Brustkrebspatienten zeigten zwar ebenfalls in 70–80% der Fälle gesund-

Tabelle 2.12. Gesundheitsverhalten (Einschätzung des Erstgesprächs)

Ausprägung		Diagnose			
		SC	NSC	MAC	MAP
Schädigend	≙ 1	21 61,8	29 41,4	10 52,6	12 37,5
Unvorsichtig	≙ 2	10 29,4	29 41,4	3 15,8	9 28,1
Adäquat	≙ 3	2 5,9	7 10,0	4 21,1	8 25,0
Vorsichtig	≙ 4	1 2,9	4 5,7	2 10,5	1 3,1
Gesundheits- orientiert	≙ 5	0	1 1,4	0	2 6,3
Gesamt		34	70	19	32
Mittelwert SD		1,50 0,75	1,84 0,93	1,90 1,10	2,13 1,16

SC   kleinzelliges Bronchialkarzinom (vor Chemotherapie), n = 34;
NSC   nichtkleinzelliges Bronchialkarzinom (vor Operation), n = 70;
MAC   Mammakarzinom (vor Probebiopsie), n = 19;
MAP   Mastopathia fibrocystica (vor Probebiopsie), n = 32.

heitsschädigende oder zumindest vernachlässigende Verhaltensweisen, aber sie unterschieden sich hier nur wenig von der Vergleichsgruppe der Frauen mit Mastopathiebefund. Auch bei diesem zweiten „äußeren" Faktor kommen wir so zu dem Schluß, daß zwar unser hypothetisch erwartetes Ergebnis eingetreten ist, allerdings wiederum in einer sehr unspezifischen Weise. Auch gesundheitsvernachlässigende Verhaltensweisen sind in den untersuchten Bevölkerungsgruppen weit verbreitet. Wenn sie eine zusätzliche Bedeutung für die Krebsentstehung und für den Krebsverlauf haben sollten, dann nur im Verbund mit weiteren biologischen oder psychosozialen Faktoren.

2.4.4 Varianzanalytischer Vergleich des initialen Bewältigungsverhaltens von groß- und kleinzellig erkrankten Bronchialkrebspatienten, Brustkrebspatientinnen und Mastopathiepatientinnen

Nachdem wir im vorangegangenen für jede Patientengruppe die charakteristischen Abwehr- und Konfliktprozesse, sowie die externen Belastungen dargestellt haben, soll nun mit bivariaten statistischen Verfahren die Annahme überprüft werden, daß sich die 3 Gruppen von Krebspatienten ähnlicher sind als die Vergleichsgruppe der Mastopathiepatientinnen.

Methodische Überlegungen

Um unsere Hypothese zu prüfen, entschieden wir uns für die Anwendung der einfaktoriellen Varianzanalyse. Diese Entscheidung ist nicht unproblematisch, worauf im folgenden eingegangen werden soll. Inferenzstatistische Tests schließen auf eine genau bestimmbare Grundgesamtheit. Eine solche liegt in unserem Fall nicht vor. Die Auswahl unserer Patienten ist nicht repräsentativ für eine näher angebbare Patientengruppe. Das gilt für alle in diesem und in den nachfolgenden Kapiteln vorkommenden Signifikanzwerte. Diese sind also weniger als inferenzstatistisch abgesicherte Irrtumswahrscheinlichkeiten zu interpretieren, sondern eher als Hinweise auf mögliche Zusammenhänge zwischen den von uns erhobenen Variablen.

Eine weitere Voraussetzung der einfaktoriellen Varianzanalyse ist die Unabhängigkeit der Stichproben, die in unserem Fall gegeben ist. Außerdem wird eine Normalverteilung in allen Gruppen und eine Varianzengleichheit der Gruppen gefordert. Diese beiden letztgenannten Annahmen werden von unseren Daten überwiegend verletzt. Während die Verletzung der Normverteilungsannahme i. allg. bedeutungslos ist, führen Verletzungen der Annahme der Varianzgleichheit zu verzerrten Signifikanzwerten. Ein weiteres Problem ist das Skalenniveau unserer Daten. Die psychologischen Ratings liegen auf Ordinalskalenniveau vor, während die Varianzanalyse von metrisch skalierten Daten ausgeht. Trotz der bis hierin beschriebenen Probleme entschieden wir uns für die Varianzanalyse, da es nur mit ihrer Hilfe möglich ist, auch zwischen einzelnen Gruppenpaaren signifikante Unterschiede zu bestimmen, während nichtparametrische Testverfahren, die unserem Datenmaterial eigentlich angemessener wären, lediglich globale Unterschiede zwischen den Gruppen berechnen können. Sie liefern jedoch keinen Hinweis darauf, zwischen welchen Gruppen Unterschiede bestehen. Um die Auswirkungen der Annahmenverletzungen zu überprüfen, entschieden wir uns, parallel zur Varianzanalyse auch nichtparametrische Verfahren anzuwenden. Für den Fall, daß die globalen Signifikanzwerte der verschiedenen Verfahren übereinstimmten, wollten wir davon ausgehen, daß auch die paarweisen Gruppenvergleiche der Varianzanalyse interpretiert werden dürfen. Die paarweisen Gruppenvergleiche führten wir mit Hilfe des Scheffé-Tests durch. Dabei zeigt sich, daß bei 8 von 10 Variablen alle 3 Testverfahren übereinstimmende globale Signifikanzwerte berechneten. Ausnahmen hiervon bilden die Variablen Autonomie und Aggression, wobei im Falle der Autonomie der χ^2-Test einen signifikanten Unterschied feststellt, während der h-Test und die Varianzanalyse keinen Unterschied zeigten. Im Falle der Variable „Aggression" ist es umgekehrt. In beiden Fällen jedoch ist eine der Anwendungsbedingungen für den χ^2-Test verletzt. 50 bzw. 55 % der Zellen der Kontingenztabelle haben Erwartungshäufigkeiten von weniger als 5, weshalb der χ^2-Test nur noch über eine eingeschränkte Aussagekraft verfügt. Hier sind die Verteilungen innerhalb der einzelnen Gruppen auf eventuelle Unterschiede zu prüfen.

Ergebnisse der Gruppenvergleiche

Die Varianzanalyse ergab mehrere Unterschiede zwischen Gruppenpaaren. Zur Interpretation der Paarvergleiche ist anzumerken, daß es nicht ausreicht, daß die Unterschiede statistisch signifikant sind, sie müssen auch inhaltlich bedeutsam sein. Deshalb setzten wir einen Schwellenwert von 1,0, um den die Gruppenmittelwerte wenigstens differieren müssen, damit wir die Unterschiede interpretieren können. Nach diesen Kriterien unterscheiden sich hinsichtlich der Variable „Gefühlsorientierung" die Gruppen der Brustkrebspatientinnen und der nicht kleinzellig erkrankten Lungenkrebspatienten. Letztere orientieren sich im Durchschnitt gleichermaßen an ihren Gefühlen wie an ihrem Verstand, während die Brustkrebspatientinnen sich betont vernünftig präsentieren. Hinsichtlich der Variable „Angstfreiheit" unterscheidet sich die Gruppe der Brustkrebspatientinnen deutlich von allen übrigen Gruppen. Während die Lungenkrebspatienten und auch die Frauen mit einem gutartigen Knoten sich in der Balance zwischen Angst und Mut präsentieren, geben sich die Brustkrebspatientinnen betont mutig.

Während sich die Mastopathiegruppe im Gleichgewicht zwischen Egoismus und Altruismus befindet, zeigen die beiden Lungenkrebsgruppen deutlich altruistische Tendenzen.

Von den auf diese Weise identifizierten Gruppenunterschieden finden sich demnach 3 zwischen der Mastopathiegruppe und den Krebsgruppen und weitere 3 Unterschiede zwischen den einzelnen Krebsgruppen.

Diese Befunde widersprechen unserer eingangs aufgestellten Hypothese, daß die 3 Krebsgruppen homogen sind und sich von der Gruppe der an Mastopathie erkrankten Frauen unterscheiden lassen. Als homogen erwiesen sich die beiden Lungenkrebsgruppen, die für keine der 10 Variablen bedeutsame Unterschiede aufwies. Diese beiden Gruppen unterscheiden sich deutlich sowohl von der Mastopathiegruppe als auch von der Brustkrebsgruppe. Dieses Ergebnis weist darauf hin, daß sich Patienten und Patientinnen mit unterschiedlichen Krebserkrankungen (bzw. in unterschiedlichen Krankheitsphasen) auch in unterschiedlicher psychischer Verfassung befinden.

Es sollte dabei nicht übersehen werden, daß sich sämtliche Patientengruppen in den Variablen Hoffnung, Gesprächsbeteiligung, Gefühlsausdruck, Gesundheitsverhalten und Streß nicht nennenswert unterschieden.

2.4.5 Einfluß soziodemographischer und medizinischer Faktoren auf das initiale, individuelle Bewältigungsverhalten

Vorbemerkungen

Wir untersuchen im folgenden die Annahme, daß angesichts einer schweren, lebensbedrohenden Krankheit eher grundlegende, allgemein verbreitete Bewältigungsformen zum Tragen kommen, die nur noch unwesentlich von Alter, Geschlecht, sozialer Schicht, Tumorart, Tumorstadium und Allgemeinzustand beeinflußt werden.

Als Methode verwandten wir die multiple Regressionsanalyse. Dieses Verfahren erlaubt es, simultan den spezifischen Einfluß der unabhängigen medizinischen und demographischen Faktoren quantitativ zu bestimmen. Da bei den vorliegenden Subgruppen z. T. unterschiedliche Variablen erhoben wurden, haben wir die Regressionsmodelle für die einzelnen Diagnosegruppen getrennt angewendet.

Im folgenden einige Anmerkungen zu den Variablen, die in die Regressionsanalyse eingingen: Gegenüber der Darstellung in den vorangegangenen Abschnitten ergaben sich einige Veränderungen. Der von uns gewählte Linearitätstest basiert auf der Berechnung von Pearsons r- und des η-Koeffizienten und dem Vergleich der beiden. Weist eine unabhängige Variable viele und schwach besetzte Kategorien auf, so wird der η-Koeffizient unrealistisch hoch. Aus diesem Grund rekodierten wir einige der demographischen und medizinischen Variablen. Die Variable Alter faßten wir zu 5 annähernd gleich verteilten Kategorien zusammen. Die Variable Familienstand wurde derart rekodiert, daß sie nur noch 2 Ausprägungen aufweist, nämlich verheiratet vs. alleine lebend. Alleine lebend umfaßt die früheren Kategorien ledig, getrennt lebend, geschieden und verwitwet. Auch die Variable Schulabschluß wurde von uns rekodiert. Sie hat nun die Ausprägungen Volks- bzw. Hauptschulabschluß und höherer Ausbildungsabschluß. Die Variable Leistungsstand wurde von uns auf 4 Kategorien reduziert. Die ursprünglichen Ausprägungen 0, 1 und 2 blieben erhalten. Die restlichen Ausprägungen wurden zu der neuen Kategorie zusammengefaßt.

Eine unterschiedliche Anzahl von Prädiktoren in den verschiedenen Gruppen ergibt sich daraus, daß nicht für alle Gruppen alle Variablen gleich vollständig vorliegen. So fehlen für die Gruppen der an Mastopathie und an Brustkrebs erkrankten Frauen die Variablen Ortsgröße und Leistungsstand, die nicht erhoben wurden. Des weiteren fehlt die Variable Geschlecht, da es sich in beiden Gruppen ausschließlich um Frauen handelt. In der Mastopathiegruppe fehlt darüber hinaus selbstverständlich auch die Variable Tumorstadium.

Ergebnisse der Regressionsanalyse zu den medizinischen und demographischen Einflüssen auf das psychologische Rating

In der Gruppe der an einem *kleinzelligen Bronchialkrebs* erkrankten Patienten konnte in 10 Modellen für die jeweiligen (abhängigen) psychologischen Variablen lediglich in einem einzigen Fall ein signifikanter Einfluß eines Prädiktors festgestellt werden und zwar für die Variable „Altruismus". Hier besteht ein Einfluß der Geschlechtsvariable. Männer präsentieren sich weniger altruistisch als Frauen. Obwohl die übrigen Prädiktoren keine signifikanten Einflüsse auf die Zielvariable haben, ist das ganze Modell auf dem 5%-Niveau signifikant. Der Effekt der Geschlechtsvariable scheint derart großes Gewicht zu haben, daß die übrigen, wenig erklärenden Prädiktoren die Modellsignifikanz nicht nachhaltig beeinflussen können.

In der Gruppe der an *nichtkleinzelligem Lungenkrebs* erkrankten Patienten liegen 3 signifikante Einflüsse von Prädiktoren vor: Frauen zeigen sich gefühlsbetonter und ängstlicher als Männer. Der Grad der Einschränkung der körperlichen Leistungsfähigkeit beeinflußt die Aggressionsbereitschaft. Je leistungsfähiger die Patienten sind, desto aggressionsgehemmter verhalten sie sich. In dieser Gruppe sind jeweils nur die partiellen Einflüsse einzelner Variablen signifikant, nicht jedoch die gesamten Regressionsmodelle.

In der Gruppe der an *Brustkrebs* erkrankten Frauen fanden sich keinerlei signifikante Einflüsse unserer Prädiktoren.

In der Gruppe der an *Mastopathie* leidenden Frauen fanden sich 2 demographische Einflüsse auf die Gesprächsbeteiligung: Ältere Frauen und verheiratete Frauen zeigten sich gesprächiger als jüngere oder allein lebende Frauen. Bei diesem Modell waren nicht nur die beiden Prädiktoreneinflüsse signifikant, sondern auch das gesamte Modell.

Insgesamt fanden wir also bei 230 untersuchten Prädiktoren nur 6 signifikante Effekte, dies entspricht einem Anteil von 2,6%. Überraschend scheint uns v. a. zu sein, daß die Variable Alter nur in einem einzigen Modell einen signifikanten Einfluß hatte. Wir können also davon ausgehen, daß die psychische Verfassung der Patienten und Patientinnen angesichts des Schocks einer gesicherten oder vermuteten Krebskrankheit von demographischen und medizinischen Variablen weitgehend unabhängig ist.

Zusammenfassend ließ sich also unsere Annahme bestätigen, daß angesichts schwerer und lebensbedrohlicher Krankheiten das initiale Bewältigungsverhalten von zusätzlichen soziodemographischen und medizinischen Variablen kaum beeinflußt wird. Diesbezüglich in der Stichprobenübersicht eingangs dargestellte Gruppenunterschiede können damit vernachlässigt werden. Keinesfalls lassen sich die dargestellten Charakteristika der verschiedenen Patientengruppen durch Alter, Geschlecht, soziale Schicht oder medizinische Einflüsse erklären. Vielmehr müssen wir von sehr grundlegenden allgemein verbreiteten Verhaltens- und Erlebensweisen ausgehen. Die Schwere der Belastungen, denen die Patientinnen und Patienten kurz vor oder kurz nach der Sicherung einer Krebsdiagnose ausgesetzt waren, ließen sie im Urteil ihrer psychologischen Interviewer sehr ähnlich erscheinen.

2.4.6 Dimensionalität des Einschätzungsverfahrens

Um zu überprüfen, welche latenten Konstrukte (Faktoren) den Variablen des Einschätzungsbogens zugrunde lagen, wurden für jede Stichprobe getrennt exploratorische Faktorenanalysen durchgeführt. Als Schätzverfahren diente zunächst die Methode der Hauptachsenfaktoren. Hierbei ergaben sich jedoch, wahrscheinlich wegen der kleinen Stichprobengröße, Schätzprobleme, so daß auf die Methode der ungewichteten kleinsten Quadrate (ULS) zurückgegriffen wurde. Da nicht von vornherein unkorrelierte Faktoren angenommen werden konnten, wurde das Verfahren der obliquen Rotation gewählt. Die so ermittelten Faktorenmuster und Ladungen weichen in den einzelnen Diagnosegruppen z. T. stark voneinander ab. Deshalb werden wir die Ergebnisse der jeweiligen Faktorenanalysen getrennt darstellen.

Psychologische Faktoren beim nichtkleinzelligen Bronchialkarzinom (NSC, s. Abb. 2.1): Nach dem Eigenwertkriterium ($< 1,0$) ergaben sich 4 Faktoren.

Faktor NSC 1 – Konflikt und Abwehr: Patienten, die auf diesem Faktor hohe Werte haben, stellen sich gefühlsbetont dar und bringen ihre Gefühle auch im Gespräch intensiv zum Ausdruck. Sie werden dabei als engagiert und beteiligt im Interview eingestuft. Diese Patienten zeigen weiterhin Angst und Hilflosigkeit. In diesem 1. Faktor sind die meisten der in der Krebsliteratur benannten psychologischen Variablen zusammengefaßt.

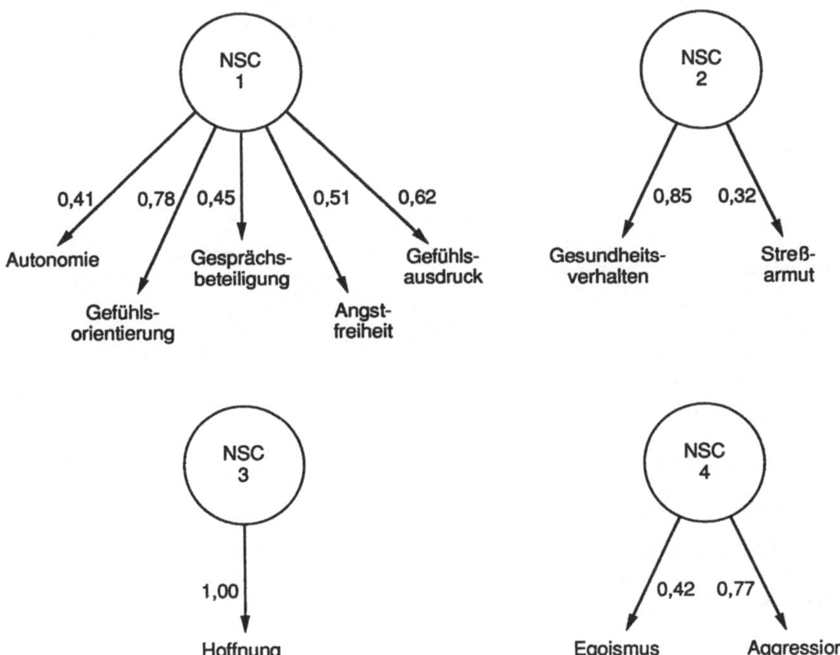

Abb. 2.1. Faktorenanalyse – nichtkleinzelliges Bronchialkarzinom (NSC), Einschätzung 1–2 Tage präoperativ – Interviewerurteil

Faktor NSC 2 – Streß und gesundheitsschädigendes Verhalten: Patienten mit niedrigen Werten zeigen ein gesundheitsschädigendes Verhalten und berichten von objektiv und subjektiv belastenden Lebensverhältnissen.

Faktor NSC 3 – Hoffnung: Dieser Faktor wird von einem einzigen Item bestimmt. Patienten mit hohen Werten sind besonders zuversichtlich, daß die Krankheit einen günstigen Verlauf nimmt.

Faktor NSC 4 – Anpassung: Hier kommen die beiden oben diskutierten Formen der Anpasssung an die tatsächlichen oder vermeintlichen Erwartungen der Umgebung zum Tragen: Konfliktvermeidung und Altruismus.

Faktoren der Krankheitsbewältigung beim kleinzelligen Bronchialkarzinom (SC, s. Abb. 2.2): Auch hier ergeben sich 4 Faktoren mit jedoch etwas anderer Struktur.

Faktor SC 1: Der 1. Faktor faßt die beiden Elemente *Gefühlsorientierung* und 2Gesprächsbeteiligung zusammen.

Faktor SC 2 – Konflikt: Im 2. Faktor finden wir Hoffnung auf ein Überleben, Angstfreiheit und Autonomie als zentrale Konfliktbereiche.

Faktor SC 3: Der 3. Faktor beinhaltet, wie eben bereits bei großzelligen Bronchialkarzinomen dargestellt, externe Belastungen: *psychosozialer Streß* und *Gesundheitsverhalten.*

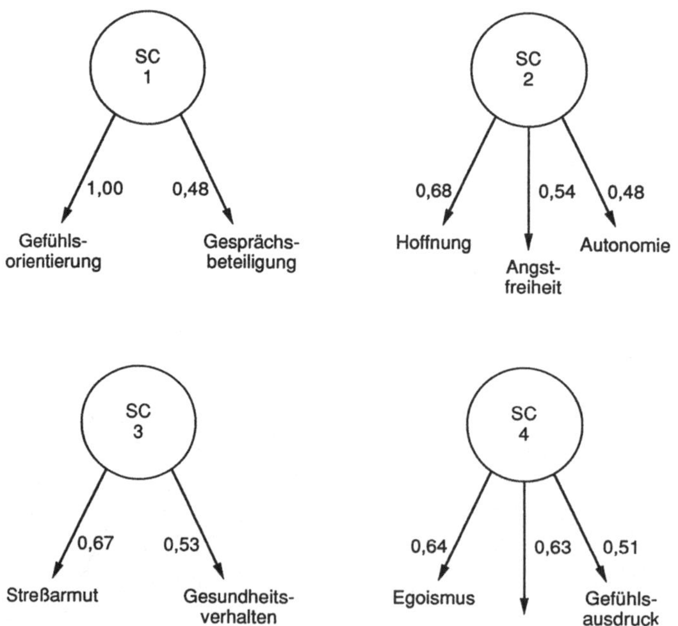

Abb. 2.2. Faktorenanalyse – kleinzelliges Bronchialkarzinom (SC), Einschätzung 1–2 Tage vor Chemotherapiebeginn – Interviewerurteil

Faktor SC 4 – Anpassung: Im 4. Faktor kommen wiederum die beiden Anpassungsformen Altruismus und Harmonisierung zusammen mit dem jeweiligen Ausdruck der Gefühle zum Tragen.

Faktoren der Krankheitsbewältigung beim Mammakarzinom (MAC, s. Abb. 2.3): Bei den präbioptisch untersuchten brustkrebskranken Frauen fanden wir 3 Faktoren, die wiederum eine deutlich andere Struktur als die beim Bronchialkrebs dargestellten haben.

Faktor MAC 1: Der 1. Faktor faßt eine gefühlsbetonte Haltung, Hilflosigkeit, ein betont gesundheitsgerechtes Verhalten, sowie geringe psychosoziale Belastungen zusammen (dieses Item lädt in gleicher Stärke auch Faktor MAC 3).

Faktor MAC 2: Der 2. Faktor wird ganz stark vom jeweiligen Ausdruck der Gefühle und von der Gesprächsbeteiligung bestimmt.

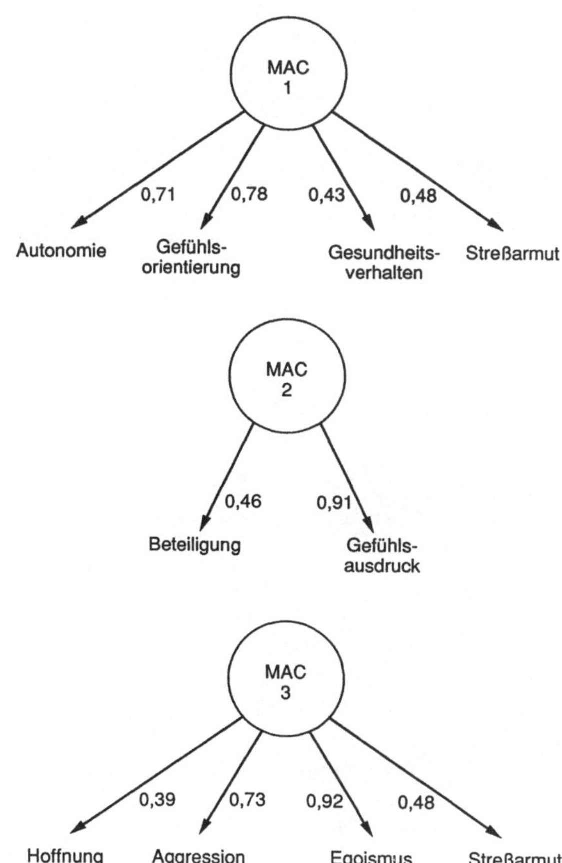

Abb. 2.3. Faktorenanalyse – Brustkrebs (MAC), Einschätzung 1–2 Tage vor Probebiopsie – unabhängiger Beurteiler

Faktor MAC 3: Im 3. Faktor kommen wieder die beiden Anpassungsformen Altruismus und Konfliktvermeidung sowie Hoffnung auf ein Überleben zusammen. Außerdem das Item psychosoziale Belastungen, welches bereits im Faktor MAC 1 geladen hatte.

Die Angstvariable geht beim Brustkrebs in keinen der genannten Faktoren ein.

Faktoren der Krankheitsbewältigung bei Mastopathia fibrocystica (MAP, s. Abb. 2.4): Bei den ebenfalls präbioptisch untersuchten Frauen mit gutartigem Probeexzissionsbefund sind wiederum 3 Faktoren zu ermitteln.

Faktor MAP 1 ist am umfangreichsten. Er wird von Hoffnungslosigkeit, Angst und psychosozialem Streß am stärksten charakterisiert. Dazu kommen Rationalisierung, Hilflosigkeit und Gefühlsunterdrückung.

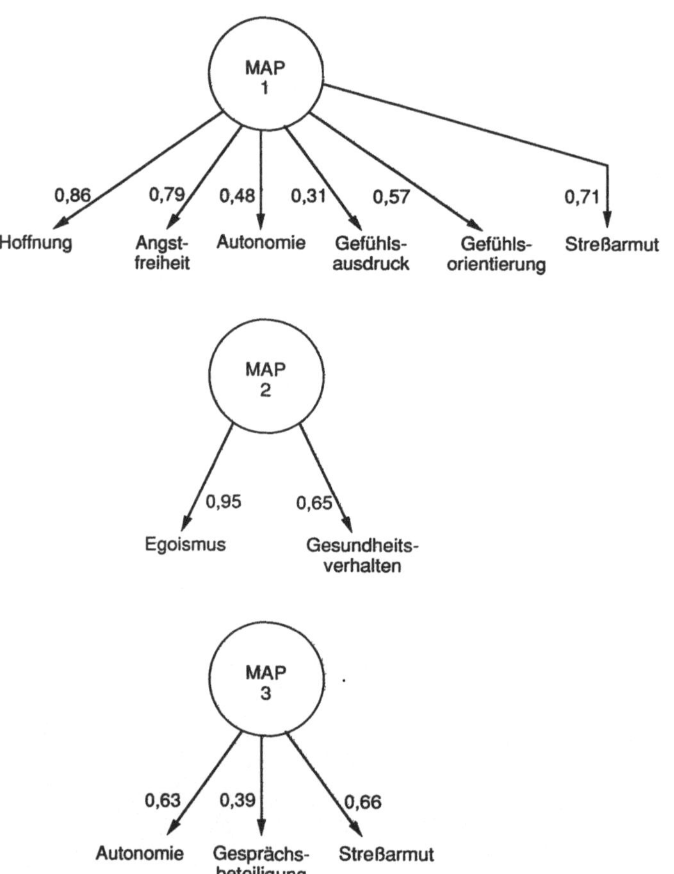

Abb. 2.4. Faktorenanalyse – Mastopathie (MAP), Einschätzung 1–2 Tage vor Probebiopsie – unabhängiger Beurteiler

Faktor MAP 2: Im 2. Faktor werden Altruismus und gesundheitsvernachlässigendes Verhalten zusammengefaßt.

Faktor MAP 3: Im 3. Faktor kommen Hilflosigkeit, psychosozialer Streß und Gesprächsbeteiligung zusammen.

Vergleich der Faktorenanalysen der verschiedenen Stichproben

Weder die Zahl der Faktoren noch die Faktorenmuster oder Faktorenladungen stimmen in den 4 Stichproben überein. Unsere theoretischen Vorannahmen kommen am stärksten in den 4 beim nichtkleinzelligen Bronchialkarzinom ermittelten Faktoren zum Tragen. Auch die Faktorenanalyse der kleinzellig erkrankten Patienten kommt dem erwarteten Bild sehr nahe. Die Faktorenanalyse beim Brustkrebs und bei der Mastopathie lassen sich nur noch sehr schwer interpretieren.

Angesichts der überschaubaren Zahl von 10 Items und der instabilen Faktorenlösungen werden wir in den nun folgenden Abschnitten mit den einzelnen Merkmalen arbeiten.

2.4.7 Homogenität der psychologischen Merkmale in den verschiedenen Diagnosegruppen

Abschließend wollen wir unsere letzte Hypothese überprüfen, daß sich bereits im frühesten Krebsstadium sehr unterschiedliche kontext- und personenabhängige Stile (Muster) der Krankheitsbewältigung unterscheiden lassen. Methodisch gingen wir so vor, daß wir eine Clusteranalyse für alle 154 Untersuchungsfälle durchführten. Als Variablen wurden die 10 Merkmale des bereits mehrfach dargestellten Einschätzungsbogens (PRS) eingesetzt.

Als optimal erwies sich die Dreiclusterlösung. Die einzelnen Variablen trugen in sehr unterschiedlichem Ausmaß zur Clusterung bei (s. Tabelle 2.13). Die größten Einflüsse auf die Typenbildung hatten das Ausmaß der Gefühlsorientierung (bzw. Rationalisierung), die gezeigte Angst, das Gesundheitsverhalten, der psychosoziale Streß, Autonomie (bzw. Hilflosigkeit).

Im einzelnen lassen sich die verschiedenen Cluster wie folgt beschreiben.

Cluster I: Diese Gruppe ist am größten und umfaßt nahezu die Hälfte (n = 74) der Stichprobe. Der Abwehrstil ist charakterisiert durch ein besonders hohes Maß an Optimismus, Autonomie und Angstfreiheit im Sinne der oben besprochenen „Verkehrung ins Gegenteil" bei einer stark rationalisierenden Grundeinstellung. Ebenso wie bei Patienten des folgenden Cluster II zeigen auch diese Patienten sich in ihren Mittelwerten aggressionsgehemmt, altruistisch, gesundheitsvernachlässigend und gestreßt.

Lediglich in den beiden Merkmalen – Gesprächsbeteiligung und Gefühlsausdruck – liegen die mittleren Einschätzungswerte im Normbereich. Der Cluster I ist somit als Extremtyp anzusehen.

Cluster II: Mit 54 Fällen wurde ca. 1/3 der Gesamtstichprobe diesem Muster zugeordnet. Es erscheint in weiten Teilen als Mischtyp zwischen den beiden

Tabelle 2.13. Subgruppen in 154 Erstgesprächen

| | Cluster | | |
	I n = 74	II n = 54	III n = 26
Konflikt	– angstfrei – optimistisch – autonom	– angstvoll	– angstvoll – pessimistisch
Abwehr	– rationalisierend – konfliktvermeidend – altruistisch	– konfliktvermeidend – altruistisch	– konfliktvermeidend

Externe
Faktoren
	– belastende
	  Lebenssituation
	– gesundheitsver-
	  nachlässigend
		– belastende
		  Lebenssituation
		– gesundheits-
		  vernachlässigend	

Clusteranalyse: eingeschätzt wurden vom Interviewer bzw. unabhängigen Beurteiler 10 Variablen jeweils in der Ausprägung 1–5. Dargestellt sind Merkmale, die vom mittleren Einschätzungsbereich abweichen (Ausprägung $< 2,5$ oder $> 3,5$).

Merkmale: Angst, Hoffnung, Hilflosigkeit, Gefühlsausdruck, Rationalisierung, Konfliktverhalten, Altruismus, psychosozialer Streß, Gesundheitsverhalten, Gesprächsbeteiligung.

Die Clusterzugehörigkeit ist von Alter, Geschlecht, Schulbildung und Tumorstadium unabhängig ($p < 0,5$).

anderen Formen: In 5 Merkmalen – Hoffnung, Autonomie, Gesprächsbeteiligung, Gefühlsorientierung und Angst – bewegen sich diese Patienten im mittleren Skalenbereich (Normalbereich). In 4 Merkmalen weichen sie deutlich um mehr als eine Einschätzungsstufe von diesem mittleren Bereich ab. Sie zeigen eine starke Aggressionshemmung, Altruismus, gesundheitsvernachlässigendes Verhalten und psychosozialen Streß. In dem Merkmal – Gefühlsausdruck – verweist eine hohe Streuung (1,98) darauf, daß im Cluster II Patienten zusammengefaßt sind, die entweder sehr stark Gefühle unterdrücken (verleugnen) oder die im Gegenteil besonders viele Gefühlsdurchbrüche zeigen, kaum jedoch Patienten mit ungestörtem Gefühlsausdruck. In dieser Hinsicht unterscheidet sich der Cluster stark von den beiden übrigen.

Cluster III: Diese mit nur 26 Fällen kleinste Gruppe liegt mit der Mehrzahl der Einschätzungsmerkmale (8 von 10) im mittleren Skalenbereich (Normalbereich). Lediglich durch ein höheres Maß an Ängstlichkeit und eine Hemmung im Ausdruck aggressiver Gefühle weichen diese Patientinnen und Patienten von der Skalenmitte ab. Der Cluster III läßt sich weitgehend als Normaltyp charakterisieren.

Einfluß demographischer Variablen auf die Clusterzugehörigkeit: Mit einfaktoriellen Varianzanalysen prüften wir, wie weit die Typenzugehörigkeit vom Alter, vom Geschlecht, Familienstand und Schulabschluß bestimmt wurde. Für keine dieser Variablen ließ sich ein auf dem 5%-Niveau signifikanter Zusammenhang ermitteln.

Zusätzlich wurde der Einfluß der gleichen Kontrollvariablen multivariat durch eine Diskriminanzanalyse untersucht. Eine Stichprobenhalbierungskreuzvalidierung, d. h. die Anwendung der in der 1. Zufallshälfte der Stichprobe gefundenen Diskriminanzfunktion auf die 2. Zufallshälfte brachte nur zu 41,25 % korrekte Klassifizierungen. Diese Ergebnisse sprechen dafür, daß demographische Faktoren keinen Einfluß auf die in der Clusteranalyse herausgearbeitete Bewältigungsstile haben.

Verteilung der verschiedenen Cluster auf unterschiedliche Diagnosegruppen. Die Cluster verteilen sich auf die verschiedenen Diagnosegruppen mit unterschiedlicher Häufigkeit (p < 0,05, s. Tabelle 2.14).

Die Krebspatienten gehören fast ausschließlich den Typen I bzw. II an. Bronchialkrebspatienten verteilen sich dabei etwa gleichmäßiger auf diese beide Konstellationen, wogegen brustkrebskranke Frauen vor der Probebiopsie fast ausschließlich (63,2 %) einen rationalisierenden Abwehrstil (Typ II) zeigten.

Der 3. Typus wurde am häufigsten in der Gruppe von Frauen gefunden, deren Biopsiebefund ein „gutartiges" Ergebnis (Mastopathie) zeigte. Aber auch für diese Diagnosegruppe zeigte sich, daß nahezu zwei Drittel der untersuchten Patientinnen einem der beiden beim Krebs verbreiteten Abwehrstile folgten.

Als Ergebnis der Clusteranalyse läßt sich zusammenfassen, daß gestörter Gefühlsausdruck und rationalisierende Abwehr bei Krebspatienten regelmäßig anzutreffen sind, daß sie aber auch bei einem erheblichen Teil der „gutartigen" Kontrollpopulation vorkommen.

Tabelle 2.14. Typenanalyse in verschiedenen Diagnosegruppen

Cluster	Diagnose			
	MAP n = 32	MAC n = 14	NSC n = 70	SC n = 33
I n = 74	43,8	63,2	48,6	42,4
II n = 43	21,9	21,1	38,6	48,5
III	34,4	15,8	12,9	9,1

χ^2-Test p < 0,05;

MAP	Mastopathia fibrocystica;
MAC	Mammakarzinom;
NSC	nichtkleinzelliges Bronchialkarzinom;
SC	kleinzelliges Bronchialkarzinom.

2.4.8 Inhaltsanalytischer Vergleich präbioptischer Gespräche beim Brustkrebs und bei Mastopathia fibrocystica

Vorbemerkung

Nachdem in den vorangegangenen Abschnitten die klinisch besonders relevanten Ergebnisse der Einschätzungen durch Interviewer bzw. unabhängige Beurteiler dargestellt wurden, soll nun überprüft werden, wie weit sich das Bild durch zusätzliche objektivierende Verfahren bestätigen läßt. Dazu liegt es nahe, zunächst die vor der Brustbiopsie geführten Gespräche mit einer standardisierten Methode auszuwerten. Wir führten mit einer Teilstichprobe von 30 Patientinnen eine Gottschalk-Gleser-Analyse der ersten 10 Gesprächsminuten durch. Berücksichtigt wurden für die Patientinnen und die Interviewer getrennt die Zahl der gesprochenen Worte, 4 Formen des Aggressionsausdrucks, 6 Formen der Angstäußerung und die Skala „Hoffnung" (für eine detaillierte Darstellung vgl. Wirsching et al. 1986).

Ergebnisse

Die im Gottschalk-Gleser-Verfahren ermittelten Unterschiede blieben weit hinter den Erwartungen zurück. Bereits der orientierende Vergleich (t-Test) zeigt: Lediglich in einer Skala – in dem Ausmaß offener nach außen gerichteter Aggressivität (AOA) – wurde der erwartete Gruppenunterschied mit ausreichend geringer Irrtumswahrscheinlichkeit gefunden (p < 0,05). Frauen, bei denen der nachfolgende bioptische Eingriff den Brustkrebsverdacht bestätigte, zeigten sich wesentlich weniger aggressiv als diejenigen mit einem gutartigen Biopsiebefund. „Harmonisierende Konfliktvermeidung" konnte so als frühzeitig wirksamer, bereits die ersten Gesprächsminuten beherrschender Abwehrmodus bestätigt werden.

Die 3 darüber hinausgehenden Gruppenunterschiede ließen sich nur noch mit 10 %iger Irrtumswahrscheinlichkeit als „Tendenzen" werten, sollten aber angesichts der kleinen Stichprobe und weil sie eine interessante Ergänzung zum oben Dargestellten sind, berichtet werden: Bestätigen ließ sich, daß die Brustkrebspatientinnen weniger allgemeine Angst (Skala A 6) zum Ausdruck brachten als die Vergleichsgruppe, mithin unseren klinischen Befund der verstärkten Angstabwehr in dem frühesten Stadium einer Brustkrebserkrankung bestätigten. Eher überraschend zeigte sich, daß die Brustkrebskranken vor der Biopsie tendenziell mehr sprachen (Wortzahl) als die mit gutartigem Befund. Ohne dieses Ergebnis überinterpretieren zu wollen, ließe sich vermuten, daß hier der latente (abgewehrte) Belastungsdruck doch noch seinen Ausdruck fand.

Weiterführende Hinweise auf die emotionale Befindlichkeit der Probandinnen in dieser belastungsreichen Gesprächssituation lieferte der Vergleich der 3 am häufigsten gebrauchten Affekte: Unabhängig vom Biopsieergebnis stehen im Vordergrund allgemeine (diffuse) Ängste (Skala A 6), darauf folgt aber bereits an zweiter Stelle eine sehr starke ambivalente Aggressivität (AA), welche von außen gegen den Probanden gerichtete Impulse erfaßt. Insbesondere ist diese Skala von der Vorstellung geprägt: „Andere Menschen töten, verletzen, bekämpfen den Sprechenden, verstümmeln und entstellen ihn oder drohen, es zu tun" (Koch u. Schöfer 1986, S. 13). Eine Beschreibung, die tatsächlich der Situation am Tage vor der Probebiopsie sehr nahekommt. Auch der dritthäufigste Affektmodus ist sehr nachvollziehbar und nimmt wiederum in beiden Gruppen, unabhängig vom Biopsieergebnis, den gleichen Rang ein: die Skala A1 – Todesangst. „Diese faßt Äußerungen über Tod, Sterben, Zerstörung, tödliche Bedrohung oder über Todesangst" zusammen (Koch u. Schöfer 1986, S. 6). Allgemeine Angst, Todesangst und von außen gegen den Probanden gerichtete Aggressionen zeichnen ein nachvollziehbares Bild der emotionalen Zustände vor einem krebsdiagnostischen, ggf. das Körperbild durch eine Brustamputation entscheidend verändernden, Eingriff.

Wichtig ist der Vergleich mit den Äußerungen der Interviewer. In diesen anfänglichen 10 Gesprächsminuten gewinnen wir so erste Hinweise auf initiale spontane Gegenübertragungsprozesse, welche möglicherweise das weitere Gespräch und v. a. die oben dargestellten Einschätzungsergebnisse beeinflussen.

Zuerst zum Gruppenvergleich: Die Gespräche mit anschließend als krebskrank Identifizierten und solchen mit gutartigem Biopsiebefund unterscheiden sich nicht in statistisch eindeutiger Weise ($p < 0{,}05\,\%$). Lediglich tendentiell ($p < 0{,}10$) ist die hohe Zahl hoffnungsvermittelnder Worte zu werten, welche die Interviewer im Gespräch mit den Brustkrebskranken gebrauchten. Darüber hinaus ist die Ausprägung der Hoffnungsskala in beiden Untersuchungsgruppen extrem. In der Brustkrebsgruppe gebrauchten die Interviewer sogar im Verhältnis 3mal so oft hoffnungsvermittelnde Worte wie die Patientinnen selbst. Es scheint, daß die Untersucher selbst frühzeitig dem Impuls folgten, insbesondere die Frauen mit späterem negativem Biopsiebefund zu ermutigen, ohne daß sie jedoch selbst in diesem Stadium bereits Gewißheit über den Ausgang des diagnostischen Eingriffs haben konnten.

Über diese stark unterstützende, hoffnungsverstärkende Grundhaltung hinaus wurde das emotionale Klima des Gesprächsanfangs auf seiten der Interviewer noch durch allgemeine unspezifische Angstäußerungen bestimmt (Skala A 6), gefolgt von verdeckter, nach außen gerichteter Aggressivität (AVA), also „zerstörerische, verletzende, kritisierende Gedanken und Handlungen anderer gegenüber anderen" mit dem Hauptitem „andere Menschen töten, verletzen, bekämpfen oder drohen, es zu tun" (Koch u. Schöfer 1986, S. 11). Mithin bildet diese Skala vermutlich die Einstellung der Interviewer zu dem bevorstehenden chirurgischen Eingriff ab. An 3. Stelle stehen wiederum, wie bereits bei den Patientinnen selbst, Äußerungen, die Todesängste zum Inhalt haben (Skala A 1).

2.4.9 Testpsychologischer Vergleich brustkrebs- und mastopathiekranker Frauen vor der Probebiopsie

Vorbemerkung

Im Anschluß an das klinische Rating und die Inhaltsanalyse der präbioptischen Gespräche liegt es nahe, zu prüfen, wie die Betroffenen selbst im Anschluß an das Gespräch (aber noch vor dem chirurgischen Eingriff) ihre eigene Lage im Fragebogentest darstellten (für detaillierte Angaben vgl. Wirsching et al. 1985).

Wir verwendeten mit der Kurzform PSSK des psychosomatischen Skalensystems 25 (Hehl u. Hehl 1975) einen Test, (das Verfahren wurde inzwischen in modifizierter Form als psychosomatischer Einstellungsfragebogen – PEF – publiziert, Hehl u. Wirsching 1983), von dem wir eine hohe Validität für unsere Fragestellung erwarteten im Gegensatz zu herkömmlichen neurosediagnostischen oder psychiatrischen Testverfahren. Mit 96 Fragen (Ja-Nein-Format) auf 16 Skalen wird eine psychosomatische Differentialdiagnostik angestrebt. Bewältigungsaspekte sollten ebenso Berücksichtigung finden wie verlaufsprognostische Einflüsse. Hier interessiert uns zunächst wiederum der präbioptische Gruppenvergleich (t-Test) von 32 Frauen mit gutartigem Befund und 13 Frauen mit bestätigter Krebsdiagnose.

Ergebnisse

In 5 Merkmalen zeigten sich signifikante Unterschiede ($p < 0,05$): Im Gegensatz zur Selbstdarstellung gegenüber dem Interviewer zeigten die krebskranken Frauen im Fragebogen stärkste Ängste (Skala 12), wogegen die Mastopathiegruppe sich ganz im mittleren Skalenbereich bewegt. Unsere oben geäußerte Vermutung, daß die Angst v. a. von den Brustkrebskranken im Gespräch massiv abgewehrt wurde, erfuhr hier eine überraschend eindeutige Bestätigung. In die gleiche Richtung verweist der Unterschied auf Skala 3, wo sich wiederum die Brustkrebskranken im Gegensatz zu ihrer Darstellung im Interview als besonders abhängig und hilfebedürftig einstuften.

Eine bislang fehlende, in den Interviews nicht angesprochene, in der Literatur gleichwohl immer beschriebene Dimension bringt Skala 8 ins Blickfeld: Die hier befragten brustkrebskranken Frauen haben eine ausgeprägt negative, geradezu ablehnende Einstellung gegenüber der Sexualität (vgl. Andersen 1986). Für den weiteren Bewältigungsprozeß entscheidend ist schließlich noch die gesundheitsbewußte Haltung der Brustkrebskranken (Skala 14) und die ausgeprägte Familienorientierung (Skala 16). Auf das letztgenannte Merkmal werden wir in dem nun folgenden familiendynamischen Kapitel ausführlich eingehen.

3 Familieninteraktionen am Beginn einer Bronchialkrebserkrankung

M. Wirsching unter Mitarbeit von P. Drings, W. Georg, F. Hoffmann, J. Riehl und P. Schmidt

3.1 Fragestellung und Hypothesen

In der ganz überwiegenden Mehrzahl psychoonkologischer Forschungsarbeiten steht der einzelne Patient im Mittelpunkt. Die psychoonkologische Praxis ist häufig patienten- oder krankheitszentriert in ihren Seh- und Vorgehensweisen.[2] Dies steht im Widerspruch zu der Erfahrung, daß jede schwere, lebensbedrohende und chronische Krankheit die Bewältigungskräfte nicht nur des einzelnen, sondern der ganzen Familie, letztlich aller, die zum Patienten in näherer Beziehung stehen, beansprucht (Ell et al. 1988). Angst, Hilflosigkeit oder Hoffnungslosigkeit bedrohen nicht nur den Kranken, sondern auch seine Angehörigen. Rollen, Aufgaben und Verantwortungen müssen in der Krankheit neu bestimmt werden. Stirbt der Patient, so treten die Hinterbliebenen in einen Trauerprozeß ein. Erfahrungen der Familientherapie zeigen, daß fehlgelaufene Trauer oder auch mißlungene Krankheitsverarbeitung zum Ausgangspunkt weitreichender, u. U. generationenübergreifender familiärer Störungsprozesse werden können. Hier gewinnt die Familienperspektive eine präventorische Bedeutung. Umgekehrt wird die soziale (v. a. familiäre) Unterstützung („social support", Bloom 1982; Badura et al. 1988) des Kranken als wichtige Determinante der Krankheitsbewältigung – möglicherweise sogar des Krankheitsverlaufes – angesehen (Siegrist 1986; Cohen u. Syme 1985; Broadhead u. Caplan 1983).

Ein Großteil der vorliegenden Untersuchungen von Familien schwer und chronisch Kranker ist im Rahmen der sog. „Familienpsychosomatik" (Weakland 1977) entstanden. In diesen Arbeiten stehen Fragen der familiären Verursachung körperlicher Krankheiten im Vordergrund. Erst seit kürzerer Zeit haben die neueren Konzepte der „family systems medicine" (Bloch 1983) die Wechselwirkungen zwischen Prozessen der Krankheitsverarbeitung und des Krankheitsverlaufes gezeigt. Wir werden deshalb die vorliegenden familienpsychosomatischen Untersuchungsbefunde, welche durchweg an Familien mit

---

[2] Vgl. dagegen Niederle u. Albert 1987; Wellish 1984; Dunkel-Schetter u. Wortmann 1982; Spiegel et al. 1983; Cassileth et al. 1985; Baider u. Caplan de Nour 1988; Friedman et al. 1988; Wirsching 1988.

bereits erkrankten Mitgliedern erhoben wurden, auch im Hinblick auf die in ihnen enthaltenen Erkenntnisse über familiäre Bewältigungsprozesse auswerten (zur Übersicht s. Campbell 1986).

Als komplizierender Faktor zeigt sich, daß die bisherigen Ergebnisse mit einer Vielzahl unterschiedlicher Methoden auf der Grundlage ganz unterschiedlicher familiendynamischer Theorien erzielt wurden (vgl. Overbeck 1985; Liedtke 1987). Um dennoch die vorhandenen Untersuchungen in einen vergleichbaren Zusammenhang zu bringen, entschlossen wir uns, ein sehr phänomenologisch ausgerichtetes, integratives familiendynamisches Konzept zugrunde zu legen: Olsons (1983) sog. „zirkumplexes" familiendiagnostisches Modell. Mit dessen 3 Dimensionen Zusammenhalt („cohesion"), Entwicklungsfähigkeit („adaptability") und Kommunikation ist ein Rahmen gegeben, welcher die Zuordnung der vorliegenden interaktionsdiagnostischen Befunde ermöglicht. Ausgeklammert bleiben dabei die historischen (vertikalen) generationenübergreifenden familiendynamischen Prozesse etwa der Delegation (Stierlin 1974) oder der Vermächtnisse von Schuld und Verdienst (Boszormenyi-Nagy u. Spark 1973). Deren methodische Erfassung wirft noch größere Probleme auf und ist auch an ein vertieftes Verständnis der jeweiligen Familien gebunden. Dieses läßt sich erst in längerdauernden familientherapeutischen Prozessen gewinnen (Sperling et al. 1982).

Wir bewegen uns demzufolge bei unseren anschließenden Überlegungen auf der horizontalen Ebene der „hier und jetzt" in gemeinsamen Gesprächen aller Beteiligten beobachtbaren familiären Interaktionen.

3.1.1 Familiärer Zusammenhalt

Mit großer Übereinstimmung wird der starke Zusammenhalt in den Familien chronisch Kranker betont:

Minuchin et al. (1978) sprechen von Verfilzung („enmeshment"), um die starken Bindungen und die starken Abgrenzungen in Familien mit asthmatischen, diabetischen oder magersüchtigen Jugendlichen zu charakterisieren. Titchener et al. (1967) sprachen von einem festen Zusammenhang („tight cohesion") der Familien Kolitiskranker. Bindungen auf der Grundlage von moralischen Verpflichtungen und von Überbesorgtheit (Verwöhnung) bei schwachen innerfamiliären Differenzierungen (Fusion) zeigten Familien von Jugendlichen, die an verschiedenen Magen-Darm-Krankheiten, Bronchialasthma oder Neurodermitis litten, wobei sich jedoch herausstellte, daß die verschiedenen Diagnosegruppen keinesfalls homogen in bezug auf das vorherrschende familiäre Interaktionsmuster waren (Wirsching u. Stierlin 1982). Auch neuere familiensoziologische Arbeiten stellen die Unterstützung des Kranken durch sein Umfeld in den Mittelpunkt der Überlegungen (Zum „social support" vgl. Gerhard u. Friedrich 1982).

Auf der Grundlage der Angaben in der Literatur und eigener klinischer Erfahrungen stellen wir die folgende *Hypothese* zum Zusammenhalt in Familien mit einem krebskranken Mitglied auf:

- Der Zusammenhalt in Familien mit einem krebskranken Mitglied ist hoch. Zentripetale Tendenzen überwiegen. Die wechselseitige Sorge ist stark. Die innerfamiliären Grenzen sind verwischt. Die Familie grenzt sich gegenüber dem Umfeld stark ab.

3.1.2 Entwicklungsfähigkeit der Familie

Olson (1983) verweist auf die zentrale Bedeutung der Balance von Strukturerhaltung und Strukturentwicklung für das adäquate Funktionieren eines familiären Systems. Die Erhaltung des Gefühls der Stabilität und der Sicherheit ist besonders in Krisenzeiten wichtig. Mit dem Begriff der familiären Homoöstase hat Jackson (1959) frühzeitig das Status quo erhaltende Prinzip als Grundlage familiärer Interaktionen hervorgehoben. Später hat Wertheim (1973) herausgearbeitet, daß strukturerhaltende (morphostatische) Mechanismen durch strukturentwickelnde (morphogenetische) Prozesse ergänzt werden müssen, um einer Familie die ungestörte Entwicklung über die Zeit hinweg zu ermöglichen. Neuere Ansätze in den Systemwissenschaften stützen solche Sicht. Ordnung entsteht durch Fluktuationen (Dell u. Goolishian 1981), d. h. die Selbstorganisation (Autopoiese) eines Beziehungssystems geht mit Suchbewegungen einher, welche die Familienmitglieder mehr oder weniger stark von ihrem mittleren Interaktionsbereich entfernen.

Die in der familienpsychosomatischen Literatur vorgefundenen Befunde verweisen auf die einseitige Betonung homoöstatischer (morphostatischer) Tendenzen in Familien mit schwer und chronisch kranken Mitgliedern.

Mit dem Bild der eingeschränkten Familie („restricted family") beschrieben Jackson u. Yalom (1966), wie im Falle der Colitis ulcerosa die Familie als Ganzes Schwierigkeiten hat, Entwicklungen zu vollziehen, die ihr im Zuge des familiären Lebenszyklus als weitverbreitete, unvermeidbare Anforderungen oder im Zuge der Krankheitsbewältigung abverlangt werden. Bei der gleichen Diagnosegruppe verwies Haley (1964) auf die hohe Vorhersagbarkeit der Interaktionen im Erstgespräch. Minuchin et al. (1978) sahen Familien mit einem psychosomatisch kranken Jugendlichen (Anorexie, stoffwechsellabiler Diabetes oder steroidabhängiges Asthma) als gleichermaßen starr (rigid) an.

Auf der Grundlage dieser Befunde und eigener klinischer Erfahrungen stellen wir die folgende weitere Hypothese zur Entwicklungsfähigkeit von Familien mit einem krebskranken Mitglied auf:

- Die Entwicklungsfähigkeit in Familien mit einem krebskranken Mitglied ist schwach. Veränderungen werden vermieden. Die Mitglieder stabilisieren einander durch wechselseitige Ergänzung (Komplementarität).

3.1.3 Familiäre Kommunikation

Der Prozeß des Austausches von Gedanken, Gefühlen und Wahrnehmungen steht von Anbeginn im Mittelpunkt aller familiendynamischen Theorien. Folgerichtig wurde dieser Aspekt von Olson (1983) als dritte, entscheidende

Dimension in sein zirkumplexes Modell aufgenommen. Dabei verweist der Autor zurecht auf das weite Spektrum, der unter Kommunikationsaspekten zusammengefaßten Merkmale.

Untersuchungen von Familien mit schizophrenen Mitgliedern betonten die entwicklungsentscheidende Fähigkeit zur klaren Mitteilung und zur Errichtung und Erhaltung eines gemeinsamen Aufmerksamkeitsfokus (Wynne u. Singer 1963), des Ausmaßes verdeckter oder offener Abwertungen (Disqualifizierungen) sowie des Ausdrucks von Gefühlen bzw. des emotionalen Klimas der Familie („expressed emotion", Vaughn u. Leff 1976). Vor allem in der strukturellen Familientherapie (Minuchin et al. 1978) wird zusätzlich als zentrale Kommunikationsvariable die Fähigkeit zur Konfliktlösung hervorgehoben.

Die für uns wegweisenden Arbeiten in der Literatur betonen v. a. Schwierigkeiten der Konfliktlösung durch Konfliktvermeidung bei gleichzeitiger hoher Konfliktspannung (Minuchin et al. 1978) sowie die Unterdrückung bzw. Verleugnung belastender Gefühle durch den einzelnen oder durch die Familie als Ganzes.

Danach formulieren wir unsere 3. und letzte *Untersuchungshypothese:*

- Die Kommunikation in Familien Krebskranker ist eingeschränkt. Sie wird durch die Vermeidung aggressiver Auseinandersetzungen (Konfliktvermeidung) und durch die Unterdrückung kritischer Gedanken (Kritikvermeidung) bei gleichzeitig hoher emotionaler Spannung bestimmt. Die Familien haben keine Schwierigkeiten, sich klar mitzuteilen oder einen gemeinsamen Aufmerksamkeitsfokus zu errichten und zu erhalten.

3.2 Untersuchungsgang und Methoden

Zur Überprüfung der vorgenannten Hypothesen untersuchten wir 50 Familien, in denen ein Mitglied wegen eines groß- oder kleinzelligen Bronchialkarzinoms operiert worden war oder den 1. Zyklus einer antineoplastischen Chemotherapie erhalten hatte. Mit den jeweiligen Patienten hatten wir bereits unmittelbar nach der Diagnosestellung (vor Therapiebeginn) ein erstes ausführliches Gespräch geführt (zur Darstellung dieser Ergebnisse vergleiche Kap. 2).

3.2.1 Methodenwahl und Kritik

Bei der Wahl der Untersuchungsmethoden zeigte sich, daß zur Zeit der Konzeption unserer Studie im Jahre 1979 keine ins Deutsche übersetzten und für deutsche Familien standardisierten Fragebögen zur Verfügung standen, welche der Breite der zu erfassenden Merkmale gerecht zu werden versprachen. Darüber hinaus war die geringe Belastbarkeit der Familien zu berücksichtigen, welche auf der Station einer lungenonkologischen Klinik kurze Zeit nach der Entlassung der Patienten von der Intensivstation bzw. kurze Zeit nach Beginn der Chemotherapie gesehen wurden.

Deshalb entschlossen wir uns, 50–60 min dauernde Familiengespräche zu führen, welche den Grundregeln der familienzentrierten Betreuung onkologischer Patienten folgten (vgl. Wirsching 1988). Die Auswertung erfolgte durch ein selbst entwickeltes Ratingverfahren, den „Beziehungsdiagnosebogen – BD". Mit 12 jeweils 5stufigen Variablen erfaßten wir 4 Bindungsmerkmale, 2 Entwicklungsmerkmale und 6 Kommunikationsmerkmale.

Jeweils nach dem Familiengespräch gaben der Interviewer und ein Kotherapeut unabhängige Urteile ab. Bei intensiven Vorarbeiten (Gruppeneinschätzungen von Referenzfällen) und kontinuierlicher Diskussion abweichender Einschätzungsergebnisse wurde eine sehr gute Übereinstimmung der beiden Urteile erzielt (Pearsons r zwischen 0,53 und 0,88).

Wir verzichteten bei einem solchen eher qualitativen Vorgehen in diesem Untersuchungsstadium auf die Vorteile standardisierter Verfahren (zur Übersicht s. Cierpka 1987), um so ein differenziertes klinisches Urteil bei möglichst geringer Belastung der Familie zu erlangen. Im strengen Sinne objektivierbar und beweiskräftig sind die so erzielten Befunde keinesfalls. Darauf muß bereits an dieser Stelle ausdrücklich hingewiesen werden. Insbesondere der Einfluß von Interviewervorurteilen kann nicht ausgeschlossen werden. Vorgelegt werden somit klinisch begründete Hypothesen, die Ausgangspunkt für weiterführende Untersuchungen sein können. Des weiteren werden uns die hier vorgestellten Befunde als Basis für in späteren Kapiteln dargestellte prospektive Verlaufsuntersuchungen dienen, sowie für den kontrollierten Vergleich verschiedener Betreuungsformen. In diesen weiterführenden Untersuchungsteilen kann die prognostische, prädiktorische Validität des Verfahrens einer Probe unterzogen werden.

3.2.2 Auswertungsplan

Wir verglichen zunächst die oben in den 3 Hypothesen genannten Merkmale in verschiedenen exploratischen Auswertungsschritten, mit den Ergebnissen der Einschätzungen der von uns untersuchten Familien. Dann führten wir eine univariate deskriptive Auswertung der Einschätzungsergebnisse in 12 verschiedenen Interaktionsmerkmalen durch.

Danach verglichen wir die angenommenen Merkmalskonstellationen mit den beiden Gruppen von Familien, in denen der jeweilige Patient entweder wegen eines großzelligen Bronchialkarzinoms mit kurativer Zielsetzung operiert worden war oder bei einem inoperablen kleinzelligen Bronchialkarzinom primär chemotherapiert wurde. Auf diese Weise ließ sich der Einfluß der jeweils unterschiedlichen medizinischen Prognose bzw. verschiedener Behandlungsmodalitäten auf die Familie untersuchen.

Weiterhin führten wir eine Faktorenanalyse über alle 12 Einschätzungsvariablen durch, um die Übereinstimmung der heuristisch ermittelten Konstrukte (Bindung, Entwicklungsfähigkeit, Kommunikation) mit den statistisch ermittelten Zusammenhangsstrukturen zu vergleichen. Eine Clusteranalyse untersuchte abschließend die Homogenität der Interaktionsformen in unserer Familienstichprobe. Wir prüften, ob in diesem frühen Krankheitsstadium verschiedene Interaktionsstile beobachtbar waren und wie weit diese sich gegebenenfalls durch demographische oder medizinische Einflüsse erklären ließen. Der Einfluß demographischer und medizinischer Variablen auf die Einschätzungsergebnisse und auf die Clusterstruktur wurde außerdem überprüft.

3.3 Stichprobenbeschreibung

Wir erhielten auswertbare Angaben von 45 der ursprünglich 50 Familien, in denen ein Mitglied entweder wegen eines sog. nichtkleinzelligen Bronchialkarzinoms mit kurativer Zielsetzung (keine Fernmetastasen) 1–2 Wochen zuvor operiert worden war (n = 32) oder wegen eines kleinzelligen Bronchialkarzinoms (n = 13) primär einer zyklischen Chemotherapie unterzogen wurde.

Beide Gruppen waren in der Alters- und Geschlechtsverteilung sowie in den übrigen demographischen Daten statistisch vergleichbar. Sie zeigten auch keine Abweichungen von den in Kap. 2 beschriebenen Gesamtpopulation von n = 162 Bronchialkrebskranken.

Die Hälfte der kleinzellig Erkrankten hatte bereits Fernmetastasen („extensive disease"). Bei nicht kleinzellig Erkrankten wurden Fälle mit Fernmetastasen ausgeschlossen. Die Hälfte hatte hier ein begrenztes Tumorstadium (I oder II). Das Allgemeinbefinden der Patienten war zum Zeitpunkt des Familienerstgesprächs kaum beeinträchtigt (0–2 auf der 8stufigen Karnoffsky-Skala). Im Durchschnitt waren weniger als 6 Monate seit dem ersten Auftreten von Krankheitssymptomen vergangen. Über 85 % der Patienten hatten im Mittel 20–25 Zigaretten täglich über ca. 30 Jahre hinweg geraucht. (Eine Übersicht der Gesamtstichprobe findet sich in Kap. 2, Tabelle 1).

Die ersten Familiengespräche wurden auf verschiedenen Krankenstationen der Thoraxklinik Rohrbach von jeweils einem männlichen und einem weiblichen Therapeuten geführt. Einer der beiden hatte bereits 1–2 Wochen zuvor (vor Beginn der medizinischen Behandlung) mit dem Patienten allein gesprochen. Anwesend waren in 45 Gesprächen 118 Teilnehmer, außer dem Patienten am häufigsten ein Ehepartner (77,8 %) oder Kinder (33,3 %) (s. Tabelle 3.1).

Tabelle 3.1. Teilnehmer an 45 ersten Familiengesprächen

Zahl der Teilnehmer[a]	Häufigkeit[b]	[%][c]	Verwandschaftsgrad	In 45 Gesprächen anwesend	[%][c]
2	28	(62,3)	Ehepartner	35	(77,8)
3	9	(20,0)	Kinder	15	(33,3)
4	6	(13,3)	Sonstige	11	(24,4)
5	1	(2,2)			
6	1	(2,2)			

[a] Einschließlich Patienten.
[b] Insgesamt 118 Teilnehmer in 45 Gesprächen.
[c] % bezogen auf 45 Gespräche.

3.4 Ergebnisse

3.4.1 Zusammenhalt in Familien Bronchialkrebskranker

Unsere eingangs aufgestellte Untersuchungshypothese ließ einen großen Zusammenhang, unabhängig von der Tumorart, vom Tumorstadium und von der medizinischen Behandlungsform (Operation oder Chemotherapie), erwarten. Untersucht wurden 4 Kohäsionsmerkmale: Die emotionale Bindung, wechselseitige Sorge, die Grenzen innerhalb der Familie, die Grenzen gegenüber dem Umfeld. Die Übersicht zeigt am häufigsten einen „sehr starken" oder „starken" Zusammenhalt.

Unabhängig von der klinischen Diagnose ist die emotionale Bindung der befragten Familienmitglieder sehr stark und kommt einer Verklammerung gleich (s. Abb. 3.1).

Die wechselseitige Sorge (Altruismus) ist entsprechend hoch (Abb. 3.2). In fast allen Familien sind die Mitglieder ausschließlich um das Wohlergehen der jeweils anderen besorgt und stellen eigene Bedürfnisse in den Hintergrund.

Weiterhin zeigte sich die größte Zahl der Familien gegenüber dem Umfeld deutlich abgegrenzt oder isoliert (Abb. 3.3).

Einen deutlichen Unterschied zwischen den Diagnosegruppen fanden wir hingegen bei der Beurteilung der innerfamiliären Grenzen (Abb. 3.4). Lediglich in den Familien der an großzelligem Bronchialkarzinom erkrankten, mit

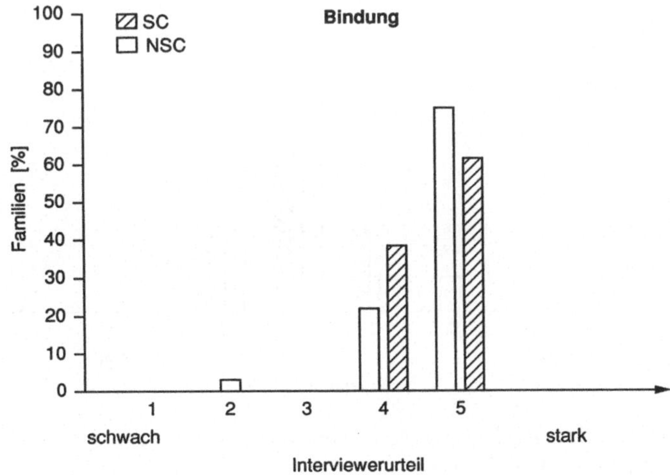

Abb. 3.1. Einschätzung des 1. Familiengesprächs (Interviewerurteil) ca. 2 Wochen nach Beginn der medizinischen Behandlung;
SC kleinzelliges (chemotherapiertes) Bronchialkarzinom (n = 13 Familien);
NSC nichtkleinzelliges (operiertes) Bronchialkarzinom (n = 32 Familien).
Einschätzungsstufen: *1* aufgelöst, *2* ausstoßend, *3* ausgewogen, *4* bindend, *5* verklammert;
t-Test und χ^2 ($\alpha = 5\%$): kein signifikanter Unterschied. Mittelwertdifferenz (SC-NSC) = 0,07

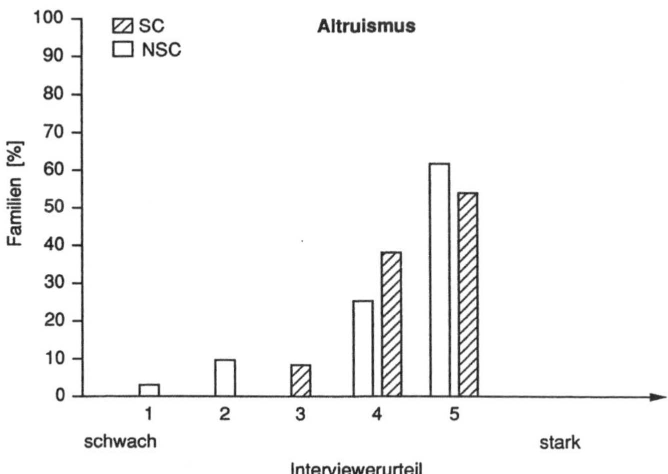

Abb. 3.2. Einschätzung des 1. Familiengesprächs (Interviewerurteil) ca. 2 Wochen nach Beginn der medizinischen Behandlung;
SC kleinzelliges (chemotherapiertes) Bronchialkarzinom (n = 13 Familien);
NSC nichtkleinzelliges (operiertes) Bronchialkarzinom (n = 32 Familien).
Einschätzungsstufen: *1* egoistisch, *2* fordernd, *3* ausgewogen, *4* sorgend, *5* aufopfernd;
t-Test und χ^2 ($\alpha = 5\%$): kein signifikanter Unterschied. Mittelwertdifferenz (SC-NSC) = 0,13

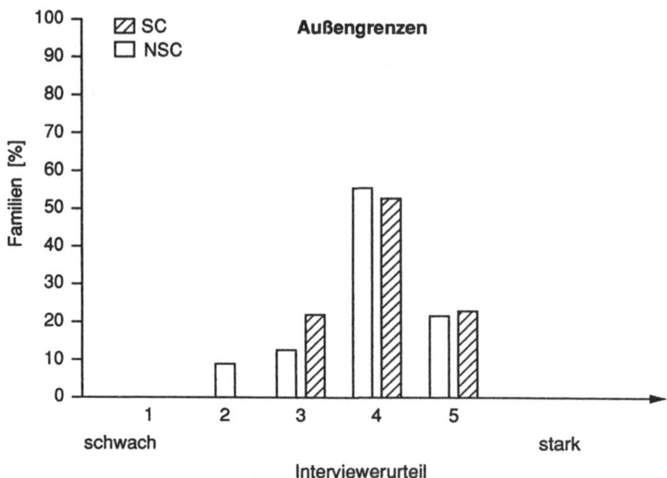

Abb. 3.3. Einschätzung des 1. Familiengesprächs (Interviewerurteil) ca. 2 Wochen nach Beginn der medizinischen Behandlung;
SC kleinzelliges (chemotherapiertes) Bronchialkarzinom (n = 13 Familien);
NSC nichtkleinzelliges (operiertes) Bronchialkarzinom (n = 32 Familien).
Einschätzungsstufen: *1* sehr schwach, *2* schwach, *3* halbdurchlässig, *4* abgegrenzt, *5* isoliert;
t-Test und χ^2 ($\alpha = 5\%$): kein signifikanter Unterschied. Mittelwertdifferenz (SC-NSC) = 0,09

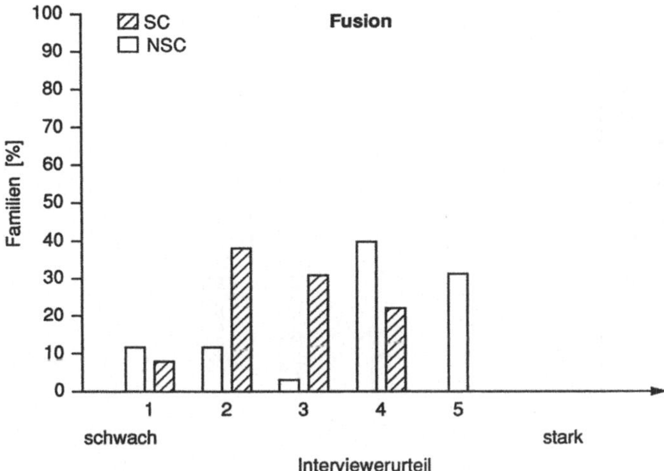

Abb. 3.4. Einschätzung des 1. Familiengesprächs (Interviewerurteil) ca. 2 Wochen nach Beginn der medizinischen Behandlung;
SC kleinzelliges (chemotherapiertes) Bronchialkarzinom (n = 13 Familien);
NSC nichtkleinzelliges (operiertes) Bronchialkarzinom (n = 32 Familien).
Einschätzungsstufen: *1* isoliert, *2* abgegrenzt, *3* ausgewogen, *4* schwach abgegrenzt, *5* verschmolzen;
t-Test und χ^2 p < 0,01. Mittelwertdifferenz (SC-NSC) = 0,90

kurativer Zielsetzung operierten Patienten fanden wir die erwartete Grenzenverwischung, wogegen beim inoperablen, nur palliativ chemotherapierten Bronchialkrebs ein ausgewogenes Bild mit mehr oder weniger starken Abgrenzungen vorlag (t-Test und χ^2Test: p < 0,01). Wir werden auf die mögliche Bedeutung dieses Befundes in der Diskussion eingehen.

3.4.2 Entwicklungsfähigkeit von Familien Bronchialkrebskranker

Unsere am Anfang des Kapitels entwickelte Untersuchungshypothese ließ ein Überwiegen homöostatischer, auf Status-quo-Erhaltung ausgerichteter Tendenzen, erwarten. Wir fragten nach der Bereitschaft, Veränderungen in der Krankheitskrise zu vollziehen, wir beobachteten Veränderungen des Interaktionsverhaltens im 1. Familiengespräch und wir untersuchten das Verhältnis komplementärer (auf wechselseitige Ergänzung gerichteter) oder symmetrischer (gleich gerichteter) Interaktionsmuster. Die Übersicht zeigt, daß fast ausschließlich (92 %) eine geringe Entwicklungsfähigkeit beobachtet wurde. Im einzelnen ergaben sich die folgenden Befunde.

Über 80 % aller 45 befragten Familien wurden im Erstgespräch als starr oder gar festgefahren eingestuft (Abb. 3.5). Die Betroffenen gaben an, jetzt zunächst alles unverändert lassen zu wollen, geplante Veränderungen der Lebenssituation wurden, wenn irgend möglich, aufgeschoben. So schnell wie möglich sollte zum Alltag, wie er vor der Erkrankung herrschte, zurückgekehrt

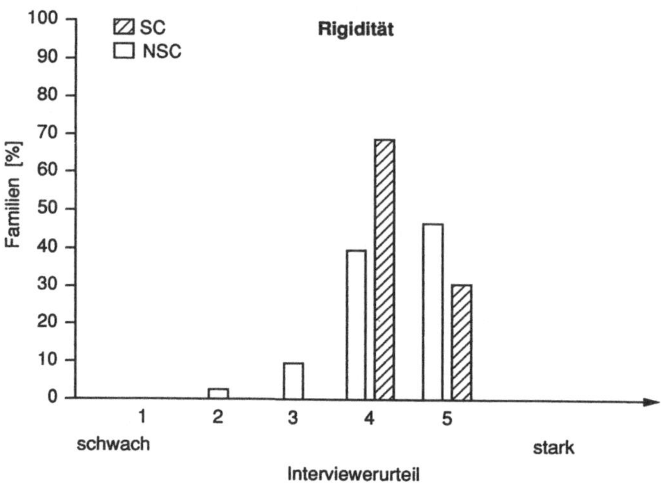

Abb. 3.5. Einschätzung des 1. Familiengesprächs (Interviewerurteil) ca. 2 Wochen nach Beginn der medizinischen Behandlung;
SC kleinzelliges (chemotherapiertes) Bronchialkarzinom (n = 13 Familien);
NSC nichtkleinzelliges (operiertes) Bronchialkarzinom (n = 32 Familien).
Einschätzungsstufen: *1* symmetrisch eskalierend, *2* konfrontierend, *3* ausgeglichen, *4* ergänzend, *5* komplementär erstarrt;
t-Test und χ^2 ($\alpha = 5\%$): kein signifikanter Unterschied. Mittelwertdifferenz (SC-NSC) = 0,5

werden. Im Gespräch selbst verhielten sich die Familien überwiegend gleichförmig, änderten ihr Verhalten im Verlauf des Interviews kaum. Äußerungen der Therapeuten, die als Aufforderung zur Veränderung oder gar als Infragestellung des von der Familie gewählten Weges verstanden wurden, trafen auf deutliche Widerstände. Angebote alternativer Seh- oder Verstehensmöglichkeiten (Interpretationen) wurden in diesen ersten Gesprächen kaum je von den Familien angenommen. Die Veränderungsbereitschaft war in dieser Phase unabhängig von der Art, Schwere und Behandlung des Bronchialkarzinoms gering.

Auch im Merkmal „wechselseitiger Ergänzung" ließ sich unsere Untersuchungshypothese vollständig bestätigen (Abb. 3.6). In 42 der 45 untersuchten Familien überwogen komplementäre Interaktionsmuster.

Zeigte ein Familienmitglied Schwächen, so verhielten sich die anderen unmittelbar unterstützend. Wurden Zweifel an der Genesung spürbar, so folgten gleich ebenso stark optimistische Äußerungen. Wurden konflikthafte Meinungen nur angedeutet, ließen Beschwichtigungen nicht lange warten. Konfrontationen oder gar auf symmetrische Weise eskalierende Auseinandersetzungen ließen sich nur in Einzelfällen beobachten. Unabhängig von der Art, Schwere oder Behandlungsform des Bronchialkrebses versuchten die von uns in diesem Anfangsstadium befragten Familien ihr Gleichgewicht durch starke wechselseitige Ergänzung zu erhalten. Entwicklungsfördernde Fluktuationen, das Experimentieren mit alternativen Interaktionsformen, das gemeinsame Erproben ganz anderer Wege wurde kaum je realisiert.

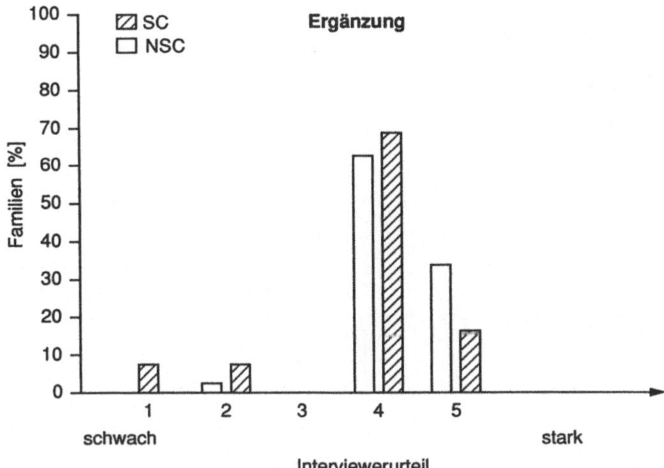

Abb. 3.6. Einschätzung des 1. Familiengesprächs (Interviewerurteil) ca. 2 Wochen nach Beginn der medizinischen Behandlung;
SC kleinzelliges (chemotherapiertes) Bronchialkarzinom (n = 13 Familien);
NSC nichtkleinzelliges (operiertes) Bronchialkarzinom (n = 32 Familien).
Einschätzungsstufen: *1* chaotisch, *2* bewegt, *3* beweglich, *4* starr, *5* festgefahren;
t-Test und χ^2 (α = 5%): kein signifikanter Unterschied. Mittelwertdifferenz (SC-NSC) = 0,05

3.4.3 Kommunikation in Familien Bronchialkrebskranker

Auf diesen zentralen Bereich bezogen sich 6 der 12 erhobenen Variablen. Unserer eingangs begründeten Hypothese folgend erwarteten wir konflikt- und kritikvermeidende Kommunikationsformen bei gleichzeitig hoher emotionaler Spannung. Dabei sollten die Mitteilungen anders als in psychopathologisch gestörten (z. B. schizopräsenten) Familien sehr klar verständlich und auf einen gemeinsamen Aufmerksamkeitsfokus bezogen sein. Bei der Beteiligung am Gespräch erwarteten wir jedoch überwiegend Zurückhaltung, wenn nicht gar Unzugänglichkeit. Die Übersicht zeigt wiederum ein sehr starkes Überwiegen der erwarteten Kommunikationsformen. Im einzelnen ergaben sich folgende Ergebnisse:

Die Mehrzahl (ca. 80%) der Familien zeigte in beiden Diagnosegruppen überwiegend vermeidende, teilweise harmonisierende Stile der Auseinandersetzung (Abb. 3.7).

In dieser frühesten Krankheitsphase wurde nicht gestritten. Etwaige Meinungsverschiedenheiten wurden verschoben oder gar nicht erst ausgesprochen. Die Klärung offener Fragen wurde auf einen späteren Zeitpunkt vertagt. Die Familien zeigten den Gesprächspartnern sehr deutlich, wie sie jeglichen Konflikt als unzumutbare und unerträgliche zusätzliche Belastung empfanden. Ihr Bemühen war in eindeutiger Weise darauf gerichtet, die krankheitsbedingten Belastungen durch ein harmonisches, konfliktfreies Familienklima zu mindern.

Wie angesichts des ausgeprägten Konfliktvermeidungsverhaltens zu vermuten war, wird offene oder verdeckte Kritik in den untersuchten Familien kaum

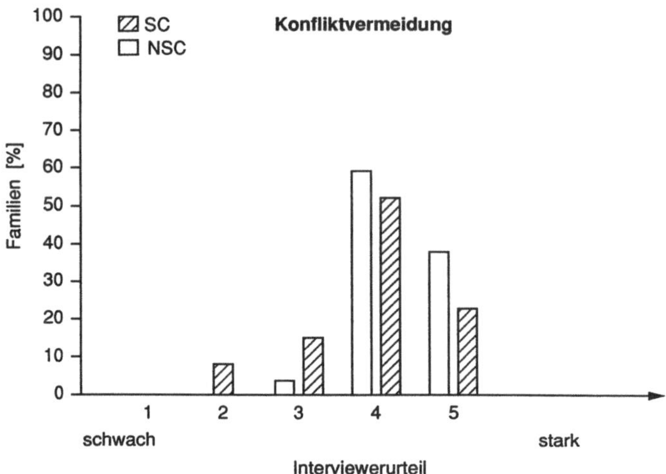

Abb. 3.7. Einschätzung des 1. Familiengesprächs (Interviewerurteil) ca. 2 Wochen nach Beginn der medizinischen Behandlung;
SC kleinzelliges (chemotherapiertes) Bronchialkarzinom (n = 13 Familien);
NSC nichtkleinzelliges (operiertes) Bronchialkarzinom (n = 32 Familien).
Einschätzungsstufen: *1* zerstritten, *2* streitend, *3* ausgewogen, *4* vermeidend, *5* harmonisierend;
t-Test und χ^2 ($\alpha = 5\%$): kein signifikanter Unterschied. Mittelwertdifferenz (SC-NSC) = 0,42

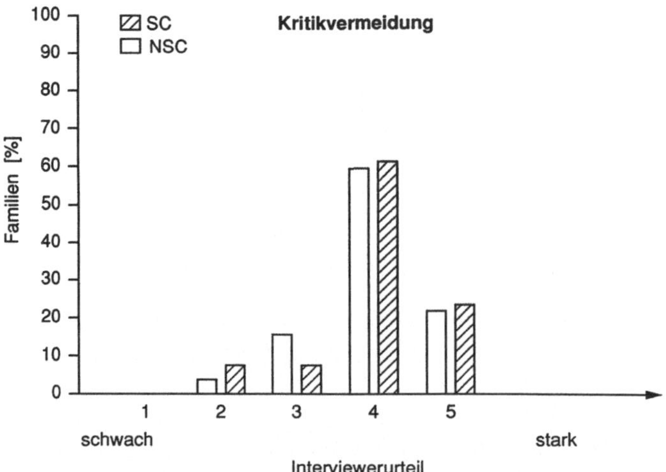

Abb. 3.8. Einschätzung des 1. Familiengesprächs (Interviewerurteil) ca. 2 Wochen nach Beginn der medizinischen Behandlung;
SC kleinzelliges (chemotherapiertes) Bronchialkarzinom (n = 13 Familien);
NSC nichtkleinzelliges (operiertes) Bronchialkarzinom (n = 32 Familien).
Einschätzungsstufen: *1* disqualifizierend, *2* herabsetzend, *3* ausgeglichen, *4* bestätigend, *5* kritiklos;
t-Test und χ^2 ($\alpha = 5\%$): kein signifikanter Unterschied. Mittelwertdifferenz (SC-NSC) = 0,00

jemals geübt (Abb. 3.8). Aber auch ein ausgewogenes, kritisch-akzeptierendes Kommunikationsverhalten ist selten. Ganz überwiegend verhalten sich über 80% der Familien in dieser frühen Krankheitsphase ausschließlich bestätigend oder gar kritiklos.

Selbst offenkundige Widersprüche und Interessengegensätze werden ohne Gegenrede stillschweigend hingenommen. Das Kommunikationsverhalten wirkt dadurch äußerst vorsichtig, bedacht, den anderen nicht in Frage zu stellen, etwaiger Kritik durch Vorwegnahme der tatsächlichen oder nur vermeintlichen Erwartungen anderer zuvorzukommen. Dieser Interaktionsstil überträgt sich sehr stark auch auf die psychologischen Gesprächspartner. Die Therapeuten gaben häufig an, sich wie „auf Watte zu bewegen" oder im anderen Fall „wie in einem Minenfeld" tabuisierter, ängstlich vermiedener, potentiell konflikthafter Themen zu arbeiten.

Wir nahmen an, daß angesichts von ausgeprägten Konflikt- und Kritikvermeidungen die Familien als äußerst gespannt erlebt würden. Wo nichts besprochen, nichts ausgetragen und nichts bewältigt wird, müßte in solch belastungsreicher und krisenhafter Lebenssituation, in der wir diese Familien antrafen, das Unausgesprochene in Form erhöhter Gespanntheit seine Folgen zeigen. In der Tat war die größte Zahl (87,5%) der Familien von nichtkleinzellig erkrankten Bronchialkrebspatienten stark gespannt (Abb. 3.9). Gelegentlich wurde das Klima sogar als explosiv bezeichnet. Nicht ganz so ausgeprägt war die Spannung in den Gruppen der inoperablen (unheilbaren) Patienten mit

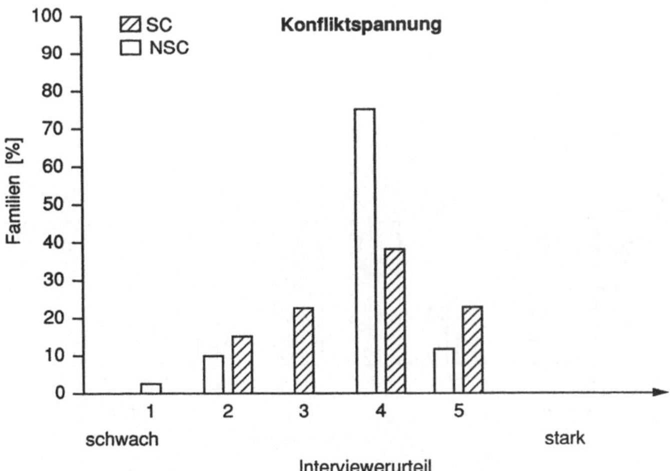

Abb. 3.9. Einschätzung des 1. Familiengesprächs (Interviewerurteil) ca. 2 Wochen nach Beginn der medizinischen Behandlung;
SC kleinzelliges (chemotherapiertes) Bronchialkarzinom (n = 13 Familien);
NSC nichtkleinzelliges (operiertes) Bronchialkarzinom (n = 32 Familien).
Einschätzungsstufen: *1* spannungslos, *2* entspannt, *3* ausgeglichen, *4* gespannt, *5* explosiv;
t-Test und χ^2 n.s.; p ≤ 0,05; Mittelwertdifferenz (SC-NSC) = 0,15

kleinzelligem Bronchialkarzinom. Dieser Gruppenunterschied ist im χ^2-Test (nicht im t-Test) gesichert ($p < 0{,}05$), aber angesichts der sehr kleinen Fallzahlen nur mit größtem Vorbehalt zu interpretieren.

In den Kommunikationsmerkmalen „Klarheit der Mitteilungen und Teilung eines gemeinsamen Aufmerksamkeitsfokus" (ohne Abbildung) zeigen psychopathologisch Auffällige (z. B. psychotische Familien) ihre größten Abweichungen. Anders hingegen die hier befragten Familien der Bronchialkrebskranken, in denen wir eine sehr ausgewogene Normalverteilung fanden, ohne die in den eben beschriebenen Merkmalen vorherrschenden Extremeinschätzungen. Die von uns untersuchten Familien hatten keine Schwierigkeiten, sich in klarer, auf das jeweilige Gesprächsthema bezogener Weise auszudrücken.

Angesichts des beschriebenen stabilitätsbetonten und vermeidenden Verhaltens der Familien Bronchialkrebskranker wäre in dem ersten Familiengespräch, das in einer sehr frühen belastungsreichen Krankheitsphase geführt wurde, eine schwache Gesprächsbeteiligung zu erwarten gewesen. Diese Annahme erwies sich nur teilweise als richtig (Abb. 3.10). Zwar sind sehr offene oder gar „überschüttende" Haltungen nur in Einzelfällen angetroffen worden, aber ganz unzugänglich verhielten sich nur 6 der 45 Familien. Die übrigen zeigten sich in beiden Diagnosegruppen entweder zurückhaltend, oder sogar engagiert und beteiligt am Gespräch (38 %). Hier ist u. U. bereits eine Wirkung der von uns gewählten, in späteren Kapiteln ausführlicher dargestellten Form der Gesprächsführung zu beobachten.

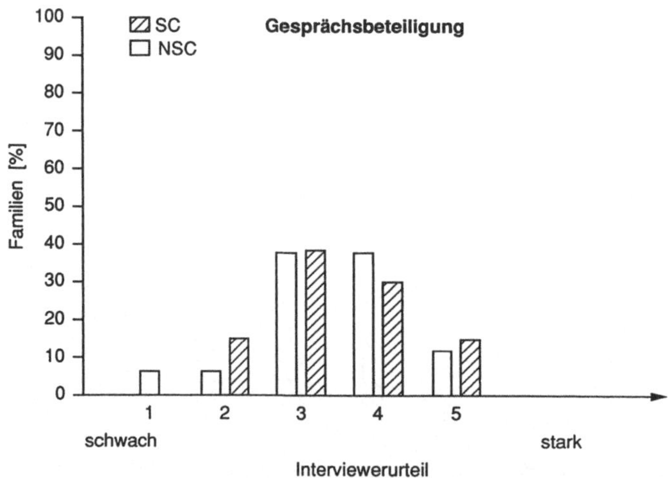

Abb. 3.10. Einschätzung des 1. Familiengesprächs (Interviewerurteil) ca. 2 Wochen nach Beginn der medizinischen Behandlung;
SC kleinzelliges (chemotherapiertes) Bronchialkarzinom (n = 13 Familien);
NSC nichtkleinzelliges (operiertes) Bronchialkarzinom (n = 32 Familien).
Einschätzungsstufen: *1* überschüttend, *2* sehr offen, *3* engagiert und beteiligt, *4* zurückhaltend, *5* unzugänglich;
t-Test und χ^2 ($\alpha = 5$ %): kein signifikanter Unterschied. Mittelwertdifferenz (SC-NSC) = 0,04

3.4.4 Einfluß soziodemographischer und medizinischer Variablen im ersten Familiengespräch

In diesem Abschnitt soll untersucht werden, welchen Einfluß das Tumorstadium und die Art der Erkrankung sowie demographische Einflußgrößen wie Alter, Bildung und Geschlecht auf den familiendynamischen Prozeß haben. Als Methode wählten wir die multiple Regressionsanalyse. Dieses Verfahren erlaubt es, simultan den spezifischen Einfluß der unabhängigen medizinischen und demographischen Größen quantitativ zu bestimmen. Da bei den Subgruppen der nichtkleinzellig und der kleinzellig erkrankten Patienten die Variable „Tumorstadium" unterschiedlich skaliert ist, haben wir die Regressionsanalyse für diese beiden Gruppen getrennt durchgeführt.

Zunächst zu den *nichtkleinzellig Erkrankten:* Auf die Variable „Aufmerksamkeit" haben die Prädiktoren Bildung und Geschlecht signifikante Einflüsse: Die Aufmerksamkeit in Familien von weiblichen Krebspatienten ist höher als in den Familien männlicher Patienten und die Aufmerksamkeit der Familien von Patienten mit höheren Schulabschlüssen ist besser als die von Patienten mit niedrigeren Schulabschlüssen.

Auf die Variable „Altruismus" haben die Prädiktoren Beruf und Bildung einen signifikanten Einfluß. Dies bedeutet, mit steigender beruflicher Stellung und mit höherem Bildungsabschluß legen die Familien eine stärkere altruistisch ausgerichtete Haltung an den Tag.

Auf die Variable „Konfliktvermeidung" haben die Prädiktoren berufliche Stellung und Leistungsstand einen signifikanten Einfluß: Mit steigender beruflicher Stellung und mit zunehmender Beeinträchtigung der körperlichen Leistungsfähigkeit des Patienten zeigen die Familien eine stärkere Tendenz zur Konfliktvermeidung.

Auf die Variable „Konfliktspannung" haben die Prädiktoren Bildung und berufliche Stellung einen signifikanten Einfluß. Dies bedeutet, mit steigender Bildung und höherer beruflicher Stellung nimmt die Konfliktspannung in den Familien ab.

Bei den *kleinzellig Erkrankten* zeigte sich folgendes: Von 12 Modellen liegt nur bei einem einzigen ein signifikanter Einfluß eines Prädiktors vor, bei der Variable „Bindung". Hier hat die berufliche Stellung einen signifikanten Einfluß, und zwar derart, daß Familien von Patienten mit höherer beruflicher Stellung auch eine stärkere Bindung aufweisen.

In der Gruppe der großzellig erkrankten Patienten liegen also nur 8 signifikante Prädiktoreneinflüsse vor. Bei 96 möglichen sind dies 8 %. Bei den kleinzellig erkrankten Patienten gibt es bei 96 möglichen lediglich eine signifikante Beziehung zwischen einem Prädiktor und der abhängigen Variable. Dies ist nur etwas mehr als 1 %.

Zusammenfassend läßt sich also sagen, daß die medizinischen und soziodemographischen Variablen keinen nennenswerten Einfluß auf die 12 familiendynamischen Zielvariablen und damit auf das im gemeinsamen Gespräch beobachtete Verhalten der Betroffenen hatte.

Wie bereits für den einzelnen Patienten beschrieben (s. Kap. 2) bestätigt sich auch für die Familie als Ganzes: Alters-, Geschlechts-, Statusunterschiede treten angesichts des Schocks einer Krebsdiagnose in den Hintergrund.

3.4.5 Dimensionalität des Einschätzungsverfahrens – Faktoren familiärer Interaktionen beim Bronchialkarzinom

Um zu überprüfen, welche latenten Konstrukte (Faktoren) den Variablen des Einschätzungsbogens „Beziehungsdiagnose" zugrunde liegen, wurde eine exploratorische Faktorenanalyse durchgeführt.

Angesichts der kleinen Fallzahlen und weil die vorangegangenen Analysen keine wesentlichen Unterschiede zwischen den Familien der nichtkleinzellig und der kleinzellig erkrankten Bronchialkrebspatienten gezeigt hatten, führten wir eine Faktorenanalyse über beide Diagnosegruppen gemeinsam durch. Als Schätzverfahren wurde zunächst die Methode der Hauptachsenanalyse angewandt.

Hierbei ergaben sich jedoch, wahrscheinlich wegen der kleinen Stichprobengröße, Schätzprobleme, so daß wir auf die Methode der ungewichteten, kleinsten Quadrate (ULS) auswichen. Da nicht von vornherein unkorrelierte Faktoren angenommen werden konnten, wurde das Verfahren der obliquen Rotation gewählt.

Bei der Faktorenanalyse ergaben sich nach dem Eigenwertkriterium ($< 1,0$) 5 Faktoren (Abb. 3.11).

Faktor 1 – Problemlösung: Dieser Faktor gibt an, wie weit die Familienmitglieder Konflikte offen austragen oder Konflikte vermeiden, in welchem Umfang sie einander kritisieren bzw. bestätigen und ob eher symmetrische oder komplementäre Interaktionsmuster vorherrschen. Familien, die auf dem Faktor 1 hohe Werte zeigen, verhalten sich im gemeinsamen Familiengespräch überwiegend konflikt- und kritikvermeidend, sowie wechselseitig ergänzend (komplementär). Dieser Faktor gibt Aufschluß über Problemlösungsstrategien (offenes Austragen vs. Vermeiden). Damit wird ein familiendynamisch und familienpsychosomatisch zentrales Konstrukt erfaßt. In Olsons Familienmodell steht die Variable Entwicklungs-/(Anpassungs)fähigkeit („adaptability") dem Faktor 1 am nächsten. Hohe Werte im Faktor 1 verweisen auf eine geringe Veränderungsbereitschaft, niedrige Werte sind für eine chaotisch desintegrierte Situation charakteristisch.

Faktor 2 – Kommunikation: Mit den Variablen Klarheit der Mitteilung und Errichtung oder Erhaltung eines gemeinsamen Aufmerksamkeitsfokus werden 2 zentrale Aspekte der familiären Kommunikation erfaßt. Familien, die auf dem Faktor 2 niedrige Werte zeigen, äußern sich in besonders unklarer, schwer verständlicher Weise und haben Schwierigkeiten, einen gemeinsamen Gesprächsfokus zu finden bzw. aufrecht zu erhalten. Sie springen von einem Thema zum anderen. Solche Form gestörter Kommunikation ist von Wynne u. Singer (1963) als Merkmal von Familien mit schizophrenen Mitgliedern beschrieben worden.

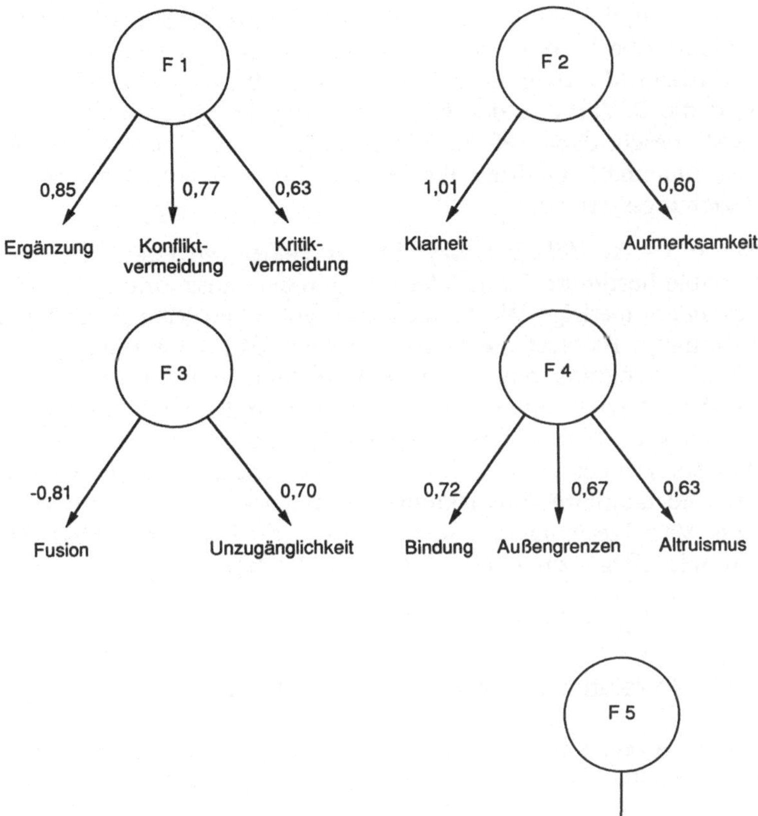

Abb. 3.11. Faktorenanalyse der Interviewer-
einschätzungen im 1. Familiengespräch (n = 45)

Faktor 3 – innerfamiliäre Grenzen: Mit diesem Faktor wird Aufschluß über die interpersonalen Abgrenzungen in der Familie gewonnen. Können sich die Familienmitglieder untereinander abgrenzen, ohne den Kontakt zu verlieren (Stierlin spricht hier von bezogener Individuation), oder liegen im einen Extrem isolierte Beziehungen bzw. im anderen Extrem aufgelöste Grenzen vor (Isolation vs. Fusion)? Erfaßt werden mit diesem Merkmal auch Geschlechtergrenzen und Generationengrenzen. Bemerkenswert ist, in welchem Umfang der Interviewer selbst als Familienmitglied wirkt. Besonders verschmolzene Familien werden meist auch als besonders zugänglich vom Interviewer eingestuft.

Faktor 4 – Kohäsion: Die 3 hier zusammengefaßten Variablen geben Aufschluß über die Verteilung zentripetaler vs. zentrifugaler Tendenzen in der Familie (Bindung vs. Ausstoßung). Weiter gehen ein die Abgrenzungen gegenüber dem Umfeld (Isolation vs. Offenheit) sowie das Ausmaß der Sorgen, das die Familienmitglieder umeinander zeigen (Altruismus vs. Egoismus).

Familien, die auf dem Faktor 4 hohe Werte zeigen, verhalten sich besonders bindend, überbesorgt und isoliert gegenüber dem Umfeld.

Mit dem Merkmal Kohäsion ist nun auch (nach Adaption und Kommunikation) die 3. Variable des von uns zugrunde gelegten Olson-„Zirkumplexmodells" beschrieben. Hohe Werte zeigen ein Übermaß an Integration und Zusammenhalt, niedrige Werte verweisen auf aufgelöste (bzw. ausstoßende) Beziehungssysteme.

Faktor 5 – Konfliktspannung: Dieser Faktor wird gänzlich von einer einzigen Variable bestimmt. Hohe Werte zeigen eine ausgeprägte Konfliktspannung an. Besonders niedrige Werte verweisen auf einen Mangel an Spannung („Friedhofsruhe"). Es erscheint bemerkenswert, daß die emotionale Spannung in der Familie ebenfalls auf einem Faktor lädt, d. h. auch sehr bindende, sehr besorgte Beziehungssituationen können mit hoher Spannung einhergehen, ebenso wie eher isolierte, vernachlässigende Familien sich als spannungslos erweisen können. Eine einzige Variable geht in keine der ermittelten Faktoren ein: Die familiäre Entwicklungsbereitschaft. In der Korrelationsmatrix zeigte diese Variable lediglich eine statistisch gesicherte ($p < 0,05$) Beziehung zu der Variable „Ergänzung" (Symmetrie vs. Komplementarität).

3.4.6 Korrelationen zwischen den Faktoren

Zwischen den 5 ermittelten Faktoren bestehen durchweg niedrige Korrelationen (Tabelle 3.2). Am stärksten ist eine positive Beziehung zwischen F1 – Problemlösung und F4 – Kohäsion ($r = 0,31$) sowie eine viel schwächere negative Beziehung ($r = 0,20$) zwischen wiederum F1 – Problemlösung und F5 – Konfliktspannung. Das heißt, je besser die Problemlösungsfähigkeit der Familie ist, um so höher ist der Zusammenhang und um so entspannter wirkt das Familienklima.

Tabelle 3.2. Korrelationen zwischen den Faktoren des ersten Familiengesprächs

	F1	F2	F3	F4	F5
F1 – Problemlösung	/				
F2 – Kommunikation	−0,04	/			
F3 – Innerfamiliäre Grenzen	−0,04	0,00	/		
F4 – Zusammenhalt	0,31	−0,18	−0,03	/	
F5 – Konfliktspannung	−0,20	−0,11	0,06	−0,02	/

3.4.7 Familiäre Interaktionsstile im ersten gemeinsamen Gespräch – Clusteranalyse

Die teilweise sehr geringen Streuungen der Einschätzungswerte der verschiedenen Variablen verweisen auf eine starke Homogenität des Interaktionsverhaltens im ersten Familiengespräch. Im folgenden soll diese Annahme durch eine Typenanalyse überprüft werden. Mit allen 12 Variablen und allen 45 Untersuchungsfällen führten wir eine Clusteranalyse durch.

Als optimal erwies sich die Dreiclusterlösung. Einzelne Variablen trugen in sehr unterschiedlichem Ausmaß zur Typenbildung bei. Die größten Einflüsse haben die Merkmale Altruismus, Grenzen gegenüber dem Umfeld sowie familiäre Bindung und Ergänzung. Kaum einen Einfluß auf die Typenbildung haben die Variablen Fusion und Konfliktspannung (jeweils gemessen am η_2-Wert).

Auf der Grundlage der Mittelwertpflege der verschiedenen Cluster sollen nun die unterschiedlichen im ersten Familiengespräch vorgefundenen Interaktionsstile nacheinander diskutiert werden (Tabelle 3.3).

Cluster I „gebundene Familie": Mit 26 von 45 Familien (57,8 %) ist dieses die größte Untergruppe, welche zugleich die stärksten Abweichungen vom mittleren Normbereich der Einschätzungsskala zeigt. 7 der 12 mittleren Einschätzungswerte liegen (bei niedriger Streuung) oberhalb des angenommenen Grenzwertes von 4,0 auf der 5stufigen Skala. Lediglich in ihrem Kommunikationsverhalten (Aufmerksamkeit und Fokussierung) erweisen sich diese Fami-

Tabelle 3.3. Subgruppen in 45 Familienerstgesprächen 1–2 Wochen nach Beginn der medizinischen Primärbehandlung bei groß- und kleinzelligem Bronchialkarzinom[a]

	Cluster		
	I „gebundene Familie" n = 26	II „krankheitsbelastete Familie" n = 15	III „offene Bewältigungskonflikte" n = 4
Kohäsion	Bindung Isolation Überbesorgtheit	Bindung	Bindung Isolation
Flexibilität	Rigidität Ergänzung		
Kommunikation	Konfliktvermeidung Bestätigung	Konfliktvermeidung	Spannung Gesprächsbeteiligung

[a] Clusteranalyse: Eingeschätzt wurden vom Interviewer (bzw. unabhängigen Beurteiler) 12 Variablen jeweils in Ausprägung 1–5.
Dargestellt sind Merkmale, die vom mittleren Einschätzungsbereich abweichen (Ausprägung < 2,0 oder > 4,0).

lien als ganz unauffällig. Die Spannung ist etwas erhöht und die Familienverhalten sind etwas zurückhaltend. Das Merkmal „innerfamiliäre Fusion" tendiert zwar bei einem Mittelwert von 3,48 in die erwartete Richtung, zeigt aber eine hohe Streuung (1,47) und ist deshalb schwer zu interpretieren. Vermutlich sind 2 Extremgruppen von eher fusionierten und eher isolierten Familien zusammengefaßt.

Die übrigen Merkmale belegen, daß hier besonders starre, eng gebundene Familien mit hoher wechselseitiger Ergänzung (Komplementarität) zusammengefaßt wurden, die sich gegenüber dem Umfeld stark abgrenzen (Isolation). Konflikte werden in harmonisierender Weise vermieden, die Mitglieder kritisieren einander niemals in Anwesenheit der Interviewer. Die Angehörigen dieser Familien sind ausschließlich um das Wohlergehen des jeweils anderen besorgt, andere Bedürfnisse werden niemals geäußert (Altruismus und Überbesorgtheit).

Zusammen genommen finden wir hier eine Beziehungskonstellation, die wir bereits in früheren Arbeiten (Wirsching u. Stierlin 1982) als „gebundene Familie" beschrieben haben und die in einer Gruppe von Familien mit Colitisulcerosa- oder Morbus-Crohn-kranken Jugendlichen in zwei Drittel der Fälle beobachtet worden war. Dieses Muster entspricht auch dem von Minuchin et al. (1978) beschriebenen Typus der sog. „psychosomatischen Familie", die in Gruppen mit Jugendlichen, welche an Anorexia nervosa, steroidabhängigem Asthma bronchiale oder stoffwechsellabilen Diabetes litten, vorherrschend war. In der Sprache von Olsons Zirkumplexmodell handelt es sich um starre und verfilzte („ridigly enmeshed") Familien.

Cluster II – „krankheitsbelastete Familie": Dieses mit 15 von 45 Familien (33,3%) zweitgrößte Cluster entspricht in seinem Mittelwertprofil dem eben dargestellten Muster der gebundenen Familie, allerdings in einer wesentlich abgeschwächteren Form. Nur noch 2 der 12 Merkmale überschreiten im Mittelwert die Grenze von 4,0 auf der 5stufigen Skala.

Auch diese Familien vermeiden Veränderungen und betonen den Zusammenhalt, versuchen einander zu ergänzen und sind bestrebt, die familiäre Harmonie zu erhalten, aber eben in einer deutlich schwächeren Form. Die Grenzen innerhalb der Familie und gegenüber dem Umfeld sind ausgeglichen („halbdurchlässig"), Kommunikationsstörungen fehlen. Diese Familien kritisieren einander kaum. Sie sind sehr umeinander besorgt. Die Spannung in der Familie ist spürbar. Die Beteiligten halten sich im Gespräch zurück.

Wir interpretieren dieses Cluster als Ausdruck der in Familien mit einem schwerkranken Mitglied zu erwartenden Bewältigungsreaktionen. In Abgrenzung vom eben skizzierten Extremtyp der gebundenen Familie handelt es sich hier eher um einen „Normaltypus", bei dem wir ein besseres Gelingen der familiären Krankheitsverarbeitung erwarten.

Cluster III – „offene Bewältigungskonflikte": In dieser mit nur 4 Familien kleinsten Gruppe erkennen wir ein ganz anderes Muster, das qualitativ völlig neue Aspekte ins Blickfeld bringt. Zwar zeigen auch diese eine hohe Veränderungsresistenz und Bindung wie die Gruppe der gebundenen Familien (Typ I), aber es fehlt die dort vorherrschende Komplementarität (die hohe Streuung zeigt, daß hier die einzigen symmetrisch-konfrontierenden Fälle aufgenommen wurden). Die Kommunikation ist eher unklar und sprunghaft. Harmonisierungen fehlen, die Konfliktspannung ist am höchsten (Mittelwert 4,5 auf der 5stufigen Skala). Gegenüber dem Interviewer verhalten sich diese Familien sehr offen.

Das von diesen wenigen Fällen gewonnene Bild ist viel uneinheitlicher als die eben dargestellten homogenen Cluster. Wir erhalten Eindrücke, wie sie in Familien mit offenen Konflikten vermittelt werden. In dieser Gruppe erwarten wir die größten offen zu Tage tretenden Probleme bei der Bewältigung der Krebskrankheit.

3.4.8 Häufigkeit der verschiedenen Interaktionsstile in der Gruppe der groß- und kleinzellig erkrankten Bronchialkrebspatienten

Die beziehungsdiagnostisch ermittelten Subgruppen verteilen sich auf beide Krankheitsgruppen (nichtkleinzelliges bzw. kleinzelliges Bronchialkarzinom) in gleicher Häufigkeit: Ungefähr die Hälfte der Fälle findet sich jeweils im Cluster I – den wir „gebundene Familie" nannten. Ungefähr ein Drittel erweist sich als „krankheitsbelastete Familie" (Cluster II). Nur einige Fälle zeigten „offene Bewältigungskonflikte" (Cluster III).

Dieser Befund entspricht den oben (Kap. 2) dargestellten Ergebnissen der individuellen Diagnostik, wo ebenfalls die jeweiligen Subtypen in beiden Gruppen Bronchialkrebskranker mit gleicher Häufigkeit auftraten.

3.4.9 Einfluß medizinischer und demographischer Variablen auf den Interaktionsstil

Wir prüften wiederum den Einfluß verschiedener demographischer und medizinischer Variablen[3] auf die Clusterbildung. Wie nach dem vorangegangenen zu erwarten, fanden sich *keine* statistisch signifikanten ($\alpha = 5\%$) Zusammenhänge. Der jeweilige Interaktionsstil ist von den geprüften Größen unabhängig.

Bei schwerster lebensbedrohender Krankheit sind die Reaktionen der betroffenen Familien über Alters-, Geschlechts- und Sozialgrenzen hinweg eher ähnlich. Auch scheint es unerheblich, ob als initialer medizinischer Befund eher ein begrenzter oder ausgedehnter Tumor, ein kleinzelliges oder nichtkleinzelliges Bronchialkarzinom vorlag. Angesichts des verheerenden Diagnoseschocks werden zusätzliche Einflüsse bedeutungslos.

---

[3] Alter, Geschlecht, Familienstand, Schulbildung, Ortsgröße, Tumorstadium, Allgemeinbefinden (Karnoffsky-Index).

4 Bewältigung, soziale Unterstützung und Lebensqualität in den ersten beiden Jahren einer Bronchialkrebserkrankung

M. Wirsching unter Mitarbeit von P. Drings, W. Georg, F. Hoffmann, J. Riehl und P. Schmidt

Im Anschluß an intensive Querschnittsstudien, welche die Situation der Patienten und ihrer Familien kurz vor oder nach Abschluß der Krebsdiagnostik analysierten, soll nun geprüft werden, ob und wenn ja auf welche Weise sich das Erleben und das Verhalten des Einzelnen wie seiner Angehörigen wandelte. Weil Verläufe und Behandlungsformen je nach Tumorart stark differenziert sind, werden wir uns auf die Gruppe der Bronchialkrebskranken konzentrieren. Angesichts dieses schnell wachsenden, vielfach binnen Jahresfrist zum Tode führenden Leidens schien ein mittelfristiger Beobachtungszeitraum von 2 Jahren angezeigt. Aber selbst in dieser Periode verringert sich die Zahl der zur Nachuntersuchung zur Verfügung stehenden allmählich, so daß trotz der relativ großen Ausgangspopulation beim Follow-up nach 2 Jahren nur noch begrenzt interpretierbare Befunde vorliegen. Nacheinander sollen die psychodynamischen und die familiendynamischen Entwicklungsprozesse besprochen werden.

4.1 Entwicklung der Patienten

4.1.1 Fragestellung, Hypothesen und Untersuchungsgang

Im folgenden Abschnitt soll dargestellt werden, welche Wandlungen das im vorangegangenen beschriebene initiale Bewältigungsverhalten der Patienten in den ersten beiden Krankheitsjahren erfährt. Des weiteren wollen wir prüfen, in welchem Umfang die Patienten durch Gefühle der Angst, Hilflosigkeit und Hoffnungslosigkeit belastet werden, wie sich also die emotionale Qualität des Überlebens gestaltet (vgl. auch Aaronson u. Beckmann 1987). Dabei sollten die folgenden *Untersuchungshypothesen* geprüft werden: Wir vermuteten, daß der jeweilige individuelle Bewältigungsstil relativ konstant bleibt, wogegen etwaige zu beobachtende Veränderungen im wesentlichen auf Verbesserungen oder Verschlechterungen des Gesundheitszustandes zurückzuführen sind: Je günstiger der Verlauf, um so geringer ist die emotionale Belastung und um so konstruktiver ist das Bewältigungsverhalten.

Methodisch gingen wir so vor, daß der psychologische Anfangsbefund nach 3, 12 und 24 Monaten erneut erhoben wurde. Darüber hinaus wurde jedem

Patienten ein Fragebogen zur Krankheitsverarbeitung vorgelegt (Psychosocial Adjustment to Illness Scales, PAIS; Derogatis 1975). Die Beantwortung der Fragebögen war in vielen Fällen nicht möglich (schlechter Allgemeinzustand, Vorbehalte der betreuenden Ärzte oder Therapeuten), so daß repräsentative Aussagen auch angesichts der sehr kleinen Fallzahlen entfielen. Als auswertbar erwiesen sich jedoch regelmäßig die Einschätzungen der Interviews (Psychosoziale Risikoskalen, PRS). Wir werden die Mittelwerte der Untersuchungsgruppe wie auch die relativen Verschiebungen der einzelnen Patienten zu den jeweiligen Follow-up-Zeitpunkten darstellen und etwaige Unterschiede auf statistische Signifikanz prüfen (t-Test). Korrelationseffizienten (Pearsons r) dienten zur Überprüfung der Stabilität der Einschätzungen. Danach wird die Entwicklung der Variablen in Abhängigkeit vom Allgemeinbefinden (Karnoffsky, Leistungsindex) dargestellt und auf statistische Signifikanz geprüft (U-Test).

Aufgrund des schnellen tödlichen Verlaufs zahlreicher Bronchialkrebsleiden und weil ein Teil der Überlebenden nicht zu den Nachuntersuchungsterminen erschien, wurden von den ursprünglichen 104 Patienten nach 3 Monaten noch 44, 12 Monaten 24 und nach 2 Jahren nur noch 14 untersucht. Dies schränkt die Aussagekraft der hier dargestellten Ergebnisse erheblich ein und erschwert den Einsatz weiterführender anspruchsvollerer Auswertungsmethoden (z.B. Strukturgleichungsmodelle und Zeitreihenanalysen).

4.1.2 Ergebnisse

Entwicklung der Lebensqualität in den ersten beiden Krankheitsjahren – Angst, Hilflosigkeit, Hoffnungslosigkeit, Streß

Wie oben ausführlich dargestellt, wird die Qualität des Überlebens beim Bronchialkarzinom neben körperlichen Beeinträchtigungen wesentlich von den emotionalen Belastungen des Betroffenen bestimmt (zur Übersicht s. DeHaes u. van Knippenberg 1985; Bullinger u. Pöppel 1988).

Angst: Bei ca. 80 % aller Nachuntersuchten änderte sich bereits in den ersten 3 Krankheitsmonaten der Angstausdruck. In über ein Drittel der Fälle geschah dies sogar in qualitativer, eine Schätzstufe überschreitender Weise. Zum Zeitpunkt der Erstuntersuchung gleich nach der Diagnosestellung und vor Beginn der medizinischen Behandlung waren 19 von 44 der jetzt erneut Untersuchten als „ängstlich" eingestuft worden. Drei Monate später wurden hingegen 26 Patienten (59,1 %) als „mutig" angesehen. Der Hauptschätzmodus hat sich damit deutlich auf qualitative Weise in den entgegengesetzten Skalenbereich verlagert. Durch Verschiebung in den übrigen Kategorien bleibt jedoch der Mittelwert nahezu konstant und täuscht eine mittelzentrierte Verteilung vor, obgleich die mittlere Schätzstufe 3 („angstbereit") zu beiden Untersuchungszeitpunkten nur von einer sehr kleinen Zahl von Patienten (11 % bzw. 16 %) angegeben wurde. Der Mittelwertvergleich (t-Test) fällt dementsprechend nicht signifikant aus und die Korrelation zwischen den beiden Untersuchungszeitpunkten ist angesichts der Vielzahl unsystematischer Verschiebung sehr gering (r = 0,15).

Bis zum Ende des 1. Krankheitsjahres nimmt die Angst weiter ab. Der Unterschied zum Ausgangsbefund ist nun auch statistisch signifikant (p < 0,05), bei einer deutlichen Korrelation zwischen den beiden Untersuchungszeitpunkten (r = 0,38 p < 0,05). Nach 1 Jahr gaben 70% der Befragten an, weitgehend frei von Angst zu sein. Nur noch 1 Patient zeigte sich „ängstlich".

Am Ende des 2. Krankheitsjahres haben sich die Verhältnisse erneut gewandelt. Die Angst steigt jetzt wieder in statistisch signifikanten Maße an (p < 0,05), die Korrelation zum vorangegangenen Meßzeitpunkt ist hoch (r = 0,50, p < 0,05). Fast zwei Drittel der Kranken (57%) haben einen qualitativen (1 Schätzstufe überschreitenden) Anstieg der Angst erfahren.

Hilflosigkeit: Wir hatten oben (Kap. 2) bereits dargestellt, wie die ganz überwiegende Mehrzahl von 80% aller Befragten am Beginn der Krankheit ihre Unabhängigkeit betonte. Offene Hilflosigkeit wurde nur in Einzelfällen beobachtet. Diese betont „autonome" Grundhaltung bleibt in kaum geschwächter Form nach 3 Monaten bei zwei Drittel aller Patienten erhalten. Allerdings verweist der sehr niedrige Korrelationskoeffizient (r = 0,15) auf eine Vielzahl unsystematischer Fluktuationen. Über die Hälfte aller Untersuchten änderte in den ersten 3 Krankheitsmonaten ihr Autonomieverhalten, ohne daß sich der Mittelwert der Gesamtgruppe dadurch wesentlich verschob und ohne daß sich eindeutige Korrelationsmuster erkennen ließen.

Nach Ablauf des 1. Behandlungsjahres stabilisierte sich die Entwicklung (r = 0,64, p < 0,05) bei einer weiterhin starken Betonung der Unabhängigkeit von der Hilfe anderer Menschen.

Der gleiche Befund wiederholt sich am Ende des 2jährigen Beobachtungszeitraums, wo nach wie vor 60% der Befragten angaben, ganz ohne äußere Unterstützung auszukommen. Die Korrelation mit dem vorangegangenen Untersuchungszeitpunkt ist sehr hoch (r = 0,70, p ±0 0,05). Offene Hilflosigkeit ist in den ersten beiden Krankheitsjahren nur in Einzelfällen zu beobachten.

Hoffnung: Die Hoffnung schwankt im 2jährigen Untersuchungszeitraum sehr stark bei einer durchgängigen Betonung optimistischer Tendenzen. Die Korrelationen zwischen dem 1. und 2. bzw. 2. und 3. Meßzeitpunkt ist nahe 0 (r = 0,03 bzw. r = 0,07). Erst am Ende des 2. Krankheitsjahres findet sich ein etwas stärkerer, allerdings negativer Zusammenhang (r = −0,32), der jedoch keine statistische Signifikanz erreicht. In allen 3 Untersuchungsintervallen wechselt jeweils über die Hälfte aller Befragten ihre Einstellung, wobei sich jedoch gegensinnige Entwicklungen im Mittelwert aufheben und die statistischen Korrelationen auf diese Weise extrem niedrig sind. Die im Mittelwert gezeigte Stabilität verbirgt die Vielzahl quantitativer und auch qualitativer Veränderungen. Die Hoffnung schwankt in den ersten beiden Krankheitsjahren ganz außerordentlich. Patienten, die zum einen Zeitpunkt als sehr optimistisch angesehen wurden, geben sich im nächsten Gespräch eher skeptisch und umgekehrt. Hoffnung ist ein von der jeweiligen aktuellen Befindlichkeit entschiedenes Merkmal.

Psychosozialer Streß: Im ganzen Verlauf des 1. Behandlungsjahres sind die Kranken sehr stark belastet. Erst zu Ende des 2. Krankheitsjahres tritt eine deutliche Entspannung ein ($p < 0,001$). Eine starke positive Korrelation zum vorangegangenen Untersuchungszeitraum ($r = 0,51$, $p < 0,05$) zeigt, daß sich ein Großteil der Stichprobe gleichsinnig entwickelte. Mithin wird die Mehrzahl des ursprünglich stark belastet Erlebten nunmehr wesentlich entspannter gesehen.

Entwicklung des Bewältigungsverhaltens

Die psychodynamischen Mechanismen der Belastungsabwehr sowie die kognitiven Copingstrategien sollten unserer Erwartungshypothese zufolge im Einzelfall eher unverändert bleiben.

Gefühlsunterdrückung und Rationalisierung: Zu Krankheitsbeginn, bei der Erstuntersuchung, hielten sich rationalisierende und verleugnende Patienten mit solchen, die eher Gefühlsdurchbrüche zeigten, im Gleichgewicht. Ausgewogene Haltungen, die der statistische Mittelwert suggeriert, kamen angesichts einer betont U-förmigen Häufigkeitsverteilung kaum zum Tragen.

Im Laufe des 1. Krankheitsjahres beobachteten wir jedoch eine Verschiebung in Richtung eines rationalisierenden und gefühlsunterdrückenden Abwehrverhaltens, welches nunmehr bei 75 % bzw. 80 % der Befragten auftrat. Belastende Gefühle und Konflikte wurden jetzt weitgehend unterdrückt und/oder durch eine betont vernunftbestimmte Haltung kontrolliert. Damit klärt sich auch der eben dargestellte schwache Angstausdruck am Ende des 1. Behandlungsjahres auf. Die Angst wird ebenso wie Gefühle der Hilflosigkeit und Hoffnungslosigkeit geleugnet oder bewußt unterdrückt. Die Korrelationen zwischen den Untersuchungszeitpunkten sind bei der Variable „Gefühlsausdruck" durchweg höher, teilweise auch statistisch gesichert, wogegen die sehr niedrigen Korrelationskoeffizienten der Variable „Rationalisierung" wieder auf eine Vielzahl unsystematischer Schwankungen verweisen.

Im 2. Krankheitsjahr wird die psychologische Abwehr deutlich schwächer. Nur noch etwa die Hälfte der Untersuchten stellt sich als vernunftbestimmt (rationalisierend) dar, ohne daß diese Veränderung jedoch statistische Signifikanz erreicht. Dem entspricht auch der im vorangegangenen Abschnitt dargestellte Angstanstieg im 2. Krankheitsjahr.

Gesprächsbeteiligung: Im ganzen 1. Krankheitsjahr wurde die Mehrzahl der Befragten im Untersuchungsgespräch als engagiert und beteiligt erlebt. Diese Offenheit nimmt im 2. Krankheitsjahr nochmals sehr stark zu ($p < 0,001$) bei einer hohen Korrelation zum vorangegangenen Befragungszeitpunkt ($r = 0,68$), $p < 0,05$). Auch dies ist ein Hinweis auf das bei mehreren vorangegangenen Merkmalen bereits beschriebene vertrauensvolle und offene Verhalten der Patienten im 2. Behandlungsjahr.

Harmonisierung und Altruismus: Zu allen Zeitpunkten der 2jährigen Untersuchung wurde die ganz überwiegende Mehrzahl aller Befragen als „aggressionsgehemmt" eingestuft. Nur in den ersten 3 Krankheitsmonaten zeigte sich wieder eine große Zahl unsystematischer Schwankungen ($r = -0,03$), die jeweils aber nur zwischen den beiden Extremwerten „aggressionsgehemmt" oder „harmonisierend" stattfanden. Aggressiv zeigte sich kaum je ein Patient. Im weiteren Verlauf stabilisiert sich das Merkmal (r = 0,51 bzw. r = 0,43, p < 0,05). Harmonisierende Konfliktvermeidung ist eines der konstantesten durchgängigen Merkmale der befragten Patientengruppe.

Anders dagegen die Entwicklung des altruistischen Aufopferungsverhaltens, welches nach der Diagnosestellung, also vor Behandlungsbeginn bei ca. 85 % aller Befragten gefunden worden war. Ein Befund, der in solcher Ausprägung bei der überwiegend männlichen Population überraschte. Bereits innerhalb der ersten 3 Krankheitsmonate nimmt jedoch der Altruismus in statistisch signifikanter Weise (p < 0,01) ab mit einer mittelstarken Korrelation zum Ausgangsbefund (r = 0,33, p < 0,05). Bis zum Ende des 1. Behandlungsjahres zeigt sich wieder eine Reihe unsystematischer Fluktuationen (r = −0,04). Danach schwindet der Altruismus nochmals in einem 2. Schub bis zum Ende des 2. Krankheitsjahres auf einen ausgewogenen Mittelwert ab (p < 0,05, r = 0,39). Nunmehr sind Ansprüche und Verpflichtungen weitgehend im Gleichgewicht. Die Patienten zeigen ihre Erwartung, ohne das Wohlergehen der ihnen Nahestehenden ganz aus dem Blickfeld zu verlieren.

Gesundheitsverhalten: Die Besserung des Gesundheitsverhaltens ist eine der eindrücklichsten Veränderungen der ersten 3 Krankheitsmonate. Vor Behandlungsbeginn zeigten 80 % der Befragten ein überwiegend schädigendes gesundheitsvernachlässigendes Verhalten (z. B. Rauchen), 3 Monate später wurde bei etwa der Hälfte der Stichprobe ein durchaus angemessenes Gesundheitsverhalten gefunden (p < 0,01). Weil sich die Einschätzungen von einem Extremwert auf eine Vielzahl von Unterkategorien verteilen, ist die Korrelation zwischen den Meßzeitpunkten sehr gering (r = 0,08). Das gesundheitsbewußte Verhalten bleibt aber über den gesamten 2jährigen Untersuchungszeitraum stabil bei nunmehr befriedigenden Korrelationen der Meßwerte (r = 0,48, p < 0,05 bzw. r = 0,41).

Zusammenfassung der individuellen Entwicklungen in den ersten beiden Jahren nach der Diagnosestellung

Die ersten 100 Krankheitstage: Als unmittelbare Reaktion auf die verheerende Krankheitsdiagnose verbessert offensichtlich die größte Zahl aller Bronchialkrebskranken ihr Gesundheitsverhalten schnell und nachhaltig. Die Patienten geben das Rauchen auf, beachten verstärkt Krankheitssymptome und nehmen mehr Rücksicht auf die Grenzen ihrer körperlichen Belastbarkeit. Solch gesundheitsbewußtes Verhalten setzt sich bis zum Ende des 2jährigen Beobachtungszeitraumes fort mit nur noch geringfügigen Schwankungen.

Des weiteren ändern viele der zumeist männlichen Patienten ihr anfänglich extremes Aufopferungsverhalten. Zwar besteht auch nach 3 Monaten noch eine deutliche Neigung, eigene Bedürfnisse zurückzustellen, sich eher um andere, etwa die Ehefrau oder die Kinder zu sorgen, aber diese Haltung ist längst nicht so ausgeprägt wie zur Zeit der Diagnosestellung. Im Vergleich zu den eben dargestellten qualitativen Veränderungen des Gesundheitsverhaltens handelt es sich hier jedoch eher um quantitative Abschwächungen einer nach wie vor erkennbaren altruistischen Grundtendenz der Krebskranken.

Im übrigen sind die ersten 3 Krankheitsmonate durch große Instabilität der untersuchten psychologischen Merkmale charakterisiert. Wir sahen eine Vielzahl von quantitativen und qualitativen Schwankungen, die jedoch meist kein systematisches Muster erkennen ließen, so daß die statistischen Korrelationskoeffizienten überwiegend sehr niedrig sind. Durch gegensinnige Veränderungen der Gesamtstichprobe wird bei den meisten Merkmalen vom Mittelwertprofil eine Konstanz vorgetäuscht, die im Einzelfall keinesfalls gegeben ist. Unsere Erwartungshypothese, die weitgehend stabile individuelle Bewältigungsprozesse annahm, muß deshalb für die ersten 3 Krankheitsmonate verworfen werden.

Das 1. Krankheitsjahr: Bis zum Ende des 1. Krankheitsjahres schwächt sich die gezeigte Angst in statistisch signifikanter Weise ab. Bezeichneten sich zu Krankheitsbeginn vor Aufnahme der medizinischen Behandlung nahezu 50 % der Befragten als ängstlich, so gaben nun etwa drei Viertel aller Probanden an, wenig oder gar keine Angst mehr vor der Krankheit oder ihren Folgen zu haben.

Die übrigen Merkmale blieben in dieser Einjahresentwicklungsperiode im Mittelwert weitgehend unverändert. Die statistische Korrelation mit dem Anfangsbefund fällt bei den meisten Variablen weit höher aus als bei der Dreimonatskatamnese. Das 1. Krankheitsjahr erweist sich an seinem Ende als deutlich von Kontinuität bestimmt. Nach einer anfänglichen Phase der Schwankungen, der verwirrenden und widersprüchlichen Entwicklung und des Suchens hat die Mehrzahl der nun erneut Befragten Anschluß an ihre ursprünglichen Haltungen gewonnen. Erst hier scheint unsere eingangs aufgestellte „Stabilitätshypothese" zu greifen.

Das 2. Krankheitsjahr: Die deutlichste qualitative Veränderung des 2. Krankheitsjahres ist eine spürbare (statistisch gesicherte) Entlastung der Kranken. Der zu Behandlungsbeginn und im ganzen Verlauf des 1. Jahres maximal erhöhte psychosoziale Streß sinkt auf einen mittleren Einschätzungswert ab. Dies ist für die Qualität des Überlebens entscheidend. Die Patientinnen und Patienten entrinnen zumeist dem anfänglich beschriebenen Dauerstreß. Diese Entspannung wirkt sich auch im Gesprächskontakt, wo die anfangs schon als „engagiert und beteiligt" bezeichneten Patienten nunmehr fast durchweg als „sehr offen" von ihren Interviewern erlebt wurden. Aufgrund dieser Entwicklung wurde im Gespräch auch wieder mehr Angst zugelassen, was bei der nach wie vor unsicheren Krankheitsprognose als nur angemessen erscheint.

Für den Bewältigungsprozeß bedeutsam ist schließlich noch eine weitere Abschwächung des ursprünglichen Altruismus. Nachdem bereits in den ersten 3 Krankheitsmonaten extreme Aufopferungstendenzen verschwunden waren, sind nunmehr Geben und Nehmen weitgehend im Gleichgewicht. Die Patienten äußern eigene Erwartungen, sind aber auch bereit, auf andere einzugehen.

Im übrigen ist dieses 2. Jahr durch weiter wachsende psychologische Stabilität charakterisiert. Qualitative Sprünge (Überschreiten einer Schätzstufe auf der Merkmalskala) sind sehr selten geworden. Die statistischen Korrelationen sind höher, was auf eindeutigere Beziehungen zum Anfangsbefund schließen läßt. Auf mittlere Sicht ist demnach der 1. Teil unserer Arbeitshypothese bestätigt: individuelle psychologische Faktoren (z. B. Persönlichkeit) bestimmen den jeweiligen Bewältigungsstil. Die 2. Annahme, daß darüber hinaus der Krankheitsverlauf den Bewältigungsprozeß bestimmt, soll im nun folgenden Abschnitt überprüft werden.

Einfluß des Krankheitsverlaufes auf die psychologische Entwicklung

Die Korrelation des Krankheitsverlaufes (dichotomisiert in Remission vs. Progression) mit den Variablen der Krankheitsbewältigung und der Lebensqualität zeigt in den ersten 12 Monaten ein überraschendes Ergebnis (bei der Zweijahreskatamnese waren nur einzelne untersuchte Patienten in Remission. Deshalb war hier keine weitergehende Auswertung möglich): Entgegen unserer Arbeitshypothese war die psychische Entwicklung in allen untersuchten Merkmalen unabhängig davon, ob der Patient von Tumorrezidiven oder von einem progendienten Tumorwachstum freigeblieben war. Lediglich im t-Test zeigten sich bei der Dreimonatsnachuntersuchung Zusammenhänge, die allerdings ganz im Gegensatz zu unserer Erwartungshypothese standen. Im Falle der Tumorremission waren „Rationalisierungen" und „Altruismus" besonders ausgeprägt. Patienten, die im 1. Vierteljahr einen günstigen Verlauf hatten, behielten danach das anfängliche Bewältigungsverhalten eher bei, wogegen im Fall der Progression eine Abwehrschwächung auftrat. Die Mittelwertdifferenz ist jedoch sehr gering und keinesfalls qualitativer Art (weniger als eine Beurteilungsstufe).

Ein ebenfalls negatives Ergebnis zeigte der Vergleich der psychologischen Daten von Patienten mit geringgradig oder stark beeinträchtigtem Allgemeinbefinden (Karnoffsky-Index). Lediglich bei der Zweijahreskatamnese ergab sich ein statistisch relevanter Befund: Patienten mit spürbarer Beeinträchtigung ihres Leistungsvermögens brachten viel mehr Angst vor der Krankheit und ihren Folgen zum Ausdruck. Die Mittelwertdifferenz überschreitet hier eine Schätzstufe. Dieses Teilergebnis erscheint äußerst plausibel.

4.2 Entwicklungen des sozialen (familiären) Beziehungssystems in den ersten beiden Jahren einer Bronchialkrebserkrankung

In dem nun folgenden Abschnitt sollen im Anschluß an die Darstellung der psychodynamischen Prozesse die Entwicklung des sozialen Beziehungssystems, zu dem der Kranke gehört, v. a. aber die Entwicklungen der Familie dargestellt werden.

4.2.1 Fragestellung und Hypothesen

Hier wird uns v. a. beschäftigen, welche Unterstützung der Patient durch sein Umfeld erfährt (im Sinne des „social support") oder ob zusätzliche Belastungen, etwa durch familiäre Konflikte, auftreten. Ausgehend von Olsons familiendynamischen Grundkategorien wird geprüft, ob der anfängliche starke *Zusammenhalt* der Beteiligten im weiteren Verlauf erhalten bleibt, ob sich die anfänglich eingeschränkte *Entwicklungsfähigkeit* der Familien bessert und wie weit sich die dargestellten Besonderheiten der *Kommunikation,* v. a. der Konfliktvermeidung, im Verlauf der Krankheit ändern. Weiter wird untersucht, ob eine Vorhersage des Entwicklungsprozesses von einem Untersuchungszeitraum zum nächsten möglich ist. Lassen sich Bewältigungsprobleme vorhersehen? Abschließend soll die Bedeutung des Krankheitsverlaufes für den familiären Entwicklungsprozeß untersucht werden.

Im einzelnen stellten wir die folgenden Untersuchungshypothesen auf:

1) Der zu Krankheitsbeginn extreme Zusammenhalt, die eingeschränkte Entwicklungsfähigkeit sowie die anfänglich ausgeprägte Konfliktvermeidung schwächen sich in den ersten beiden Krankheitsjahren ab.
2) Familiendynamische Prozesse sind zeitstabil. Die Korrelationen zwischen den Untersuchungspunkten sind hoch.
3) Die Abschwächung der obengenannten familiendynamischen Merkmale ist bei einem günstigen Krankheitsverlauf besonders ausgeprägt. Im Falle eines Tumorrezidivs oder bei einem progedienten Tumorwachstum nähert sich die Familiendynamik wieder dem Ausgangsbefund.

4.2.2 Untersuchungsgang und Untersuchungsmethoden

Wir wiederholten das Gespräch mit dem Patienten und seiner Familie 3 Monate, 1 Jahr und 2 Jahre nach der Diagnosestellung. Weil viele Patienten im Untersuchungszeitraum verstarben und weil es häufig nicht möglich war, die ganze Familie zum vorgesehenen Untersuchungsgespräch zusammenzubringen, nimmt die Zahl der Fälle im 2jährigen Untersuchungszeitraum deutlich ab. Von den ursprünglichen 45 Familien wurden nach 3 Monaten noch 35, nach 1 Jahr 22 und nach 2 Jahren nur noch 11 gesprochen. Angesichts so kleiner Fallzahlen und weil nicht sichergestellt ist, daß die Teilstichproben tatsächlich repräsentativ sind, müssen alle folgenden Ergebnisse unter größtem Vorbehalt interpretiert werden.

Methodisch gingen wir so vor, daß wir die Mittelwerte der jeweiligen Einschätzungsergebnisse zu den verschiedenen Untersuchungszeitpunkten verglichen. Etwaige Differenzen wurden inferenzstatistisch auf ihre Signifikanz überprüft (t-Test für abhängige Stichproben). Des weiteren wurden die Korrelationen (Pearsons r) zwischen den jeweiligen Einschätzungen ermittelt und ebenfalls auf ihre statistische Signifikanz geprüft. Schließlich wurden die Veränderungen in den verschiedenen Einschätzungsmerkmalen für die jeweiligen Patienten ermittelt, um festzustellen, bei wieviel Prozent der befragten Familien zu jeweils 2 Zeitpunkten der gleiche Einschätzungswert vergeben wurde. Dabei differenzierten wir zusätzlich zwischen Veränderungen, die lediglich eine Einschätzungsstufe betrafen (quantitative Veränderungen) und solchen, die 2 und mehr Stufen der Veränderung umfaßten (qualitative Sprünge).

4.2.3 Ergebnisse

Mittelwertveränderungen

Der Vergleich der Mittelwertprofile zu den verschiedenen Untersuchungszeitpunkten läßt eine weitgehende Stabilität des familiendynamischen Grundmusters vermuten. Qualitative Veränderungen, die eine Einschätzungsstufe überschreiten, kommen nicht vor. Auch die Auswertung der prozentualen Veränderungen bei den einzelnen Untersuchungsmerkmalen belegt, daß der überwiegenden Mehrzahl aller Veränderungen lediglich leichte (quantitative) Verschiebungen von höchstens einer Einschätzungsstufe zugrunde liegen. Im einzelnen lassen sich auf den verschiedenen familiendynamischen Dimensionen die folgenden Prozesse beschreiben:

Familiärer Zusammenhalt: Die anfänglichen extremen familiären Bindungen schwächen sich in den ersten 3 Krankheitsmonaten deutlich ab ($p < 0,05$), bleiben aber im Mittelwert im gesamten Verlauf hoch (4,9–4,2 auf der 5stufigen Einschätzungsskala). Noch deutlicher ist die Abschwächung der innerfamiliären Fusion, die nach 3 Monaten bereits im mittleren („normalen") Skalenbereich liegt ($p < 0,05$) und auch im weiteren Verlauf in diesem mittleren Bereich verbleibt, d. h. das Verhältnis von Durchlässigkeit und Abgrenzung zwischen den einzelnen Familienmitgliedern verbessert sich frühzeitig und nachhaltig.

Die beiden anderen Merkmale des familiären Zusammenhaltes „Abgrenzung der Familie gegenüber dem Umfeld" und „wechselseitige Sorge der Familienmitglieder" bleiben im gesamten Zweijahresverlauf in ihren Mittelwerten weitgehend unverändert, d. h. die Familien bleiben deutlich von der Umgebung abgegrenzt (isoliert) und sie bleiben sehr stark umeinander besorgt (Altruismus).

Familiäre Entwicklungsfähigkeit: Die beiden hier zusammengefaßten Merkmale bleiben zwar im Mittelwert in den ersten 3 Krankheitsmonaten weitgehend unverändert, erfahren dann aber am Ende des 1. Krankheitsjahres eine sehr deutliche, statistisch signifikante ($p < 0,05$) Abschwächung.

Die anfänglich vorgefundene Starrheit (Rigidität) der Familien erreicht nach 1 Jahr einen Tiefpunkt. Die Familien erscheinen jetzt veränderungs- und entwicklungsbereiter ($p < 0,01$). Aber am Ende des 2. Krankheitsjahres nähern sich die Einschätzungen wieder dem Ausgangswert. Die Familien erscheinen jetzt erneut unbeweglicher.

Ein gleiches Ergebnis fanden wir in bezug auf die wechselseitige Ergänzung (Komplementarität) der Familienmitglieder, welche ebenfalls am Ende des 1. Krankheitsjahres ihr Minimum erreicht ($p < 0,05$). Zu dieser Zeit werden auch etwaige Schwächezeichen einzelner Familienmitglieder besser toleriert. Am Ende des 2. Krankheitsjahres ist der Ausgangswert jedoch wieder erreicht. Die Entwicklungsfähigkeit der untersuchten Familien ist mithin am Ende des 1. Krankheitsjahres deutlich verbessert, allerdings nur in quantitativer, nicht in qualitativer Weise und ohne daß der Zuwachs an Flexibilität auf Dauer erhalten bleibt.

Familiäre Kommunikation: In diesem Merkmalsbereich muß unterschieden werden zwischen Kommunikationsstörungen, wie sie für psychopathologisch auffällige Familien charakteristisch sind (Klarheit der Mitteilung und Aufmerksamkeit) und Variablen der Konfliktlösung.

Die beiden erstgenannten Merkmale bleiben im gesamten Untersuchungszeitraum auf einem mittleren Einschätzungsniveau konstant, d. h. die meisten Familien haben zu keinem Zeitpunkt Schwierigkeiten, ihren Mitteilungen eine angemessene Klarheit zu geben, und sie haben auch keine Schwierigkeiten, einen gemeinsamen Aufmerksamkeitsfokus zu halten oder gegebenenfalls zu wechseln.

Deutliche Veränderungen, die jedoch im Mittel wiederum das Ausmaß quantitativer Abschwächungen (weniger als eine Einschätzungsstufe) nicht überschreiten, zeigen die verschiedenen Konfliktlösungsvariablen, wobei die Veränderungen jedoch wieder nur am Ende des 1. Krankheitsjahres zum Tragen kommen: Zu diesem Zeitpunkt werden deutlich mehr kritische Äußerungen in den Familien zugelassen, die Betreffenden verhalten sich nicht mehr in der anfänglichen ausschließlich bestätigenden Weise ($p < 0{,}05$). Etwas weniger ausgeprägt, dennoch statistisch gesichert ($p < 0{,}05$) ist die Abschwächung der ursprünglich so ausgeprägten Harmonisierungstendenzen. Es werden am Ende des 1. Krankheitsjahres und bis zum Ende des Untersuchungszeitraums mehr Konfliktthemen zugelassen und von den Familien offener besprochen. Damit einher geht auch eine statistisch gesicherte ($p < 0{,}05$) Abnahme der Konfliktspannung, welche am Ende des 2. Krankheitsjahres den mittleren („normalen") Einschätzungsbereich erreicht.

Die Gesprächsbeteiligung bleibt im gesamten 2jährigen Untersuchungszeitraum ausgewogen, d. h. die Mehrzahl der Familien wurde im Untersuchungsgespräch als engagiert und beteiligt erlebt.

Korrelationen der Einschätzungen
zu den verschiedenen Untersuchungszeitpunkten

Die Übersicht der prozentualen Veränderungen und der Einschätzungen zu den verschiedenen Untersuchungszeitpunkten belegt, daß selbst bei großer Konstanz der Mittelwerte im Einzelfall durchaus erhebliche quantitative, gelegentlich sogar qualitative Veränderungen zu beobachten sind. Mit anderen Worten, das Mittelwertprofil verbirgt eine Vielzahl von Fluktuationen, die sich nur scheinbar bei der Betrachtung des Entwicklungsprofils der Gesamtgruppe ausgleichen. Daß diese Schwankungen zunächst sehr unsystematisch sind und offenbar von anderen hier noch nicht erfaßten Einflüssen abhängen (z. B. vom Krankheitsverlauf) belegt die Übersicht der statistischen Korrelationen zu den verschiedenen Untersuchungszeitpunkten. Vier besonders prägnante und für die Entwicklung der Familien bedeutsame Zusammenhänge sollen im folgenden beispielhaft dargestellt werden.

Wir hatten oben gesehen, wie die *familiären Bindungen* bereits nach 3 Monaten den extremen Einschätzungsbereich verließen. Die Korrelationen der Schätzwerte sind zwischen den ersten beiden Meßzeitpunkten jedoch extrem niedrig ($r = -0{,}05$ bei nur 3monatigem Abstand von t_0 und t_1). Demgegenüber besteht bei der Zweijahreskatamnese ein deutlicher korrelativer Zusammenhang ($r = 0{,}52$) mit dem Ausgangsbefund, d. h. die stärkste statistische Beziehung besteht bei diesem Merkmal zwischen dem Erstgespräch und dem letzten Untersuchungsgespräch! Dazwischen herrscht eine Vielzahl unsystematischer Schwankungen.

Ein ganz anderes Korrelationsmuster finden wir bei der *Abgrenzung der Familien gegenüber dem Umfeld* (Isolation): Hier war der Mittelwert im gesamten Untersuchungszeitraum weitgehend konstant geblieben, und auch die Korrelationen sind durchweg sehr hoch. Am stärksten ist aber wiederum der Zusammenhang zwischen dem Ausgangsbefund und der Einschätzung nach 2 Jahren ($r = 0{,}82$), d. h. bei diesem Merkmal besteht eine echte Kontinuität. Die Mehrzahl der Familien grenzt sich während des gesamten Untersuchungszeitraums stark vom umgebenden Feld ab.

Die *Entwicklungsfähigkeit* hatte im Mittelwert nach 1 Krankheitsjahr deutlich zugenommen. Die statistische Korrelation ist hingegen nahezu Null. Erst am Ende des 2. Krankheitsjahres finden wir einen nunmehr bemerkenswert hohen statistischen Zusammenhang ($r = 0{,}49$), d. h. bis zu diesem Zeitpunkt schwanken die Einschätzungen innerhalb der Gruppe erheblich und in unsystematischer Weise.

Dieser Befund wiederholt sich auch bei der zentralen Kommunikationsvariable *Konfliktlösung,* wo wiederum die stärksten statistisch gesicherten Korrelationen erst am Ende des 2. Untersuchungsjahres auftraten, wobei hier allerdings auch die vorangegangenen Werte (t_1 und t_2 einen deutlichen Zusammenhang anzeigen.

Zusammenfassend stellen wir fest, daß überraschenderweise die Vorhersage vom Anfangsbefund zum letzten Einschätzungspunkt besser gelingt als zwischen den nur 3 Monate auseinanderliegenden ersten beiden Untersuchungsgesprächen. Unsere oben aufgestellte 2. Hypothese erwies sich demnach nur teilweise als richtig. In den ersten 3 Monaten und im 1. Krankheitsjahr herrscht eine Vielzahl zusätzlicher Einflüsse, welche die Vorhersage des Verhaltens der Familie sehr erschweren. Eine gewisse Vorhersagbarkeit ist hingegen für die längerfristige Entwicklung bis zum Ende des 2. Krankheitsjahres gegeben.

Zusammenfassung der familiären Entwicklungen in den verschiedenen Untersuchungszeiträumen

Die ersten 3 Monate der Krankheit sind wiederum (wie schon beim Einzelpatienten) durch ausgeprägte, unvorhersagbare Fluktuationen charakterisiert. Die Familie befindet sich in einer Orientierungskrise. Im Mittel schwächen sich in dieser Zeit aber die anfänglichen extremen Bindungen und familiären Verschmelzungen (Grenzenverlust) deutlich ab.

Das 1. Krankheitsjahr ist durch einen Zuwachs der Entwicklungs- und Anpassungsfähigkeiten charakterisiert. Die Familien werden weniger komplementär und erstarrt eingestuft bei einer nach wie vor deutlichen Fluktuation der Einschätzungen, aber die Fähigkeit zur Konfliktlösung hat stark zugenommen. Die Familien verhalten sich im Regelfall nicht mehr so stark harmonisierend und kritikvermeidend wie im Erstgespräch.

Am Ende des 2. Krankheitsjahres kommt es nur noch zu einer deutlichen Abnahme der familiären Konfliktspannung. Die Einschätzungen haben jetzt eine höhere Stabilität und Vorhersagekraft gewonnen.

Unverändert ausgeprägt bleiben während des gesamten 2jährigen Untersuchungszeitraums die starken Abgrenzungen gegenüber dem Umfeld und eine hohe wechselseitige Besorgtheit (Altruismus).

Konstant im mittleren („normalen") Einschätzungsbereich liegen während der ersten 2 Krankheitsjahre die emotionale Beteiligung, Klarheit und Aufmerksamkeit im Familiengespräch.

Einfluß des Krankheitsverlaufs auf das familiäre Unterstützungs- und Bewältigungsverhalten

Wir haben oben gezeigt, daß das individuelle Bewältigungsverhalten und die Qualität des Überlebens erstaunlich wenig mit dem objektiven Krankheitsverlauf (Remission oder Progression) korreliert und daß auch das Allgemeinbefinden der Kranken kaum den erwarteten Einfluß zeigte. Die wenigen statistisch gesicherten Zusammenhänge verwiesen darüber hinaus auf eine eher abwehrschwächende Wirkung einer Tumorprogression, wogegen wir in unserer Arbeitshypothese gerade die entgegengesetzte Wirkung vermutet hatten.

Das gleiche Bild stellt sich beim Vergleich verschiedener Formen der Tumorentwicklung (Remission vs. Progression) in den 12 Variablen des beziehungsdiagnostischen Ratings zu den Zeitpunkten t_1 (Dreimonatskatamnese) und t_2 (Einjahreskatamnese) ein (bei der Zweijahreskatamnese waren nur noch einzelne Patienten in Remission, so daß auf eine Auswertung verzichtet wird): Der Tumorverlauf zeigt nach 3 Monaten wiederum *keine* statistisch signifikanten Befunde in den 12 familiendynamischen Merkmalen (U-Test und t-Test p < 0,05). Nach 1 Jahr findet sich lediglich ein deutlicher Zusammenhang mit der Variable „Außengrenzen": Wenn der Patient ein Rezidiv oder ein progredientes Tumorwachstum erlitten hatte, so öffnete sich die Familie stärker gegenüber dem Umfeld. Die anfängliche Isolation, bei der keine Informationen abgegeben oder aufgenommen wurden, der Rückzug von nicht zur engeren Familie gehörenden Menschen, von Nachbarn, Freunden, entfernten Verwandten, Kollegen etc. wird demnach gerade im Falle einer günstigen Krankheitsentwicklung beibehalten. Lediglich im t-Test fanden wir darüber hinaus einen signifikanten Zusammenhang mit der Variable „Kritik in der Familie": Wiederum behielten die Familienmitglieder im Falle einer Tumorremission ihren anfänglichen kritikvermeidenden, einander ausschließlich bestätigenden Kommunikationsstil bei, wogegen bei einer Tumorprogression (bzw. einem Tumorrezidiv) kritische und bestätigende Äußerungen eher im Gleichgewicht standen.

Angesichts der begrenzten Zahl signifikanter Unterschiede im Verhältnis zur Gesamtzahl der Variablen und weil das Ergebnis zudem der Erwartungshypothese entgegengerichtet war, sollte eine Überinterpretation der Befunde vermieden werden. Wir konnten keine klare statistisch gesicherte Beziehung der familiären Interaktionen mit dem objektiven Krankheitsverlauf im 1. Jahr eines Bronchialkrebsleidens nachweisen.

Etwas anders stellen sich die Verhältnisse dar, wenn wir den familiendynamischen Befund mit dem zusätzlich von subjektiven Faktoren bestimmten und für alle Beteiligten deutlich erkennbaren allgemeinen Leistungszustand des Patienten korrelieren. Bei Patienten, die nach 1 Jahr eine deutliche Beeinträchtigung durch die Krankheit zeigten (Karnoffsky-Index unter 50%), die mithin dauerhaft auf Hilfe angewiesen waren und nur zeitweise das Bett verlassen konnten oder sogar gänzlich bettlägerig waren, waren auch die Familien stärker belastet: Die Angehörigen dieser Schwerstleidenden zeigten die geringste Veränderungsbereitschaft (Rigidität), betonten den Status quo, der möglichst wenig in Frage gestellt werden sollte. Sie grenzten sich außerdem gegenüber dem Umfeld stark ab. Wie erwartet versuchten diese Familien, sich um so stärker dem Einfluß Außenstehender zu entziehen, je schlechter die körperliche Verfassung ihres krebskranken Mitgliedes war. Dieses hypothesengerechte Ergebnis steht im Widerspruch zu der eben dargestellten größeren Öffnung der Familien bei objektiv gesicherter Tumorprogression.

Schließlich waren auch die Mitteilungen dieser Familien Schwerstleidender im gemeinsamen Gespräch des öfteren sehr unklar, für Außenstehende schwer nachvollziehbar, was auf weitere Abwehrprozesse schließen läßt.

Am Ende des 2. Krankheitsjahres fanden wir zusätzlich 2 sehr ausgeprägte Korrelationen, die auch bei den nun begrenzten Fallzahlen noch statistische Signifikanz erreichten und die unseren Erwartungshypothesen entsprachen: Je mehr das allgemeine Leistungsvermögen des Krebskranken beeinträchtigt war, um so stärker waren die familiären Bindungen. Fast alle der hier Untersuchten zeigten die maximalen Einschätzungswerte („Verklammerung"), stellten sich als ein geschlossener Block dar. Des weiteren fanden wir eine Verwischung der innerfamiliären Grenzen (Fusion). Je beeinträchtigender das Krebsleiden war, um so verschmolzener zeigten sich die Familien. Wogegen die Familien der weniger belasteten Patienten deutlich besser abgegrenzt (individuiert) waren. Im Olson-Kategoriensystem liegen Familien der schwerstleidenden Bronchialkrebskranken im Bereich des „rigid enmeshment".

4.3 Zusammenfassung und Diskussion –
Die Patienten, ihre Familien und die Krankheit in den ersten
beiden Jahren nach der Diagnosestellung

Betrachten wir zunächst die spontane Entwicklung der Patienten und ihrer Familien, so erkennen wir im ganzen 2jährigen Entwicklungszeitraum deutliche Veränderungen des initialen individuellen und familiären Bewältigungsverhaltens, der sozialen (familiären) Unterstützung sowie der Lebensqualität (Tabelle 4.1).

Die Mehrzahl der Kranken erlebt nach 2jährigem Leiden trotz des überwiegend progredienten Krankheitsverlaufs eine deutliche Belastungsminderung. Die Betroffenen haben sich ganz offensichtlich mit ihrer Situation arrangiert.

Tabelle 4.1. Entwicklungen der Patienten und ihrer Familien in den ersten beiden Jahren einer Bronchialkrebserkrankung[a]

	Zeit nach Diagnose		
	3 Monate	1 Jahr	2 Jahre
Patient	Eigene Ansprüche werden verstärkt gezeigt		
		Angst hat abgenommen	Angst ist wieder gestiegen
	Aufgabe gesundheitsschädigenden Verhaltens	Rationalisierung	Belastung hat abgenommen
Familie	Bindung nimmt kontinuierlich ab		
	Grenzen in der Familie werden verstärkt		
	Weniger komplementär		
	Konflikte werden eher ausgetragen		
	Mehr Kritik		
	Flexibler/hohe Entwicklungsbereitschaft		Spannung hat abgenommen

[a] Einschätzung durch Interviewer (10 bzw. 12 Variablen jeweils 5stufig). Dargestellt sind Merkmale, deren Mittelwert zu- oder abgenommen hat (t-Test, $\leq 0{,}05$).

Dies bedeutet jedoch keineswegs, daß die Angst vor einem tödlichen Ausgang oder vor weiteren schmerzhaften und nebenwirkungsreichen Behandlungsmaßnahmen geschwunden sei. Nur bei der Einjahresnachuntersuchung war eine spürbare Angstminderung zu beobachten. Nach 2 Jahren ist wieder der anfängliche Angstausdruck erreicht. Panische, überwältigende Todesängste wurden im gesamten Zweijahresraum jedoch nur in Ausnahmefällen berichtet. Die anstelle dessen geäußerte Besorgnis erscheint als äußerst realistisch angesichts der denkbar schlechten medizinischen Prognose des Bronchialkrebs.

Die Patientinnen und Patienten versuchen ihrerseits, alles ihnen mögliche gegen ein fortschreitendes Tumorwachstum zu unternehmen. Besonders eindrücklich zu beobachten war die unmittelbar an die Diagnosestellung anschließende Verbesserung des vor der Krankheitsdiagnose stark gesundheitsschädigenden Verhaltens, welches bis zum Ende des 2. Krankheitsjahres deutlich gebessert bleibt. Insbesondere das Rauchen wird mehrheitlich aufgegeben, aber auch die Symptomwahrnehmung, die Beachtung von Belastungsgrenzen und die Befolgung der empfohlenen Behandlungsmaßnahmen (Compliance) sind unter dem Eindruck der lebensbedrohenden Krankheit deutlich gebessert. Die Patienten melden im Verlauf der Krankheit auch zunehmend eigene Bedürfnisse an. Sie zeigen, wann sie eine entlastende Unterstützung benötigen. Waren sie anfänglich im Sinne einer altruistischen Abtretung fast ausschließlich um das Wohlergehen der anderen besorgt, versuchten selbst die Not des gesunden Partners zu lindern, für die Kinder Vorsorge zu treffen, möglicherweise sogar sich für Mitpatienten einzusetzen, so zeigten die Krebskranken mit jeder Nachuntersuchung deutlicher, was sie selbst brauchen und nahmen Hilfs- und Unterstützungsangebote vermehrt wahr. Das entgegengesetzte Extrem eines egozentrischen „Krankheitsterrors", bei welchem das Leiden gewissermaßen erpresserisch eingesetzt wurde, kam nur wieder in Einzelfällen zum Vorschein. Viel häufiger entwickelte sich ein Gleichgewicht von Nehmen und Geben, welches für die Bewältigung des Leidens und den Erhalt der Lebensqualität gute Voraussetzungen schuf.

Im großen und ganzen trafen wir somit bei der Mehrzahl der von uns in den ersten beiden Jahren begleiteten Kranken durchaus konstruktive Entwicklungen an. Offene andauernde Bewältigungskrisen, selbstschädigende Verläufe, die krankheitsbedingte Zerstörung eines bislang ausgeglichenen psychologischen und sozialen Lebens kamen kaum jemals vor. Viel eher schien die Infragestellung des Überlebens durch die so überaus bösartige Bronchialkrebserkrankung noch konstruktive Neuentscheidungen und Entwicklungen in der verbliebenen Zeit zu ermöglichen. Die vorliegenden, mit allen forschungsmethodischen Vorbehalten zu betrachtenden ersten Orientierungsdaten sprechen gegen die Annahme weitreichender psychopathologisch bedenklicher Bewältigungsprobleme und gegen die Annahme einer weitreichenden Zerstörung der psychologischen Qualität des Überlebens.

Es liegt nahe, ähnlich konstruktive Entwicklungen für die Familie als Ganzes zu erwarten. Möglicherweise ist eine Unterstützung durch das Umfeld („social support") auch die Voraussetzung für das Gelingen der individuellen Bewältigung, den Erhalt der Lebensqualität. Etwa ein Drittel der zur Behandlungsbeginn gesehenen 45 Familien konnte bis zum 3. Follow-up noch 24 Monate begleitet werden. Tabelle 4.1 zeigt uns einen über 2 Jahre andauernden stetigen Prozeß der Differenzierung und der Individuation.

Die anfänglich stärksten zentripetal gerichteten Tendenzen, die wechselseitige Bindung auf allen psychologischen Ebenen (Es, Ich, Überich), welche einer Verklammerung gleichkam, löst sich schrittweise auf, ohne jedoch in Desintegration zu münden. Die Ehepartner nahmen anfänglich zurückgestellte Eigenaktivitäten wieder auf, die Kinder wandten sich wiederum mehr ihrer Altersgruppe, gegebenenfalls ihren eigenen Partnern oder eigenen Familien zu, ohne Schuldgefühle zu haben und ohne den Kontakt zur Kernfamilie abzubrechen. Weiterhin wurden die zunächst ganz aufgehobenen interpersonalen Abgrenzungen wieder verstärkt: verbunden sein, ohne die jeweils eigenen Bedürfnisse, die jeweils eigenen Seh- und Denkweisen aufzugeben; Übereinstimmung herbeizuführen, aber auch erkennen und ertragen zu können, wenn unterschiedliche, vielleicht unvereinbare Positionen eingenommen wurden. Insbesondere am Ende des 1. Krankheitsjahres wurden auch Konflikte wieder besprochen und ausgetragen. Die anfänglich stärksten Konfliktvermeidungen, der nur nach „Harmonie" strebende Interaktionsstil, erfuhren eine grundlegende qualitative Wandlung. Die Mitglieder der Familie begannen einander gelegentlich zu kritisieren. Zerstritten, massiv disqualifizierend, zeigten sich jedoch nur einzelne, bei denen immer schon lange vor der Krankheit schwere Konflikte bestanden hatten. Daß eine zuvor intakte Familie durch die Krankheit in ein schwerwiegendes Zerwürfnis geriet, beobachteten wir niemals.

Die wachsende Differenzierung bei Erhalt der Integrationsfähigkeit und die wachsende Fähigkeit zur Konfliktbewältigung ließen die Familien nach einem Jahr wesentlich flexibler erscheinen. Nicht mehr der Status quo sollte um jeden Preis erhalten bleiben, sondern Veränderungen des Familienlebens wurden gerade angesichts der Bedrohung eines Mitgliedes angestrebt und vollzogen. Die Familien wirkten nun wieder entwicklungsbereiter, was bei dem zumeist unausweichlich tödlichen Ausgangs des Krebsleidens ganz besonders wichtig erscheint. Die Mehrzahl der von uns untersuchten Familien hatte in diesen beiden Jahren den Krebstod eines Ehepartners, Elternteils oder Geschwisters, eine der schwersten vorstellbaren Belastungen einer Familie, zu ertragen. Für das Weiterleben des einzelnen wie für das künftige Schicksal der Familie als Ganzes ist die mißlungene Verlustbewältigung, der fehlgelaufene Trauerprozeß eines der größten bekannten Risiken. Die hier vorgestellten Ergebnisse sprechen dafür, daß die Mehrzahl der Betroffenen trotz der anfänglichen Einschränkungen ihres Entwicklungsvermögens auf mittlere Sicht gute Voraussetzungen für die schadlose Bewältigung mitbringen. Diese Vermutung wird bestärkt durch den empirischen Befund, daß die zu Behandlungsbeginn maximale Anspannung der Familien nach 2 Jahren eine qualitative Minderung auf ein mittleres durchschnittliches Niveau erfuhr. Die Familien wirken nun deutlich gelassener, eher bereit, sich dem Entwicklungsverlauf anzuvertrauen, wogegen anfänglich mit Anspannung aller Kräfte und Energien dem drohenden Tod begegnet werden sollte.

Nachdem wir so ein eher zuversichtliches Bild der spontanen Entwicklung der Patienten und ihrer Familien gewonnen haben, müssen wir uns erinnern, daß hier mit zunehmender Beobachtungsdauer nur noch der Verlauf einer Untergruppe von Fällen mit besonders günstigem Krankheitsverlauf dargestellt werden konnte. Die 51 chemotherapeutisch behandelten kleinzellig Erkrankten sind vor Ablauf des 2. Jahres alle dem Krebsleiden erlegen, und auch in der Gruppe der 113 operierten, nicht kleinzellig erkrankten Patienten (ohne Fernmetastasen) leben nach 2 Jahren nur noch weniger als die Hälfte. Um den Einfluß des fortschreitenden Tumorwachstums und einer wachsenden Beeinträchtigung der allgemeinen Leistungsfähigkeit aufgrund krankheits- und behandlungsbedingter Symptome zu erkennen, führten wir weiterführende Auswertungen durch.

Der Einfluß des Tumorwachstums auf die individuellen und familiären Entwicklungen des 1. Krankheitsjahres ist gering und widerspruchsvoll (Tabelle 4.2). Nach 3 Monaten zeigt sich (allerdings nur im t-Test), daß Patienten mit fortschreitendem Krebswachstum bzw. solche, die ein Tumorrezidiv erlitten, sich gerade besonders emotional und wenig altruistisch zeigten. Als einziger eindeutiger, statistisch gesicherter Befund ergab sich, daß Familien von Patienten mit einem progrendienten Tumorwachstum ihre Isolation aufgaben, stärkeren Austausch mit anderen Menschen zuließen. Der *objektive* medizinische Befund spielt offenbar eine viel geringere Rolle, als wir erwartet hatten. Dabei ist zu berücksichtigen, daß die Betroffenen meist erst nach dem Untersuchungsgespräch, wenn alle Labor- und Röntgenbefunde ausgewertet waren, den jeweiligen Entwicklungsstand ihrer Krankheit mitgeteilt bekamen. Sie konnten mithin oft noch gar nicht reagieren, ihnen fehlte die notwendige Aufklärung.

Tabelle 4.2. Entwicklungen der Patienten und ihrer Familie in Abhängigkeit vom Krankheitsverlauf (Tumorprogression und Karnoffsky-Index)

	Zeit nach Diagnose		
	3 Monate	1 Jahr	2 Jahre
	Patient	*Familie*	
Tumorprogression (bzw. Rezidiv)	– weniger rationalisierend[b] – weniger altruistisch[b]	– weniger isoliert – kritischer[b]	Keine Ergebnisse[a]
		Familie	*Patient*
Leistungsminderung >50% (Karnoffsky-Index)	– keine signifikanten Korrelationen	– isoliert – starr – schwer verständlich	– starke Angst *Familie* – gebunden – verschmolzen

[a] Da die meisten Patienten inzwischen in Tumorprogression standen, war eine Auswertung nicht möglich.
[b] Ergebnis nur im t-Test signifikant. Alle übrigen Ergebnisse im t-Test und U-Test signifikant ($p < 0,05$).

Anders dagegen die Wirkung des jeweiligen Allgemeinbefindens (Karnoffsky-Index, s. Tabelle 4.2). Die Patienten spürten ihre Beeinträchtigung. Die nächsten Angehörigen konnten sehen, wie weit der Kranke durch das Leiden und die jeweilige Behandlung belastet war. Dabei zeigte sich in den ersten 3 Krankheitsmonaten überhaupt keine Wirkung. Zu nahe ist wohl noch der erste Diagnoseschock, als daß eine Veränderung des Allgemeinbefindens Einfluß haben könnte. Aber auch nach 1 Jahr verraten nur die Familiengespräche, wie es um den Kranken bestellt war. Bei spürbarer Leistungsminderung erstarrt die Familie, zieht sich von der Umgebung zurück und wirkt in ihren Mitteilungen schwer verständlich. Nach 2 Jahren kamen dazu eine starke Verklammerung und Verschmelzung. Der familiäre Lösungs-/Individuationsprozeß, wie er sonst nach 1–2 Jahren zu beobachten war, blieb aus. Die Familien kehren zu ihrem anfänglichen homöostatischen Verhalten zurück. Es braucht aber offensichtlich die spürbare unübersehbare Krankheitsbeeinträchtigung, damit wieder das Bild der „rigidly enmeshed family" entsteht. Der objektive Verlaufsbefund allein zeigt nicht annähernd die gleiche Wirkung wie das sichtbare Schwinden der körperlichen Kräfte. Die Patienten selbst haben nach 2 Jahren im Falle der Leistungsminderung allerstärkste Angst. Dies war die einzige von uns beobachtete, den einzelnen Patienten betreffende Folge der Tumorprogression bzw. der krankheitsbegleitenden körperlichen Beeinträchtigung.

5 Lebensqualität, soziale Unterstützung und Krankheitsbewältigung als Prädiktoren der Gesundheitsentwicklung bei Brustkrebs, Bronchialkrebs und Mastopathia fibrocystica

M. Wirsching unter Mitarbeit von P. Drings, W. Georg, J. Riehl, P. Schlag und P. Schmidt

5.1 Einleitung

In den vorangegangenen Kapiteln haben wir ausführlich den Prozeß der Bewältigung der Krebskrankheit durch den Patienten und seine nächsten Angehörigen dargestellt. Psychologische Faktoren wurden hier ganz einseitig in Abhängigkeit von körperlichen Grundleiden dargestellt. Damit bewegten wir uns im Rahmen üblicher somatopsychischer Ansätze. Im nun folgenden wollen wir einen Schritt weitergehen und uns fragen, wie weit ein gelungener oder mißlungener Bewältigungsprozeß auch mit unterschiedlichen Krankheitsverläufen einhergeht. Haben neben den bekannten biologischen Faktoren Tumorart, Tumorstadium und Tumorbehandlung auch psychosoziale Faktoren eine verlaufsbeeinflussende Wirkung? Solche Fragen werden nahegelegt durch klinisch-epidemiologische Befunde, die zeigen, daß bei Konstanthaltung aller möglichen biologischen Variablen immer nur ein Teil der gesamten Verlaufsvarianz aufgeklärt werden kann. Des weiteren sind in der Literatur vereinzelte Fälle spontaner Regression inkurabler, biomedizinisch nicht behandelbarer Karzinome beschrieben worden (Ikemi et al. 1975). Auch in unserer eigenen psychoonkologischen Konsiliararbeit mit Brust- oder Bronchialkrebskranken wurde immer wieder der Zusammenhang von Bewältigung und Verlauf der Krankheit thematisiert. Wir trafen auf Kranke, deren weitreichende Lebensbelastung und Verzweiflung durch das Krebsleiden eine erneute Bestätigung zu finden schien. Ihr Leben war nun vollends zerstört und endete in Hilflosigkeit und Hoffnungslosigkeit. Bei anderen schien der Krebs „wie aus heiterem Himmel" gekommen. Allein und mit Unterstützung ihrer Familie bzw. der behandelnden Ärzte befreiten sie sich in angemessener Zeit von den körperlichen und seelischen Belastungen. Viele berichteten, wie angesichts des drohenden Todes das Leben eine neue Wendung erfuhr. Der Verlauf des Leidens schien, wie immer der Ausgang war, weitgehend biologischen Gesetzen zu folgen. Schließlich gab es eine 3. Gruppe, in der trotz eines unauffälligen medizinischen Verlaufs vielfältige Lebensprobleme auftraten. Die Kranken blieben in Angst und Verzweiflung gefangen, fühlten sich nur unzureichend unterstützt und berichteten von einer weitreichenden Störung ihres Alltagslebens. Sie litten unter den Folgen der Behandlung, die somit nur medizinisch erfolgreich schien. Das Überleben wurde im Rahmen des Möglichen gesichert bei gleichzeitig nachhaltiger Beeinträchtigung der Lebensqualität.

Solcherart klinisch kasuistischer Typisierungen sind nur allzu leicht von subjektiven Verzerrungen der Wahrnehmungen des Untersuchers bestimmt, und auch retrospektive Kausalattributionen, wo im nachhinein der jeweilige Krankheitsverlauf entsprechend der jeweiligen Untersuchungshypothese interpretiert wird, sind allenfalls heuristisch zu rechtfertigen. Verläßlicher sind prospektive Verlaufsstudien.

Diese liefern eine Reihe von Hinweisen auf prognostisch bedeutsame psychosoziale Faktoren (Weisman u. Worden 1975; Weisman 1976; Bedell et al. 1979; Fox 1978; Greer et al. 1979; Derogatis u. Abeloff 1979; Rogentine et al. 1979; Dattore et al. 1980; Shekelle et al. 1981; Fox 1983; Funch u. Marschall 1983; Levy et al. 1985; Temoshok u. Fox 1984; Pettingale et al. 1985; Temoshok et al. 1985; Barefoot et al. 1987; Persky et al. 1987; Da-Shih u. Silberfarb 1988; Watson 1988; Levy u. Wise 1988; Levy et al. 1988), die jedoch nicht unwidersprochen blieben (siehe v. a. Temoshok u. Heller 1984; Holland 1984; Cassileth et al. 1985; Levy 1986; Cella u. Holland 1988).

Es lag nahe, die uns vorliegenden statistischen Befunde, Engels (1975) Modell biopsychosozialer Zirkularität folgend, im Hinblick auf mögliche Wechselwirkungen von Faktoren der Krankheitsbewältigung, der sozialen Unterstützung und der Lebensqualität einerseits und des Krankheitsverlaufes andererseits auszuwerten. Dabei zeigte sich, daß die hier angemessenen Methoden (etwa Strukturgleichungsmethoden) von den uns verfügbaren Daten nicht getragen werden. Zu begrenzt sind die Fallzahlen, zu selten wurden die Untersuchungen wiederholt und zu schwach ist das statistische Niveau der verwendeten Meßskalen. Wir werden uns also zunächst wieder mit Kompromissen begnügen müssen, die wieder nur bestenfalls differenziertere Hypothesen entwickeln helfen, keinesfalls aber bereits zu replizierten beweiskräftigen Ergebnissen führen.

Als erstes stellen wir eine Pilotstudie vor, in der beim Brustkrebs und der Mastopathia fibrozystica geprüft wurde, welche Gesundheitsentwicklung die Frauen 5 Jahre nach der Probebiopsie nahmen und wie weit der oben (Kap. 2) ausführlich dargestellte präbioptische Befund prognostische (prädiktorische) Validität hatte, gegenüber dem Alter und der medizinischen Diagnose ins Gewicht fiel. Danach untersuchten wir bei einer größeren Gruppe Bronchialkrebskranker, wie weit der Bewältigungsverlauf, die soziale Unterstützung und die subjektiv empfundene Lebensqualität mit dem Krankheitsverlauf korrelieren. Hier werden wir abschließend für den zentralen familiendynamischen Bereich auch ein Lisrel-Modell präsentieren.

5.2 Psychosoziale Verlaufsprädiktoren beim Brustkrebs – Ergebnisse einer Fünfjahreslängsschnittstudie

5.2.1 Vorbemerkungen: spezifisches Persönlichkeitsprofil, übergeordneter psychosomatischer Faktor oder Copingmechanismus?

Das Mammakarzinom der Frau ist das am intensivsten auch unter psychoonkologischen Fragestellungen untersuchte Krebsleiden. Dabei zeigt sich, daß die von Bacon et al. (1952) am Chicagoer Psychoanalytischen Institut entwickelten Merkmale von den nachfolgenden Untersuchungen nur noch geringfügig modifiziert wurden. Tradiert wurde außerdem das Spezifitätskonzept der Chicagoer Schule (Alexander 1971), wie es die Psychosomatik der 50er und 60er Jahre charakterisiert: Bestimmte Persönlichkeitsprofile sollen zur Entstehung bestimmter Krankheitsbilder führen.

In den 70er Jahren wurde deutlich, daß sich die am häufigsten genannten Einflußgrößen: Unterdrückung belastender Gefühle, Rationalisierung, Konfliktvermeidung und Überangepaßtheit auch als Elemente eines übergeordneten psychosomatischen Faktors (Alexithymie, Nemiah u. Sifneos 1970 oder „pensée opératoire", Marty et al. 1963) verstehen lassen als Ausdruck und Folge eines unzulänglichen Versuches, Hilflosigkeit und Hoffnungslosigkeit zu bewältigen (Schmale u. Iker 1971).

Dieser Bewältigungsaspekt legt nahe, daß wir es hier nicht nur mit Anteilen einer psychosomatogenen Persönlichkeitsstruktur zu tun haben, sondern gerade mit dem Versuch, die emotionalen Belastungen, wie sie bei jeder schweren und chronischen Krankheit auftreten, zu beherrschen. Das Copingkonzept nimmt nunmehr in der Psychosomatik der 80er Jahren breiten Raum ein (vgl. Lazarus 1982). Dabei erscheinen Copingstrategie und prämorbide Persönlichkeit stark verbunden, auch in pathogenetischer Hinsicht: Unzulängliche Versuche der Konfliktlösung (z. B. Vermeidung) werden längerfristig zur Quelle neuer Belastungen.

Die Frage, ob psychosomatische Faktoren die Entstehung des Brustkrebs fördern, läßt sich (wenn überhaupt) nur langfristig und prospektiv untersuchen. Der Beobachtung zugänglicher sind hingegen andere Teile des krankheitsbedingenden Gesamtsystems: die individuelle Verarbeitung der Krankheit und der biologische Verlauf nach der Diagnosestellung. Diese beiden Aspekte und ihre Verknüpfung haben wir in den Mittelpunkt unserer eigenen Untersuchung gestellt.

5.2.2 Fragestellung und Hypothesen

Wir gingen von der Vermutung aus, daß sich konstante Persönlichkeitsfaktoren („traits") oder Kommunikationsstrategien unter den Belastungen der 1. Verdachtsdiagnose und unter dem Schock der Diagnoseaufklärung besonders deutlich zeigen.

Wir untersuchten deshalb Frauen am Tage vor der Entnahme eines brustkrebsverdächtigen Knotens. Dieses weitverbreitete präbioptische Forschungssetting ist problematisch, wenn versucht wird, Rückschlüsse auf die Krankheitsentstehung zu ziehen. Hingegen ist der Ansatz geeignet, um in einem frühen Krankheitsstadium psychologische Bewältigungsmechanismen zu untersuchen. Wir haben dann einen Anker gewonnen (gleiches Diagnosestadium, gleiche Untersuchungssituation), um mit einem prospektiven Vorgehen die auch klinisch wichtige Frage zu untersuchen, wie weit unterschiedliche Bewältigungsformen mit unterschiedlichen gesundheitlichen Entwicklungen korrelieren. In Übereinstimmung mit neueren Ansätzen der Epidemiologie wurde nicht wie sonst üblich „Krankheitsentwicklungen" (z.B. Tumorrezidiv oder Tumorprogression) als Zielvariable gewählt, sondern der Erhalt der Gesundheit bei einem gegebenen Risiko (vgl. Antonovsky 1979). Die folgende, bewußt sehr unspezifisch gehaltene *Arbeitshypothese* steht im Mittelpunkt des vorliegenden Untersuchungsteils:

● Außer Lebensalter, Krankheitsdiagnose und Krankheitsstadium haben psychologische Prozesse Einfluß auf die langfristige (5jährige) Gesundheitsentwicklung nach einer Brustprobebiopsie.

Wir berichten hier von einem Screeningversuch, einer Pilotstudie, die bei begrenzten Fallzahlen nur sehr vorläufige Ergebnisse liefern kann, welche aber die Voraussetzungen zur Generierung spezifischer Hypothesen und zur Formulierung komplexerer Wirkungsmodelle vermitteln hilft (vgl. Wirsching et al. 1988).

5.2.3 Untersuchungsgruppe und Methoden[4]

Wir untersuchten im Rahmen des psychosozialen Konsiliardienstes 62 unausgewählte Frauen, die 1978/1979 wegen Brustkrebsverdacht in die Heidelberger Chirurgie kamen. Ausgewertet wurden ein Gespräch, das der jeweilige Konsiliararzt am Tage vor der Probebiopsie führte und ein Fragebogen, den die Frauen unmittelbar nach dem Gespräch (vor der Operation) ausfüllten.

Die Auswertung der Interviews erfolgte inhaltsanalytisch mit dem Gottschalk-Gleser-Verfahren und durch ein selbstentwickeltes Ratingverfahren [PRS, 10 Merkmale jeweils 7stufig. Bei den folgenden Auswertungen verwandten wir eine rekodierte 5stufige Version. Die wenig besetzten Extremwerte wurden zusammengefaßt (1 oder 2 = 1 und 6 oder 7 = 5)]. Jedes Gespräch wurde 2fach eingeschätzt, vom jeweiligen Therapeuten (2 männlich, 1 weiblich) und von einem einzigen unabhängigen Beurteiler, der nur Tonbandaufnahmen zur Verfügung hatte, von denen alle etwaigen medizinischen Informationen gelöscht waren. Als Fragebogentest wählten wir den PSS 16 K, eine Kurzform des PSS 25 (96 Fragen auf 16 Skalen), dessen Validität für psychosomatische Fragestellungen von Hehl u. Hehl (1975) v.a. bei Herzinfarktpatien-

---

[4] Eine detaillierte Darstellung der Stichprobenwerte findet sich in Kap. 2.

ten untersucht wurde. (Der Test wurde zwischenzeitlich in einer endgültigen Version als Psychosomatischer Einstellungsfragebogen (PEF) publiziert (Hehl u. Wirsching 1983.)

Über die Ergebnisse der präbioptischen Untersuchung wurde bereits mehrfach berichtet (Wirsching et al. 1982, 1985, vgl. auch Kap. 2). Bei einer Fünfjahreskatamnese wurde nun über Patientinnenbefragungen, Klinikkartei und Hausarztkartei in 52 der 62 Fälle ein vollständiges Bild der weiteren Gesundheitsentwicklung gewonnen.[5]

Bei der Fünfjahreskatamnese stehen nunmehr 19 Krebspatientinnen 33 Frauen mit gutartigem Biopsiebefund gegenüber. Die Krebspatientinnen sind mit 59,8 Jahren (41–76) deutlich älter als die Vergleichsgruppe (47,2 Jahre, 24–70). Der Alterseinfluß wurde deshalb bei der weiteren Auswertung besonders beachtet. Alle Krebspatientinnen litten an einem ersten, nichtmetastasierten Brustkrebs (Tx Nx M0).

5.2.4 Ergebnisse der Fünfjahresnachuntersuchung

Fünf Jahre nach der Probebiopsie ergab sich das folgende Bild der zwischenzeitlichen gesundheitlichen Entwicklung (Tabelle 5.1).

Bei einem Drittel der Brustkrebspatientinnen war der Gesundheitszustand unverändert geblieben, d. h. sie hatten weder ein Rezidiv noch eine andere schwere Krankheit erlitten, bei einem weiteren Drittel hatte er sich verschlechtert, sie waren zwischenzeitlich erkrankt (davon 4 Tumorrezidive) und das letzte Drittel war gestorben (mit einer Ausnahme alle an Brustkrebs). In der Vergleichsgruppe, deren Probeentnahme eine Mastopathia fibrocystica gezeigt hatte, ist das Bild erwartungsgemäß günstiger: 64 % waren gesund geblieben, 30 % erlitten eine schwere Krankheit (davon 1 Brustkrebs) und 2 Patientinnen waren gestorben (eine an Magenkrebs, die andere nach einer Cholezystektomie).

Tabelle 5.1. Fünfjahresnachuntersuchung

Gesundheitsentwicklung 5 Jahre nach Probebiopsie	Diagnose	
	Karzinom (n = 19)	Mastopathie (n = 33)
Gesund geblieben	6	21
Zwischenzeitlich schwer erkrankt (bzw. Tumorrezidiv)	7	10
Verstorben	6	2

---

[5] 6 der 62 Fälle waren bereits nach der Probebiopsie ausgeschieden, da es sich entweder um bereits fortgeschrittene (metastasierende) Krebsleiden handelte oder um Frauen, die bereits früher an Brust- oder anderen Krebsformen erkrankt waren, von 4 Patientinnen konnten keine Verlaufsdaten gesammelt werden. Zur Stichprobenübersicht s. Kap. 2, Tabelle 1.

Mit der Methode der multiplen Regression untersuchten wir, von welchen Einflüssen die Gesundheitsentwicklung der 52 Patientinnen in den 5 Jahren nach der Probeentnahme bestimmt wurde.

In einem ersten Untersuchungsschritt gaben wir jeweils das Alter und die Diagnose (Mastopathie – Carcinoma in situ – T2 Nx M0) zusammen mit nur einem der psychologischen Meßinstrumente in jeweils ein eigenes Regressionsmodell ein. Wir erhielten so eine begrenzte Zahl von psychologischen Variablen mit möglichem Einfluß auf den Krankheitsverlauf. Die Irrtumswahrscheinlichkeit wurde in diesem Untersuchungsabschnitt hoch gehalten (p < 0,10), um möglichst keine Zusammenhänge zu übersehen.

Am aussagekräftigsten erwies sich das Rating der Tonbandinterviews (Blindeinschätzung), von dessen 10 Variablen 5 in das Modell eingingen, mit β-Gewichten, die teilweise dem Diagnoseeinfluß gleichkamen.

Das Gottschalk-Gleser-Verfahren (Inhaltsanalyse der ersten 10 Interviewminuten) erwies sich für unsere Fragestellung als wenig aussagekräftig. Von den 10 aufgrund der Patientenäußerungen erhobenen Angst-, Aggressions- und Hoffnungsvariablen ging lediglich 1 in das entsprechende Regressionsmodell ein.

Gleiches gilt für den Fragebogentest (PSS 16 K), von dessen 16 Skalen nur eine das Auswahlkriterium (p < 0,10) im Regressionsmodell erfüllte.

Auf der Grundlage von nunmehr 10 psychosozialen Variablen und der Diagnose sowie dem Alter als Basismerkmale wurde das endgültige Regressionsmodell errechnet (Tabelle 5.2).

Tabelle 5.2. Einfluß von psychosozialen Variablen, Diagnose und Alter auf die Gesundheitsentwicklung 5 Jahre nach einer Brustbiopsie

Variablen	β	Signifikanz	mult, r^2	Toleranz
Hilflosigkeit (Rating: stark–schwach)	0,40	0,01		0,65
Rationalisierungen (Rating: stark–schwach)	0,35	0,05		0,51
Streß im Jahr vor der Biopsie (Rating: stark–schwach)	0,30	0,05	0.31 (p<.0,001)	0,68
Altruismus (Rating: stark–schwach)	–0,27	0,07		0,71
Familienbindung (PSS16k: schwach–stark)	0,32	0,02		0,81
Diagnose (Mastopathie – CA in situ – T$_2$ Nx Mo)	0,49	0,00	0,23 (p≤0,001)	0,65
Alter	–0,09	n.s.		0,66

Wir tolerierten an diesem Untersuchungsabschnitt lediglich eine 5%ige Irrtumswahrscheinlichkeit. Danach zeigen nur noch 3 der 5 angegebenen Ratingvariablen und eine Fragebogenskala einen signifikanten Einfluß auf die Gesundheitsentwicklung der nachuntersuchten Frauen. (Eine weitere Ratingvariable („Altruismus") wurde wegen ihres tendenziellen Gewichts (p < 0,07) in die Tabelle aufgenommen). Darüber hinaus kommt, wie nicht anders zu erwarten, der klinischen Diagnose zur Zeit der Probeentnahme das größte Partialgewicht β-Koeffizient) zu, wogegen das Alter der Patientinnen keinen gesicherten Einfluß hat.

Die Varianzaufklärung des Modells (multiples r^2) ist mit 53% hoch und statistisch signifikant (p < 0,001).

Die 4 Ratingvariablen und die Diagnose in Kombination mit dem Alter schöpfen mit jeweils 23% bzw. 22% einen etwa gleich hohen Anteil der Gesamtvarianz ab (multiples r^2), wogegen die Fragebogenskala einen deutlich niedrigeren Aufklärungsbeitrag leistet (multiples r^2 8%).

Im einzelnen zeigte sich, daß *ungünstige Entwicklungen des Gesundheitszustandes* (d. h. schwerwiegende oder zum Tode führende Krankheiten bzw. Tumorrezidive) besonders wahrscheinlich sind, wenn:

- die Probeentnahme eine manifeste, nicht metastasierende *Brustkrebskrankheit* gezeigt hatte (T2NxMO),
- die Patientinnen im Gespräch vor der Probeentnahme angaben, daß sie sich *hilflos* fühlten,
- die Patientinnen im Fragebogen vor der Probeentnahme angaben, *wenig Unterstützung* durch die Familie zu erhalten,
- die Patientinnen sich im Gespräch vor der Probeentnahme als *vernunftbestimmt* (rationalisierend) bezeichneten,
- die Patientinnen im Gespräch vor der Probeentnahme angaben, daß das vorangegangene Jahr sehr belastungsreich war *(hoher psychosozialer Streß)*,
- die Patientinnen sich besonders *opferbereit* (altruistisch) zeigten.[6]

5.2.5 Diskussion und Schlußfolgerungen

Vergleichen wir die vorliegenden Ergebnisse mit der vorhandenen Literatur, so fällt zunächst überhaupt der Mangel an kontrollierten Verlaufsstudien auf, ein krasser Gegensatz zur ansonsten so umfangreichen Literatur zur Psychosomatik des Brustkrebses. Nur 4 Arbeiten kommen für einen Vergleich in Frage, die alle auch auf Korrelationen von psychosozialen Faktoren und Krankheitsverlaufsdaten nachwiesen: Derogatis u. Abeloff (1979) beschrieben den Einjahresverlauf beim metastasierenden Brustkrebs. Die Überlebenden zeigten sich im Fragebogen und im Urteil der behandelnden Ärzte „weniger angepaßt". Funch u. Marshall (1983) fanden in einer 20jährigen Katamnese, daß bei den jüngsten und ältesten Brustkrebspatientinnen (nicht dagegen in der mittleren Alters-

---

[6] Bei dieser Variable ist jedoch das schwächere Signifikanzniveau (p < 0,07) zu berücksichtigen. Es liegt hier nur ein tendenziell gesicherter Befund vor.

gruppe der 46- bis 60jährigen) psychosozialer Streß und Unterstützung durch das soziale Umfeld („social support") einen wesentlich höheren Einfluß auf die Überlebenszeit als das Tumorstadium hatten.

Unserer Studie am nächsten kommt die Arbeit der Londoner Gruppe um Greer et al. (1979), die ebenfalls Patientinnen vor der Probebiopsie untersuchte. Der Fünfjahresverlauf wird hier allerdings in Abhängigkeit vom Copingverhalten bei der Dreimonatskatamnese gesehen, wo die erste Verarbeitungsphase abgeschlossen ist und auch die medizinische Prognose eindeutiger ist als vor der Probebiopsie. „Active denial and fighting spirit" erwiesen sich als verlaufsbegünstigend.

Die hier vorgelegten Ergebnisse unserer eigenen Arbeit ergänzen die vorhandene Literatur.

Zunächst ist der Einfluß psychosozialer Faktoren auf die Gesundheitsentwicklung wieder etwas wahrscheinlich geworden. Was etwa erfahrenen Ärzten aufgrund täglicher Eindrücke durchaus geläufig ist, findet hier sein empirisches Korrelat: Nicht allein die Krebsdiagnose entscheidet darüber, ob die Betreffenden in einem Fünfjahreszeitraum gesund bleiben oder eine schwere Krankheit erleiden, der sie unter Umständen sogar erliegen, sondern die Lebenssituation ist ebenfalls bedeutsam. Zwar sind wir – und darauf muß erneut mit allem Nachdruck verwiesen werden – noch weit von jedem wissenschaftlichen Beweis entfernt, aber es läßt sich aufgrund der vorliegenden Daten nicht ausschließen, daß Menschen, die sich auf hilflose Weise ausgeliefert fühlen und die kein Zutrauen in die eigenen Bewältigungskräfte haben (gewissermaßen ein Mangel an „fighting spirit"), krankheitsanfälliger sind als solche, deren Selbstbewußtsein ein Gefühl autonomer Stärke sichert. *Hilflosigkeit* ist nach diesen Befunden der stärkste psychosoziale Prädiktor für gesundheitliche Entwicklungen. Dieses Ergebnis steht in Einklang mit Erkenntnissen, die Engel u. Schmale bereits 1967 mit ihrem Hilflosigkeit-Hoffnungslosigkeit-Konzept vorlegten. Diese Gründer der internistischen Psychosomatik wiesen anhand klinischer Erfahrungen nach, daß Menschen, die aufgegeben haben oder sich aufgegeben fühlen („giving up/given up") Gefahr laufen, an schweren und chronischen körperlichen Leiden zu erkranken. Mithin wird hier keinesfalls ein krebsspezifisches Merkmal ins Blickfeld gebracht, vielmehr vermuten wir einen unspezifischen, die allgemeine Krankheitsanfälligkeit erhöhenden Faktor.

Gleiches gilt auch für das nächstfolgende Merkmal, der mit ungünstiger Gesundheitsentwicklung einhergehenden *Rationalisierung*. Die Abwehr oder Unterdrückung belastender Gefühle und Konflikte durch Betonung der Vernunft steht im Kern der oben zitierten psychosomatischen Theorien (Nemiah u. Sifneos 1970; Marty et al. 1963). Es liegt nahe, hier ein Korrelat zu der eben beschriebenen Hilflosigkeit zu sehen. Es erscheint zunächst als ein sehr verständlicher Versuch, zur Bewältigung einer verzweifelten Lebenssituation Vernunft zu bewahren, sich zusammenzureißen, bedrohliche Gefühle zu unterdrücken, sich nichts anmerken zu lassen. Andererseits leuchtet ein, daß solche Bewältigungsstrategie ihre Schwächen hat. Isolation, erhöhte Konfliktspannung, Schwierigkeiten der emotionalen Bewältigung (z. B. Trauerarbeit) können das Resultat einer langfristig wirksamen gefühlsfeindlichen Einstellung sein. In der Art eines negativen Zirkels wäre der sinnvolle (kurzfristige) Bewältigungsversuch mit einem langfristig destruktiven psychopathogenen Einfluß verknüpft. Was im Moment der größten Belastung psychologisches Überleben sichern soll, wird auf lange Sicht zum entwicklungshemmenden, verwundbarkeitssteigernden Persönlichkeitsdefizit. Der letzte Hinweis gilt v. a. für solche Menschen, die aufgrund problematischer Lebensentwicklungen frühzeitig begonnen haben, ihre Emotionalität zu kontrollieren, um sich vor überfordernden Konflikten zu schützen und die sich damit zugleich von ihrer Umgebung (z. B. Familie) isolieren.

Damit wird der nächste psychosoziale Verlaufsfaktor ins Blickfeld gebracht: Die *Beziehung zur Familie*. Es erscheint plausibel, daß Frauen, die ihr Gefühl der Hilflosigkeit durch rationale Kontrolle zu beherrschen suchen, dann besonders gefährdet sind, wenn sie sich zusätzlich von ihrem Umfeld nicht unterstützt fühlen, und es erscheint weiterhin plausibel, daß Hilflosigkeit und Rationalisierungen den Rückzug von der Familie fördern. Die Familie ist bei jeder schweren und chronischen Krankheit mit betroffen. Von Vertretern des „Social-support"-Konzepts (Cobb 1976; Broadhead u. Caplan 1983; Cohen u. Syme 1985) wird nachdrücklich auf die ausgleichende Wirkung des sozialen Netzwerks angesichts schwerwiegender Lebensbelastungen hingewiesen. Andererseits werden in der sog. Familienpsychosomatik die krankheitsfördernden Wirkungen eines konflikthaft verstrickten Beziehungssystems beschrieben (zur Übersicht s. Campbell 1986; Wirsching 1986). Mithin stoßen wir erneut auf die bereits bei den vorangegangenen Merkmalen skizzierte Dialektik von Krankheitsbewältigungsprozessen und Prozessen, welche die Krankheitsanfälligkeit fördern.

Solche Annahme langfristig belastender konflikthafter Entwicklungen wird durch den 4. und letzten Prädiktor gestützt: Besonders ungünstige Gesundheitsentwicklungen fanden sich, wenn die befragten Frauen angaben, daß bereits das Jahr vor dem jetzigen diagnostischen Eingriff sehr belastend war (psychosozialer Streß). Wir denken hier natürlich nicht an eine unmittelbare, die Krebsmanifestation fördernde Wirkung sog. krankheitsauflösender Ereignisse (z. B. Verluste), wie sie etwa bei der Colitis ulcerosa beschrieben werden. Vielmehr müssen wir bei den jetzt entdeckten Brustkrebserkrankungen von sehr langen, u. U. ein Jahrzehnt überschreitenden Latenzphasen ausgehen, in denen der Tumor gewachsen ist, bis er seine jetzige diagnoseermöglichende Größe erreicht hat (Fournier et al. 1980). Wir interpretieren diese Wirkung psychosozialer Belastungen im Jahr vor der Untersuchung als Hinweis darauf, daß die jetzt gezeigte Hilflosigkeit, Rationalisierung und fehlende Familienbindungen bereits Ausdruck und Folge einer längeren Konfliktentwicklung ist und keinesfalls erst eine kurzfristige Reaktion auf die aktuellen Belastungen darstellt. Diesen käme eher eine verstärkende Wirkung eines vorbestehenden psychologischen Musters zu.

Abschließend sei nochmals darauf hingewiesen, daß sich unser Ansatz in einem wesentlichen Aspekt von den anderen erwähnten Untersuchungen unterscheidet: Wir versuchten bereits in dieser begrenzten Pilotstudie zu zeigen, daß die gleichen psychologischen Faktoren, die beim Brustkrebs über das Alter und das Diagnosestadium hinaus verlaufsbeeinflussende Wirkungen haben, auch in der Kontrollgruppe mastopathiekranker Frauen zum Tragen kommen. Wir folgen hier der Annahme, daß die erwähnten psychologischen Verarbeitungsformen grundsätzlich auch bei anderen (nicht karzinomatösen) Krankheiten zum Tragen kommen und dort ebenfalls die Gesundheitsentwicklung bedrohen. Über die Entstehungsbedingungen der jeweiligen Krankheiten ist damit nichts gesagt.

Die vorgestellte Pilotuntersuchung könnte Ausgangspunkt weiterführender Arbeiten sein auf der Basis nunmehr begründeter Hypothesen mit anwendbaren validierten Methoden. Dem im Rating festgehaltenen klinischen Urteil kommt hier höchste Bedeutung zu. Dabei sollte neben einer größeren und repräsentativeren Stichprobe v. a. auf die genauere Erhebung biologischer Daten geachtet werden („tumor staging" und „grading"). Außerdem wäre die Untersuchung potentieller psychophysiologischer Bindeglieder empfehlenswert (immunologische und endokrine Parameter), um über eine Korrelationsstatistik hinaus möglichen hierarchischen Wechselwirkungen von psychologischen und biologischen Prozessen nachzugehen. Dafür wäre auch eine Mehrpunkterhebung z. B. im Rahmen der Tumornachsorge wünschenswert. Patienten mit anderen Krankheiten sollten ebenfalls in gleicher Weise untersucht werden, weil die beschriebenen Einflußgrößen vermutlich nicht krebs- oder gar brustkrebsspezifisch sind.

Zwei Ziele scheinen mit solch weiterführenden Studien erreichbar: Grundlagenkenntnisse über das Zusammenwirken biologischer und psychologischer Faktoren bei der Gesundheitserhaltung zu gewinnen und prognostische Kriterien für den gezielten Einsatz psychosozialer Hilfen zu entwickeln.

5.3 Psychosoziale Verlaufsprädiktoren beim Bronchialkarzinom – Eine Längsschnittstudie mit 2jährigem Follow-up

5.3.1 Fragestellung und Hypothesen

Nachdem wir im vorangegangenen Abschnitt zeigen konnten, wie beim Brustkrebs und bei der Mastopathia fibrocystica neben biologischen Faktoren psychologische Einflüsse über die 5jährige Gesundheitsentwicklung mit entscheiden, wollen wir dieses Ergebnis nun an der von uns untersuchten Population von Bronchialkranken überprüfen. Wir fragen, ob beim Bronchialkarzinom neben biologischen Determinanten (v. a. dem Tumorstadium) auch psychologische Variablen die Entwicklung der Gesundheit vorhersagen lassen. Dabei werden wir die Ergebnisse des Erstgesprächs und des Fragebogentests (PEF), welche vor Beginn der medizinischen Primärbehandlung durchgeführt wurden, sowie des 1–2 Wochen später durchgeführten 1. gemeinsamen Familiengesprächs auswerten.

Die Auswahl dieser Variablen folgte 2 Überlegungen:

1) In der vorangegangenen „Brustkrebspilotstudie" war die prognostische Validität des Interviews und des Fragebogentests nachgewiesen worden, wogegen die standardisierte Inhaltsanalyse (Gottschalk-Gleser-Verfahren) keine Vorhersagen erlaubte.

2) Einzelgespräche und Familiengespräche kommen den Bedingungen des klinischen Alltags am nächsten. Wir überprüften die prognostische Validität von Verfahren, die ohne größeren Aufwand in die Regelversorgung integriert werden können. Insbesondere sollte auch geprüft werden, wie weit das Familiengespräch dem Einzelgespräch in seiner prädiktorischen Güte vergleichbar oder sogar überlegen ist.

Den folgenden Auswertungen liegt die folgende erneut bewußt unspezifisch gehaltene Hypothese zugrunde:

- Je weniger die individuelle und familiäre Krankheitsbewältigung gelingt, je schwächer die soziale Unterstützung ist und je stärker die Beeinträchtigung der Lebensqualität ist, um so ungünstiger ist auch der Verlauf des Krebsleidens.

5.3.2 Stichprobe und Auswertungsgang

Angesichts der hoffnungslosen Prognose des kleinzelligen (inoperablen) Bronchialkarzinoms, dessen mittlere Überlebenszeit unter 1 Jahr liegt, beschränkten wir uns in diesem Untersuchungsteil auf die prognostisch günstige Gruppe der mit kurativer Zielsetzung operierten Patienten, die an einem primären, nichtmetasierenden (Stadium I–IV a), nichtkleinzelligen Bronchialkarzinom litten (n = 70).

Diese Stichprobe wurde bereits in Kap. 2 ausführlich beschrieben (zur Übersicht s. Tabelle 2.1). Nachuntersuchungen erfolgten 3, 12 und 24 Monate nach der Diagnosestellung. Dabei wurden, wie oben dargestellt, die psychologischen Messungen wiederholt und der biomedizinische Befund erhoben (Remission, Progression, Rezidiv sowie Allgemeinbefinden im Karnoffsky-Index).

Wir führten analog zur Brustkrebspilotstudie *multiple Regressionen* durch. Wiederum wurden zunächst getrennte Modelle errechnet, in denen als unabhängige Variablen η (Prädiktoren) jeweils neben dem Tumorstadium und dem Alter eines der psychologischen Meßinstrumente angegeben wurden: Rating des Erstinterviews (PRS zum Zeitpunkt t_0 = 1–2 Tage präoperativ), der initiale Fragebogentest (PEF zum Zeitpunkt t_0) und das Rating des 1. Familiengesprächs (Beziehungsdiagnose zum Zeitpunkt F 1 1–2 Wochen postoperativ). Schließlich wurden noch die clusteranalytisch ermittelten individuellen und familiären Bewältigungstypen (vgl. Kap. 2 und 3) als unabhängige Variablen in ein 4. Regressionsmodell eingegeben. Eine 5. zusammenfassende Regression mit allen bis dahin signifikanten Variablen war vorgesehen. Als abhängige Variablen dienten jeweils die Gesundheitsentwicklung bis zur Zweijahreskatamnese in 3stufiger Ausprägung: Tumorremission, Tumorprogression oder Tod.

Abschließend wurde noch ein *Strukturgleichungsmodell mit Lisrel* (Jöreskog u. Sörbom 1982) errechnet, in das angesichts der begrenzten Fallzahlen jedoch nur ein kleiner Teil der verfügbaren Variablen eingegeben werden konnte. Geprüft werden sollte der Zusammenhang von Tumorstadium und Allgemeinbefinden (Karnoffsky-Index) am Beginn der medizinischen Behandlung und

3 Monate später mit dem Familienbewältigungsverhalten 3 Monate nach der Diagnosestellung: Wird das familiäre Coping von biologischen Variablen bestimmt und hat der Bewältigungsstil selbst Einfluß auf das Allgemeinbefinden?

5.3.3 Ergebnisse

Überprüfung möglicher verlaufsbeeinflussender Wirkungen individueller und familiärer psychologischer Faktoren, des Tumorstadiums und des Patientenalters (multiple Regression)

Vier getrennte Regressionsmodelle wurden errechnet, für jedes der psychologischen Meßinstrumente sowie für die clusteranalytisch ermittelte Zugehörigkeit zu einem bestimmten individuellen und familiären Bewältigungstyp.

Zur Konstruktion der Verlaufsvariablen ist anzumerken, daß wir uns abweichend von unserem Vorgehen in der Brustkrebspilotstudie hier auf die Tumorentwicklung beschränkt haben, d. h. berücksichtigt wurde, ob zu den verschiedenen Meßzeitpunkten ein Tumorrezidiv aufgetreten war oder der Tumor weiter in Remission geblieben war oder ob der Patient zwischenzeitlich verstorben war. Des weiteren ist anzumerken, daß aufgrund des andersartigen Krankheitsverlaufs beim Bronchialkrebs nach 2 Jahren mehr als doppelt soviele Patienten verstorben waren wie überlebt hatten, wogegen beim Brustkrebs die Verhältnisse umgekehrt waren.

Modell 1 – Einfluß des initialen individuellen Copingverhaltens: Zusätzlich zu den 10 nach dem Erstgespräch eingeschätzten Variablen (PRS) wurden das Tumorstadium und das Alter in das Regressionsmodell als unabhängige Variablen eingegeben.

Das Vorhersagemodell ist insgesamt signifikant ($p < 0{,}01$). Als einzige Variable bestimmt das initiale Tumorstadium den Verlauf des Krebsleidens in den ersten beiden Jahren.

Modell 2 – Initiales familiäres Bewältigungsverhalten: Die 12 Einschätzungsvariablen des Beziehungsdiagnosebogens (BD) wurden aufgrund der Beurteilung des 1. Familiengesprächs zusammen wiederum mit dem Tumorstadium und dem Patientenalter als unabhängige Variablen eingegeben.

Es läßt sich kein signifikantes Vorhersagemodell errechnen. Lediglich bei der Variable Tumorstadium zeigt sich wiederum der erwartete signifikante ($p < 0{,}01$) prädiktorische Partialeffekt.

Modell 3 – Psychosomatischer Einstellungsfragebogen: Hier wurde mit den 10 Standardskalen des PEF gerechnet.

Wiederum ist das Gesamtmodell nicht signifikant mit Ausnahme eines partiellen kausalen Effekts des Tumorstadiums ($p < 0{,}01$).

Modell 4 – Individueller und familiärer Bewältigungstyp (Clusterzugehörigkeit): Zusätzlich zum Stadium und Alter wurden die clusteranalytisch ermittelten individuellen und familiären Bewältigungsstile in das Modell eingegeben (die

Clusteranalysen sind ausführlich in Kap. 2 und 3 dargestellt). Es zeigt sich wiederum, daß der Verlauf des Bronchialkrebsleidens in den ersten beiden Krankheitsjahren ausschließlich vom initialen Tumorstadium bestimmt wird.

Zusammenfassend kann eindeutig festgestellt werden, daß keine der hier untersuchten individuellen und familiären psychologischen Variablen einen direkten Einfluß auf die Krankheitsentwicklung beim operierten, nichtmetastasierten, nichtkleinzelligen Bronchialkarzinom hatte! Auch das jeweilige Alter der Patienten hat keinerlei verlaufsbestimmende Wirkung. Vielmehr wird die Entwicklung des Leidens ausschließlich vom initialen Tumorstadium bestimmt.

Wechselwirkung von Tumorstadium, Allgemeinbefinden und familiärem Bewältigungsverhalten in den ersten 3 Monaten einer Bronchialkrebserkrankung – Ein Strukturgleichungsmodell (Lisrel)

Im Lisrel-Modell wurde der Einfluß des initialen Tumorstadiums auf das initiale Allgemeinbefinden (Karnoffsky-Index), jeweils gemessen vor Beginn der medizinischen Behandlung, und auf das familiäre Bewältigungsverhalten der Dreimonatskatamnese untersucht. Des weiteren wurde geprüft, wie weit das initiale Allgemeinbefinden auf das Allgemeinbefinden nach 3 Monaten wirkt und welche Wechselwirkungen bei der Dreimonatskatamnese zwischen Allgemeinzustand und familiärem Bewältigungsverhalten zu finden sind.

Im Pfaddiagramm (Abb. 5.1) wird die erwartete Wirkung des Tumorstadiums auf das initiale Allgemeinbefinden deutlich: je fortgeschrittener der Tumor, um so schlechter ist der Karnoffsky-Index. Dabei ist diese Behandlung jedoch gering, d. h. auch Patientinnen und Patienten mit fortgeschrittenem Tumorwachstum sind relativ wenig beeinträchtigt zu Beginn ihrer Behandlung. Viel stärker ist hingegen die Wirkung des initialen Tumorstadiums auf das familiäre Bewältigungsverhalten bei der Dreimonatskatamnese (Beziehungsdiagnose). Je fortgeschrittener das Tumorwachstum war, um so mehr war die Familie nach 3 Monaten von Bindung, Fusion, Überbesorgtheit, wechselseitiger Ergänzung und Konfliktvermeidung bestimmt. Entsprechend unseren ursprünglichen Erwartungen wird somit die familiäre Bindungs- und Harmonisierungsstruktur durch ein fortgeschrittenes Tumorstadium verstärkt, gewissermaßen aufgelockert. Des weiteren ist die geringe Stabilität des Karnoffsky-Index zwischen den ersten beiden Untersuchungszeitpunkten bemerkenswert. Der Koeffizient ist sehr niedrig. Dies bedeutet, daß sich die relative Position der einzelnen Patienten innerhalb der ersten 3 Monate stark verschoben hat. Schließlich zeigt sich noch eine deutliche Wechselwirkung bei der Dreimonatskatamnese zwischen dem allgemeinen Befinden im Karnoffsky-Index und dem familiären Bewältigungsverhalten. Dabei ist der Einfluß der körperlichen Verfassung des Patienten auf die familiären Interaktionen doppelt so hoch wie umgekehrt der Einfluß, den die Familie auf das Allgemeinbefinden des Patienten hat. Je schlechter das subjektive Befinden der jeweiligen Patienten nach 3 Monaten war, um so bindender, fusionierter, besorgter, konfliktvermeidender und ergänzender verhielt sich die Familie. Zusätzlich verstärkte aber solch familiäres Bindungsverhalten die Beeinträchtigung des Allgemeinbefindens.

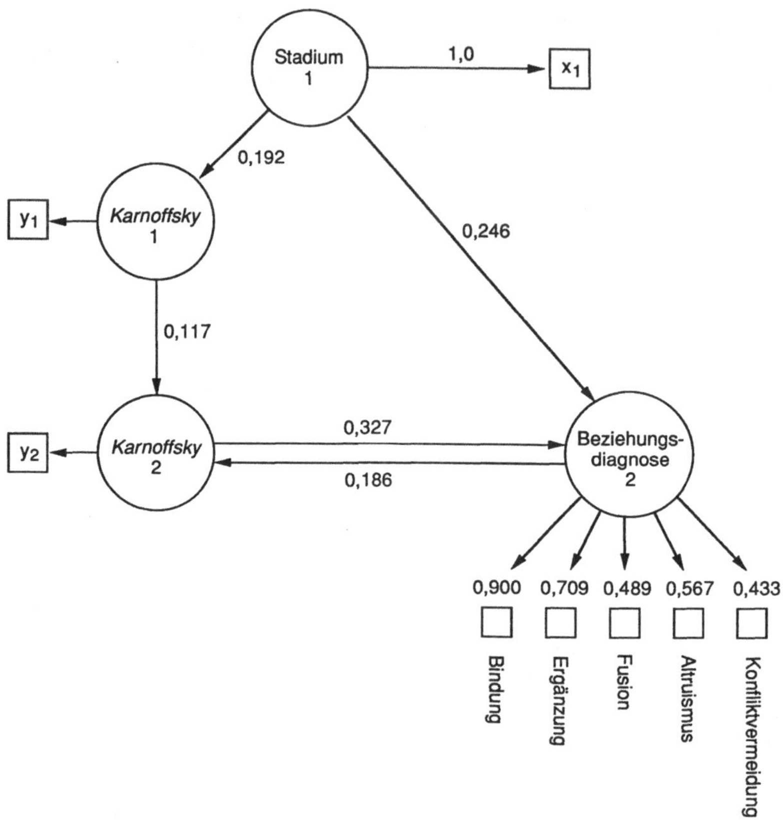

Abb. 5.1. Wechselwirkungen von initialem Tumorstadium, Allgemeinbefinden (Karnoffsky-Index) und familiärem Bewältigungsverhalten in den ersten 3 Monaten einer Bronchialkrebs-erkrankung – standardisierte Koeffizienten des Strukturgleichungsmodells (Lisrel)

Dabei ist noch anzumerken, daß alle Patienten und auch deren Angehörigen über die Diagnose und im wesentlichen auch über das Ausmaß des Tumorwachstums aufgeklärt waren.

5.3.4 Zusammenfassung und Diskussion

Die in diesem Kapitel vorgestellten Ergebnisse lassen sich unter 2 Gesichtspunkten zusammenfassen:

1) Bei der Untersuchung langfristiger Einflüsse auf die Gesundheitsentwicklung ist die Annahme spezifischer psychologischer Faktoren, welche nur für ganz bestimmte Krankheitsformen prädisponieren sollen (z. B. Brustkrebs) nicht angezeigt. Vielmehr waren die gleichen Prädiktoren beim Mammakarzinom wie bei der Mastopathia fibrocystica wirksam. Vorhersagen ließ sich, mit welcher Wahrscheinlichkeit eine Patientin im 5jährigen Verlauf gesund blieb oder eine schwere körperliche Krankheit erlitt. Darüber hinausgehende, mit bestimmten Krankheitsdiagnosen assoziierte Prozesse waren ausschließlich biologischer Natur: Ein fortgeschrittener Krebsbefund bei der Probeentnahme ging selbstverständlich mit einem erhöhten Risiko, ein Brustkrebsrezidiv zu erleiden, einher.

Zu ähnlichen Ergebnissen scheint auch die vor einigen Jahren verbreitete Forschung zur allgemeinen Krankheitsanfälligkeit („general susceptibility to illness", Hinkle et al. 1958) zu kommen. Als sinnvolle Schlußfolgerung wird neuerdings Gesundheitserhaltung anstelle spezifischer Krankheitsereignisse zur Zielvariable prospektiver Studien gemacht (vgl. Antonovsky 1979). Studien, welche eine bestimmte Krebspersönlichkeit oder gar Brustkrebspersönlichkeit postulieren, in Weiterführung von Friedmanns und Rosenmanns A/B-Typologie der koronaren Herzkrankheit Typ C genannt (vgl. Greer et al. 1979; Temoshok et al. 1985) sind danach als Untersuchungsartefakte zu kritisieren. Sie kommen zustande, wenn Populationen mit erhöhtem biologischem Risiko (z. B. Brustkrebs) nur im Hinblick auf die Entwicklung dieses vorgegebenen Risikos untersucht werden. Keinesfalls in Frage gestellt wird jedoch die allgemeine Validität der von diesen Voruntersuchungen herausgearbeiteten Merkmale, insbesondere Hilflosigkeit, personalisierende Abwehr und fehlende soziale Unterstützung. Die Erkenntnis, daß bereits das Jahr vor der Diagnosesicherung durch hohen psychosozialen Streß charakterisiert war, wenn es zu einer ungünstigen Gesundheitsentwicklung kam, schließt an die Ergebnisse der „life-event"-Forschung an (Holmes u. Rahe 1967; Dohrenwend u. Dohrenwend 1981; Filipp 1981; Brown u. Harris 1978; Siegrist u. Dittmann 1985). Objektiv und subjektiv belastende Lebensereignisse stellen ein Gesundheitsrisiko dar. Dieses Ergebnis spricht auch dafür, daß nicht kurzfristige Belastungsfolgen des akuten Krankheitsereignisses erfaßt wurden, sondern daß vielmehr langfristig belastete Lebensweisen oder Lebensstile gesundheitsbeeinträchtigend wirken. Die akute Krankheit ist ein weiteres Element in einer längeren Kette von Lebensbelastungen. Untaugliche (destruktive) Bewältigungsstrategien gehen mit einer wachsenden Zahl ungelöster Lebensprobleme einher, welche einerseits für den nächsten „Schicksalsschlag" prädisponieren und andererseits unvermeidbaren alltäglichen Lebenserfahrungen (etwa der Ablösung der jüngeren Generation) existenzbedrohende Wirkung geben. Wo nichts bewältigt, gelöst, überwunden wird, ist überfordernde Hilflosigkeit nahezu zwangsläufig vorgegeben.

2) Wechselbeziehungen anstelle linearer Ursache–Wirkungsannahmen. Dem vorangegangenen Kapitel liegt noch ganz und gar ein lineares, additives Wirkungsmodell zugrunde. In der Art von Vektoren wird der Teilbetrag der jeweiligen biologischen oder psychosozialen Faktoren zusammengezählt, um die Wahrscheinlichkeit eines bestimmten Zielereignisses zu bestimmen. Der Vorteil solch weitverbreiteter multifaktioreller Modelle liegt v. a. darin, daß gleichzeitig Prozesse, die auf ganz verschiedenen Ebenen ablaufen, berücksichtigt werden. Tatsächlich werden sie aber der Komplexität des biopsychosozialen Gesamtgeschehens nur sehr begrenzt gerecht. Dies wird beispielhaft verdeutlicht in der 2. Hälfte des vorliegenden Kapitels: Der traditionelle multifaktorielle Untersuchungsansatz, bei dem psychologische und biologische Variablen den Zweijahresverlauf beim Bronchialkarzinom aufklären sollen, führt zwangsläufig zu der Schlußfolgerung, daß bei diesem schnell wachsenden, überaus bösartigen Leiden im Gegensatz zum Brustkrebs der Verlaufsprozeß ausschließlich von biologischen Bedingungen (v. a. vom Tumorstadium) bestimmt wird. Erst die differenzierte Analyse mit einem Strukturgleichungsverfahren macht die komplexen Wechselwirkungen zugänglich, die bei der Betreuung und Behandlung dieser Kranken entscheidende Bedeutung haben. Dabei ist zu bedenken, daß hier aus methodischen Gründen nur eine sehr begrenzte Auswahl von Variablen (Tumorstadium, Allgemeinbefinden, Familiendynamik) in einer sehr kurzen, 3monatigen Verlaufsperiode berücksichtigt werden konnten. Das Ergebnis erscheint dennoch wegweisend für weiterführende, dem gegenwärtigen Kenntnis- und Methodenstand angemessene Untersuchungen zu sein. Das initiale Tumorausbreitungsstadium bestimmt bereits sehr stark die anfänglichen Reaktionen der Familie auf die Mitteilung der Krebsdiagnose. Dabei überrascht nicht, daß die Betroffenen sich um so rigider, bindender und konfliktvermeidender verhielten, je ausgedehnter der Tumor anfänglich war. Es könnte sein, daß bei einem hoffnungslosen Befund die Familie beginnt, sich zu verspannen und zu schließen, nachdem der weitere tödliche Verlauf ganz unzweifelhaft geworden ist, oder vielleicht ist die ärztliche Diagnosemitteilung und Aufklärung in den hoffnungslosesten Fällen von anderer Qualität, indem hier etwa in Art einer Gegenreaktion gerade besonders viel Unterstützung und „Hoffnung" vermittelt werden? Wir wissen es nicht, sollten aber diesem Befund weiter nachgehen. Die weitere Entwicklung zeigt, daß eine ausgeprägte negative Rückkopplungsschleife zwischen dem Allgemeinbefinden der Patienten (Karnoffsky-Index) und dem familiären Bewältigungsverhalten besteht: Je bindender, rigider und konfliktvermeidender die Familie, um so schlechter das Allgemeinbefinden, und je schlechter das Allgemeinbefinden, um so rigider zieht sich die Familie zusammen. Angesichts einer gleichzeitig bestätigten, vom initialen Tumorstadium weitgehend unabhängigen hohen Variabilität des Karnoffsky-Index drängt sich die Frage auf, ob eine u. U. weiterreichende, v. a. auch die medizinische Behandlung bestimmende Wechselwirkung ins Blickfeld gebracht wurde. Ganz sicher zeigt sich hier die Notwendigkeit weiterer Untersuchungen mit wesentlich größeren Fallzahlen, mehr Meßzeitpunkten und einer ausführlicheren Dokumentation der vermuteten Einflußgrößen.

6 Einfluß psychoonkologischer Konsiliartätigkeit auf die Bewältigung und den Verlauf einer Bronchialkrebserkrankung – Eine kontrollierte Interventionsstudie

M. Wirsching unter Mitarbeit von P. Drings, W. Georg, F. Hoffmann, J. Riehl und P. Schmidt

Nachdem in den vorangegangenen Kapiteln der spontane Verlauf der individuellen und familiären Krankheitsbewältigung sowie mögliche psychologische Einflüsse auf den Krankheitsverlauf dargestellt wurden, sollen nun die Möglichkeiten therapeutischer Einflußnahme an einer Studie mit 164 Bronchialkrebskranken dargestellt werden.

6.1 Indikationen und Rahmenbedingungen

Angesichts einer wachsenden Konsolidierung der biologischen Formen der Krebsbehandlung finden seit 5–10 Jahren Fragen der psychosozialen Betreuung der Kranken und ihrer Familien wachsende Beachtung (Goodkin et al. 1986; Antonini u. Goodkin 1988; Gordon et al. 1980; Holland u. Rowland 1981; Kaplan 1982; Kerekjarto u. Schug 1987; LeShan 1982; Linn et al. 1982; Maguire et al. 1980; Maguire 1984; Muthny et al. 1986; Sheldon et al. 1970; Silberfarb et al. 1980; Spiegel et al. 1981; Wellish et al. 1978b; Wellish u. Cohen 1986; Cunningham 1988; Baider u. Kaplan de Nour 1988; Hoffmann 1988; Wirsching 1988; Worden u. Weismann 1980). Psychotherapeutische und sozialtherapeutische Angebote kommen bereits in der Akutbehandlung zum Tragen, werden weithin in der Tumornachsorge eingesetzt und sind schließlich zum Zuge der tertiären Prävention von Spätfolgen der Krebskrankheit fester Bestandteil der meisten Krebsrehabilitationseinrichtungen. Die Einsicht in den zusätzlichen psychologischen Bedarf ist in der pädiatrischen Onkologie verständlicherweise besonders fortgeschritten und hat hier zu einem der bislang weitestreichenden Modellinterventionsprogramme geführt, indem von der Deutschen Bundesregierung im Jahre 1985 an sämtlichen Zentren der Behandlung krebskranker Kinder (insgesamt an 23 Orten) Betreuungsdienste eingerichtet wurden. Deren Übernahme in die Regelversorgung ist inzwischen vom Bundesminister für Arbeit empfohlen worden. Aber auch von den behandelnden Ärzten selbst wird der psychologischen Führung des Kranken und immer zugleich auch seiner Angehörigen hohe Bedeutung gegeben. Zusätzlich wird die Rolle der Krankenschwestern und Pfleger als wesentliche Bezugspersonen in der stationären Behandlung mit bedacht. Neueste Ansätze zielen darauf ab, durch eine größtmögliche Verlegung der Behandlung ins häusliche Milieu zusätzliche hospitalbedingte Belastungen zu vermeiden, sei es durch onkologische Tageskliniken oder durch ein Programm ambulanter Pflege.

Unbestimmt bleibt beim bisherigen Stand der Erkenntnis, für welche Patienten in welchen Phasen der Krebsbehandlung welche zusätzlichen psychosozialen Maßnahmen angezeigt und realisierbar sind, welche Wirkungen auf die Krankheitsbewältigung und den Krankheitsverlauf mit unterschiedlichen Mitteln erzielt werden und welche Wege der Kooperation von biologischer Medizin und psychologischer Medizin gangbar sind.

Zunächst zur Frage der Indikation, zu den Zielen psychoonkologischer Arbeit:

1) *Verbesserung der Lebensqualität:* Unabhängig von der etwas unklaren, oft sogar modisch-leichtfertigen Verwendung des Begriffs (Bullinger u. Pöppel 1988) geht es wohl um folgendes: Die Belastung des Kranken und seiner Angehörigen löst schwer erträgliche Gefühle der Angst aus, Hilflosigkeit und Hoffnungslosigkeit sollen gemildert werden, ohne eine illusionäre Verkennung der eigenen Situation zu fördern. Möglichkeiten der Teilnahme am familiären und sozialen Leben sollen erhalten werden, ohne zusätzliche Überforderungen zu errichten. Unnötiges Leiden und Schmerzen sollen bekämpft werden, ohne medizinisch Unverzichtbares zu vernachlässigen.

2) *Soziale Unterstützung:* Viele Krebskranke leben in subjektiver oder objektiver Isolation von Menschen ihrer Umgebung. Familienmitglieder sollen nicht belastet werden, Freunde, Nachbarn, Arbeitskollegen ziehen sich aus Unsicherheit zurück. Viele Kranke meinen, ganz und gar aus eigener Anstrengung die Krise ertragen zu müssen. Der Austausch von Gedanken und Gefühlen stagniert. Vor allem durch die Einbeziehung der nächsten Angehörigen in die Betreuung kann dem drohenden Abbruch der Kommunikation vorgebeugt werden.

3) *Förderung der Krankheitsbewältigung:* Informationen und Unterstützung helfen bei der Überwindung von Todesangst. Die bewußte Unterdrückung belastender Gefühle, die Verleugnung der Gefahr, die Vermeidung zusätzlicher (z. B. aggressiver) Konflikte ist in bestimmten Zeiten überlebensnotwendig. Coping und Abwehrprozesse dürfen aber keine den weiteren Verlauf beeinträchtigende Wege nehmen. Durch frühzeitige Beratung soll die konstruktive Bewältigung, die Erhaltung der Entwicklungs- und Entscheidungsfähigkeit des Kranken wie der ganzen Familie erreicht werden.

Nach solch notwendigerweise noch sehr allgemeiner Beschreibung müssen im folgenden die besonderen Bedingungen der psychoonkologischen Arbeit berücksichtigt werden. Dabei steht außer Zweifel, daß die oben genannten Ziele meist nur in sehr grober Annäherung erreicht werden können. Die Erwartungen an die Psychotherapie Krebskranker und ihrer Familien dürfen nicht zu hoch gesetzt werden. Schließlich sollen Schwerstkranke behandelt werden, die oft nur noch wenige Monate leben werden und die in der verbliebenen Lebensspanne zudem noch extrem eingreifenden, belastenden medizinischen Behandlungen unterworfen sind.

Im einzelnen wirken die folgenden Bedingungen begrenzend:

1) *Eingeschränkte Entwicklungsmöglichkeiten:* Keinesfalls sollten die Kranken und ihre Familien zusätzlich belastet werden, indem falsche Hoffnungen sie verunsichern oder indem durch vordergründige psychosomatische Spekulationen Schuldgefühle geweckt werden, so als hätten der Patient oder seine Angehörigen durch „falsches" Verhalten die Erkrankung selbst begünstigt. Die Therapeuten müssen ihren Weg finden zwischen Resignation und Größenwahn. Sie dürfen sich weder durch Hoffnungslosigkeit bestimmen lassen, noch zu unrealistischen zwangsläufig in Enttäuschung mündenden Rettungsphantasien verleiten lassen.

2) *Akzeptieren der überlebensnotwendigen Wirkung der individuellen und familiären Abwehr:* Das therapeutische Vorgehen muß einen „dritten Weg" suchen zwischen einer ausschließlich stützenden, stabilisierenden Vorgehensweise, welche auf mittlere Sicht die Chance zur Neuorientierung vergibt und einem Vorgehen, das überfordernd wirkt. Dies gilt insbesondere für primär konfliktkonfrontierende oder regressionsfördernde Methoden, welche als zusätzliche Belastung in einer bereits maximal beanspruchenden Situation empfunden werden.

3) *Den medizinischen Kontext der psychologischen Maßnahmen berücksichtigen:* Die psychologische Betreuung muß in den Gesamtbehandlungsablauf integriert sein, ohne ihren ganz eigenen Charakter, ihre spezifischen Seh- und Vorgehensweisen aufzugeben. Nicht Fremdkörper, aber auch nicht überangepaßtes Rädchen im medizinischen Routinebetrieb zu sein, lautet die Aufgabe.

4) *Begrenzte Zeit und Energie berücksichtigen:* Alle Beteiligten sind meist bis an die Grenze ihrer psychophysischen Kapazität erschöpft. Dies gilt für Patienten, Angehörige und Behandler gleichermaßen. Psychologische Hilfe wird v. a. in Zeiten der Akutbehandlung, wo zugleich die entscheidenden Weichenstellungen stattfinden, als nachgeordnet erlebt. Ihr wird regelmäßig wenig Zeit und Aufmerksamkeit zur Verfügung gestellt werden können.

5) *Akzeptieren unterschiedlicher Bewältigungsstile:* Anstelle der Orientierung an idealen, normativ bestimmten Konzepten der Krebsbewältigung und der Lebensqualität sowie idealisierten Gestaltungen der Beziehung von Arzt und Patient wird es in der Praxis darum gehen, auch in deutlich abweichenden (pathologischen?) Verhaltensweisen den Versuch der Bewältigung existenzbedrohender Belastungen zu erkennen. Damit wird nicht übersehen, daß mancher Bewältigungsstil zunächst unerwartete, zumeist auch unerkannte negative Folgen haben kann. Das Erkennen und Verstehen der jeweils ganz unterschiedlichen Stile und Strategien, in denen alle Beteiligten auf sinnvolle Weise zusammenwirken, ist wichtiger als die Orientierung an hier meist wenig hilfreichen psychodiagnostischen Kategorien.

Nach solch anfänglicher Bestimmung der Ziele und Rahmenbedingungen psychoonkologischer Arbeit sollen nun einige Hinweise für das praktische Vorgehen gegeben werden.

6.2 Grundlagen der psychoonkologischen Praxis

Aufgrund der Angaben in der Literatur sowie eigener praktischer Erfahrungen ergeben sich die folgenden Hinweise für die Gestaltung des Betreuungssettings und für die Gesprächsführung (s. dazu ausführlich Wirsching 1988).

Das Betreuungssetting flexibel halten: Es ist unrealistisch, allgemeingültige Richtlinien aufstellen zu wollen über Indikationen zum Einzel-, Paar-, Familien- oder Teamgespräch sowie über die Frequenz und die Dauer der jeweiligen Gespräche. Vielmehr wird im Einzelfall immer wieder neu entschieden werden. Vereinbarungen können immer nur für einen überschaubaren Zeitraum getroffen werden, um von Veränderungen, etwa des medizinischen Befundes, zugleich wieder infrage gestellt zu werden. Besonders wichtig ist bei solcher Flexibilität jedoch die Berücksichtigung der jeweiligen Übertragungs-Gegen-übertragungs-Prozesse oder, anders ausgedrückt, der Stellung und Funktion des Psychoonkologen im übergreifenden Behandlungssystem: Dient ein Wechsel des Settings, z. B. der Wechsel vom Ehepaar- zum Einzelgespräch angesichts einer akuten Verschlechterung der Gesundheit dazu, den Partner bzw. die behandelnden Ärzte und das Pflegepersonal vor Hilflosigkeit, Ohnmacht und Trauer zu „schützen" (um den Preis, daß der Patient sich abgeschoben fühlen mag)? Werden in solch verzweifelter Lage letzte illussionäre Hoffnungen an eine psychotherapeutische Beeinflussung des Krankheitsverlaufes geknüpft? Will der Therapeut selbst sich den Belastungen des gemeinsamen Gesprächs entziehen und dem Patienten besser beistehen, als es die Angehörigen und die übrigen an der Behandlung Beteiligten vermögen? Oder liegt der Entscheidung zum Einzelgespräch der Gedanke zugrunde, in einer Phase extremer seelischer Belastung mit *einem* Menschen offen sprechen zu können, weil dieser nicht als Familienmitglied, behandelnder Arzt oder Krankenschwester in den Gesamtprozeß verwickelt ist, gewissermaßen Außenstehender ist?

Das jeweilige Gesprächssetting wird gewählt, um den Beteiligten die bestmöglichen Entscheidungs- und Entwicklungsmöglichkeiten zu eröffnen. Zu beachten ist, wie weit insbesondere Settingveränderungen den verdeckten Sinn haben, angst- und unsicherheitsbedingte Konflikte zu vermeiden, wie weit also dem Widerstand gegen eine *bewußte* Entscheidung und gegen weiterführende Entwicklungen nachgegeben wird um den Preis kurzfristiger Erleichterung, jedoch mittelfristiger Stagnation. Wie weit das jeweilige Setting Widerstandsfunktionen hat oder, anders ausgedrückt, ausschließlich morphostatische (Morphogenese verhindernde) Wirkung im Behandlungssystem gewinnt, muß im Einzelfall sorgfältig geprüft werden. Die behandlungstechnische Voraussetzung hierfür ist die Analyse der Übertragungen bzw. Gegenübertragungen und der Widerstände.

Eine Metaposition ermöglichen: Der biologische Krankheitsverlauf, innerseelische Konflikte und Abwehrmechanismen, interpersonelle familiendynamische Prozesse und Interaktionen im Behandlungsteam konfrontieren den Psychoonkologen mit unüberschaubarer Komplexität. Jeder der genannten Gesichtspunkte beruht auf ganz eigenen erkenntnistheoretischen (epistemologischen) Voraussetzungen und erfordert ganz unterschiedliche methodische Zugänge (etwa das Einzel-, Familien- oder Teamgespräch). Es ist nicht ausgeschlossen, daß die Beteiligten den ihnen jeweils vertrautesten Zugang überbewerten. Aufgeschlossenheit und Überblick gehen so verloren. Für den Psychoonkologen stellt sich die schwierige Aufgabe, einerseits eine oft sehr unbestimmte Funktion im übergreifenden Behandlungssystem wahrzunehmen, zugleich aber eine Position zu erhalten, die ihm den bestmöglichen Zugang zu allen relevanten Informationen erhält und ihm die bestmögliche Position zur Initiierung autopoetischer Prozesse im Behandlungssystem verschafft. Kotherapie, institutionelle Unabhängigkeit, Zugehörigkeit zu einem Team und Supervision als bewährte Wege zur Erlangung einer Metaposition scheitern oft an den praktischen Gegebenheiten. Gesprächstechniken, die helfen, Überblick und Einflußmöglichkeit zu erhalten, sind Hypothesenbildung, Neutralität, zirkuläre Befragung, Gesprächsunterbrechungen (Pausen), abschließende zusammenfassende Mitteilungen, längere Abstände zwischen den Gesprächen und Briefe, z. B. auch an die behandelnden Ärzte. Auf diese, v. a. in der sog. systemischen Therapie entwickelten Vorgehensweisen kann hier nicht weiter eingegangen werden (vgl. Selvini-Palazzoli et al. 1980).

Aufklärung und Emanzipation als Grundhaltung: Die Arbeit des Psychoonkologen ist konflikthaft. In der Regel wird er mit widersprüchlichen oder uneinlösbaren Erwartungen konfrontiert. Die Konflikte der Einzelnen und die Konflikte zwischen den Beteiligten zunächst zu verstehen, ist die Grundlage sinnvollen Handelns. Demgegenüber ist es eine starke Versuchung, durch kurzschlüssige Scheinlösungen den Belastungsdruck immer wieder kurzfristig erträglich zu halten, auf längere Sicht aber zur weiteren Komplizierung der Verhältnisse beizutragen. Zumindest der Psychoonkologe sollte den Sinn und die Wirkung seines Handelns überdenken. Es erscheint wenig sinnvoll, Erwartungen an die übrigen Teilnehmer des Behandlungsfeldes zu richten, welche für die eigene Person nicht einmal ansatzweise eingelöst werden. Wenn in einer so eng verknüpften Situation einer der Beteiligten einen Anfang macht, so hat dies Rückwirkungen auf alle anderen. Ganz unangebracht wäre die Schlußfolgerung, aus solch erweitertem Verständnis auch eine erweitere Verantwortlichkeit für das Verhalten der übrigen herleiten zu wollen. Solch unbegründete Übernahme von Entscheidungskompetenz muß als anmaßend empfunden werden und mündet letztlich in Erschöpfung und allseitiger Enttäuschung. Der Psychoonkologe wird niemals der „bessere" Partner, Arzt, Krankenpfleger oder Seelsorger des Kranken sein können. Vielmehr liegt der eigentliche Gewinn seiner Arbeit darin, das erweiterte Verständnis den unmittelbar Betroffenen in einer nachvollziehbaren und akzeptablen Weise nahezubringen. Welche Schlüsse daraus gezogen werden, ob Neuentscheidungen getroffen werden, ob Entwicklungsprozesse stattfinden, liegt allein in der Verantwortung der Beteiligten. Kommen etwa die Ehepartner zu dem Schluß, daß ein intensiverer Austausch ihrer Gedanken und Gefühle zwar wünschenswert wäre, weil sich angesichts der vorherrschenden Vermeidungen ein jeder immer wieder allein gelassen und isoliert fühlt, so können sie zugleich doch feststellen, daß ein offenes Gespräch ihre Belastungsfähigkeit in der Rezidivkrise überfordert. Solche Feststellung ist eine wichtige und bewußte Neuentscheidung. Obwohl scheinbar im äußeren Verhalten keine Veränderung stattfand, hat doch die Beziehung der Ehepartner eine qualitative Veränderung erfahren: zu akzeptieren, was ist, anderes zu wünschen, aber nicht verwirklichen zu können, ist nicht zu vergleichen mit dem „so tun als ob", mit dem schonenden Betrügen, dem Kräfte raubenden und Vertrauen erschütternden Pseudotheater in der schwersten existenziellen Krise.

Da solch psychoonkologische Arbeit fast immer im Rahmen medizinischer Behandlungseinrichtungen stattfindet, muß über alle behandlungstechnischen Besonderheiten hinaus dem institutionellen Kontext besondere Beachtung gegeben werden.

6.3 Institutionalisierung psychoonkologischer Arbeit

Es stellt sich die Frage, auf welchen Wegen die im vorangegangenen beschriebene weitreichende psychoonkologische Arbeit in den Alltag hochspezialisierter Tumorzentren der Maximalversorgung eingeführt werden kann, in denen ja ein wesentlicher Anteil der Behandlung Krebskranker stattfindet. Hier wird die Diagnose gesichert, die medizinische Behandlung eingeleitet und in der Nachsorge begleitet. Hierher kehrt der Patient bei Rezidiven oder bei progressiven Leiden zurück und hier sterben auch die meisten, deren Tumorleiden sich als unheilbar erwies.

Verschiedene Zugänge zum Kranken sind dabei auf untrennbare Weise verknüpft. Am häufigsten gefragt sind die Betreuung bzw. Beratung des Schwerkranken und seiner Angehörigen, die Beratung des behandelnden Arztes in Fragen der psychologischen Führung des Kranken sowie psychodiagnostische Leistungen und daraus resultierende Behandlungsindikationen. Seltener besteht ein im eigentlichen Sinne psychotherapeutisches Anliegen oder wird gar im eigentlichen Sinne eine Supervision des onkologischen Behandlungsteams (z. B. einer bestimmten Station) erwartet.

Am Anfang steht die Konsultation meist durch den behandelnden Arzt, welcher in diesem Stadium noch ganz den Auftrag an den Psychoonkologen definiert und welcher auch die Behandlungskompetenz behält, d. h. es liegt am Behandler, wie weit er etwaigen Empfehlungen folgt. Wenn der Psychoonkologe mit dem Patienten, evtl. auch mit dessen Angehörigen, Kontakt aufnimmt, handelt er zunächst immer im Auftrage eines Dritten. Erst der Verlauf des Gespräches wird darüber entscheiden, ob eigene Beratungs- oder Betreuungswünsche von den Betroffenen selbst formuliert werden oder gar ausgesprochene psychotherapeutische Behandlungserwartungen auftauchen. Wenn diese initiale Klärung in der jeweiligen onkologischen Klinik (Station oder Ambulanz) stattfindet, wird der Konsiliar noch zu anderen Mitgliedern des Behandlungsteams (v. a. zum Pflegepersonal) Kontakt aufnehmen, um auch deren Sicht der Situation zu erfahren. Die Konsultationssituation ist mithin ein sehr komplexer Prozeß der Informationsgewinnung und Informationsvermittlung, in dessen Mittelpunkt über weite Strecken der jeweilige Konsiliar steht (Abb. 6.1).

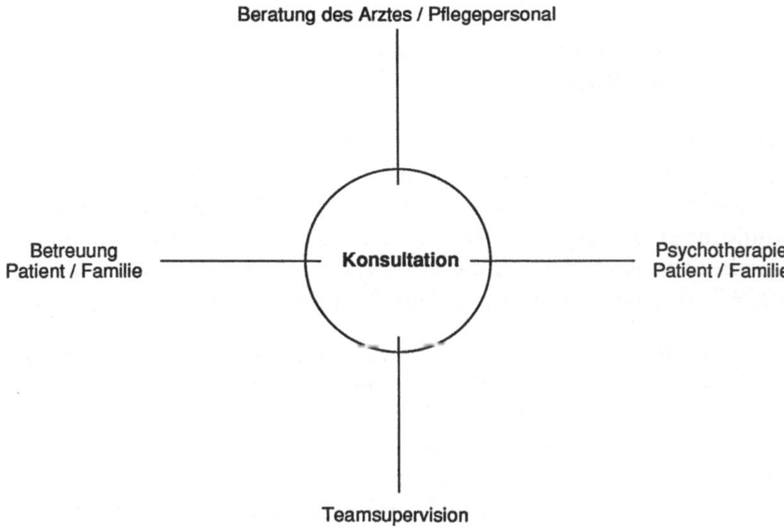

Abb. 6.1. Anteile psychoonkologischer Arbeit

Dieser Prozeß beinhaltet bereits wesentliche Anteile der Beratung des behandelnden Arztes und des Pflegepersonals, der Aufklärung und Unterstützung des Patienten, letztlich auch psychotherapeutische Elemente der Konfliktaufklärung sowie Anteile der Supervision des gesamten Behandlungsteams, indem z. B. Reaktionen auf einen bestimmten „schwierigen" oder „belasteten" Patienten verstehbar gemacht werden. Entscheidend ist aber, daß die Vereinbarung aller Beteiligten zunächst auf eine Konsultation begrenzt bleibt. Der Fokus der Konsultation kann sich im Einzelfall oder auch im Zuge einer länger dauernden Kooperation auf den verschiedenen Achsen des Systems verschieben. Die Arbeit kann eher betreuenden oder psychotherapeutischen Charakter gewinnen oder über regelmäßige gemeinsamen Visiten bzw. Stationskonferenzen zu einer Supervisions des Behandlungsteams entwickeln (wir sprechen hier auch von Liaisonarbeit).

Im folgenden wird über Erfahrungen mit der Realisierung eines solchen Konsultationskonzeptes in einer größeren überregionalen Lungenfachklinik berichtet.

Zunächst wird die Inanspruchnahme verschiedener Formen des Gesprächsangebotes durch den Patienten und seine Angehörigen dargestellt. Danach werden wir die psychologischen Wirkungen der Konsultation auf die individuelle und familiäre Bewältigung der Lungenkrebskrankheit, die soziale, v. a. auch familiäre Unterstützung, sowie die Lebensqualität der Betroffenen darstellen. Abschließend soll untersucht werden, wie weit verschiedene Formen der Konsultation im Vergleich zur ausschließlich medizinischen Versorgung auch Wirkungen auf den biologischen Verlauf eines Bronchialkrebsleidens haben (Temoshok u. Heller 1984).

6.4 Inanspruchnahme verschiedener Formen psychoonkologischer Konsultationen durch Bronchialkrebskranke und ihre Angehörigen

164 Patientinnen und Patienten, die in den Jahren 1980–1982 zur Behandlung eines primären Bronchialkarzinoms in die Thoraxklinik Heidelberg-Rohrbach aufgenommen worden waren, gaben ihr Einverständnis zur Teilnahme an einer Studie über die psychologischen Bedingungen einer Lungenkrebserkrankung. Unmittelbar nach der Aufnahme erfolgte die randomisierte Zuteilung zu einer von 3 Untersuchungsgruppen (zur Stichprobenübersicht vgl. Tabelle 6.1).

Medizinische Regelversorgung (MED): Bei diesen 70 Patienten wurden weder psychologische Daten erhoben, noch wurde ihnen ein psychologisches Betreuungsangebot gemacht. Sie wurden ausschließlich in der kliniküblichen Weise von den behandelnden Ärzten und vom Pflegepersonal versorgt. Sozialarbeiter wurden zu diesem Zeitpunkt nicht in der Klinik beschäftigt. Darüber hinaus wurde der biologische Krankheitsverlauf über maximal 5 Jahre kontinuierlich dokumentiert.

Betreuungsangebot („counseling on demand", COD): Diese 46 Kranken wurden vor Beginn der medizinischen Behandlung (Operation oder Chemotherapie) zu einem Erstgespräch gesehen. Danach wurden ihnen weitere Gespräche bei Bedarf angeboten. Diese Patienten mußten also selbst aktiv werden, wenn sie eine Fortsetzung ihrer Betreuung wünschen (z. B. ihren Wunsch einer Krankenschwester oder dem Stationsarzt mitteilen, die die weitere Vermittlung übernahmen). Der psychologische Befund wurde im Erstgespräch sowie, wenn möglich, 3, 12 und 24 Monate später erhoben (Interview, Rating, Fragebogen). Der medizinische Verlauf wurde kontinuierlich über maximal 5 Jahre dokumentiert. Mit diesem Vorgehen erhielten wir eine weitere Kontrollgruppe, in welcher die Wirkung der psychologischen Untersuchung (v. a. des Interviews) im Sinne einer unspezifischen Intervention überprüft werden konnte. Das „therapy-on-demand"-Konzept ist seit einiger Zeit als Alternative zur hier natürlich nicht anwendbaren Wartelistenmethode in die Psychotherapieforschung eingeführt (Beach u. O'Leary 1985; Gurman u. Kniskern 1981).

Konsiliar-Liaisongruppe („consultation liaison service", CLS): Mit diesen 58 Kranken wurde ebenfalls vor Beginn der medizinischen Primärbehandlung ein Erstgespräch geführt. Danach wurde vereinbart, daß die Patienten, wenn möglich unter Einbeziehung der nächsten Angehörigen, v. a. des Partners, während des stationären Aufenthaltes und in der Nachsorgesprechstunde gesehen wurden. Des weiteren wurde in dieser Gruppe ein enger Kontakt zu den behandelnden Ärzten und zum Pflegepersonal gehalten. Die Gesprächsführung folgte den in 6.2 dargestellten Prinzipien. Mit diesem Vorgehen sollte das Konzept der psychoonkologischen Konsiliarliaisonarbeit auf seine Anwendbarkeit und Wirkung geprüft werden. Die Zielvariablen waren: Bewältigung, Support, Lebensqualität und Dauer des Überlebens. Es besteht hier eine starke Nähe zu dem zwischenzeitlich von Wynne et al. (1986) publizierten Konzept der sog. „systemischen Konsultation" (vgl. auch Wirsching et al. 1985;

Tabelle 6.1. Stichprobenübersicht (% in Klammern)

	CLS (n = 58)		COD (n = 46)		MED (n = 60)	
Mittleres Alter (Jahre ± SD)	57,0 ± 8,0		55,0 ± 7,0		58,0 ± 9,0	
Min. 32–74	35–69		31–78			
Frauen	11	(19)	8	(17)	10	(17)
Männer	47	(81)	38	(83)	50	(83)
Familienstand						
– ledig	3	(5)	1	(2)	2	(3)
– verheiratet	46	(79)	41	(91)	51	(85)
– verwitwet	5	(9)	1	(2)	4	(7)
– geschieden	3	(5)	2	(4)	1	(2)
– getrennt	1	(2)	0		2	(3)
Schulabschluß						
– Hauptschule	48	(83)	32	(73)	39	(66)
– Mittelschule	6	(10)	10	(23)	17	(29)
– Abitur	0		1	(2)	0	
– Hochschule	4	(7)	1	(2)	3	(5)
Beruf						
– Arbeiter	23	(40)	14	(31)	15	(25)
– Beamte/Angest.	10	(17)	10	(22)	18	(30)
– Selbständige	5	(9)	8	(16)	2	(3)
– Ang. höh. Beamte	4	(7)	4	(9)	2	(3)
– Landwirte	5	(9)	0		1	(2)
– Rentner	6	(10)	6	(13)	18	(30)
– Hausfrauen	4	(7)	4	(9)	4	(7)
Ortsgröße						
bis 2 000 EW	7	(12)	4	(9)	6	(10)
bis 20 000 EW	27	(47)	18	(40)	22	(37)
bis 100 000 EW	10	(17)	7	(16)	16	(27)
über 100 000 EW	14	(24)	16	(36)	16	(27)
SC-limited	8	(44)	11	(69)	5	(29)
SC-extensive	10	(56)	5	(31)	12	(71)
NSC-I	9	(23)	4	(13)	11	(26)
NSC-II	8	(20)	2	(7)	5	(12)
NSC-IIIa	11	(28)	12	(43)	12	(28)
NSC-IIIb	12	(31)	12	(36)	15	(35)
Allgemeinzustand (Karnoffksy-Index)						
– normal (0)	26	(45)	9	(20)	12	(21)
– geringe Beschwerden (1–2)	27	(47)	27	(60)	40	(71)
– hilfsbedürftig (3–4)	4	(7)	6	(13)	3	(5)
– bettlägerig (5–8)	1	(2)	3	(7)	1	(2)
Mittlere tägliche Zigarettenzahl						
± SD	23 ± 16		29 ± 20		19 ± 14	
Min.–Max.	0–70		0–80		0–60	
Nichtraucher (%)	13		6		15	
Raucherjahre (M ± SD)	30 ± 14		25 ± 10		26 ± 13	
Diagnoseintervall in Monaten (± SD)	5 ± 5		5 ± 7		3 ± 8	
Min.–Max.	0–24		0 ± 36		0–60	

CLS Konsiliar-Liaisondienst;
COD Betreuungsangebot („counseling on demand");
MED medizinische Regelversorgung;
NSC (I–IIIb) nichtkleinzelliges Bronchial-CA Stadium I–IIIb;
SC (limited/extensive) kleinzelliges Bronchial-CA (begrenzt/ausgedehnt).

Wellish u. Cohen 1986). Eine psychologische Nachuntersuchung führten wir auch in dieser Gruppe, wenn möglich, nach 3, 12 und 24 Monaten durch. Der biologische Krankheitsverlauf wurde kontinuierlich über maximal 5 Jahre dokumentiert.

Die Inanspruchnahmeziffern (Tabelle 6.2) zeigen eine äußerst ungleiche Verteilung der Gespräche in den beiden Betreuungsgruppen. Nach dem konfliktklärenden Vorgespräch („screening interview") wurde ein offenes Betreuungsangebot, bei welchem die Patienten selbst die Initiative zur erneuten Kontaktaufnahme mit dem Psychoonkologen übernehmen mußten (Gruppe COD) nur in Ausnahmefällen wahrgenommen, und auch dann blieb es bei einer sehr begrenzten Zahl von Gesprächen, in die kaum jemals Angehörige einbezogen wurden. Im Mittel kam in dieser Gruppe nach dem Erstgespräch weniger als ein weiterer Betreuungskontakt zustande.

Auf die Konsiliar-/Liaisongruppe (CLS), bei welcher eine weiterführende psychoonkologische Betreuung im Gesamtbehandlungsplan vorgesehen war, deren Zustandekommen von den behandelnden Ärzten und vom Pflegepersonal nachhaltig unterstützt wurde, entfiel der allergrößte Anteil aller 393 Gespräche. Aber auch hier kamen im Durchschnitt nach dem Erstinterview nur ca. 6 Kontakte zustande. Lediglich in etwa einem Fünftel der Fälle wurden

Tabelle 6.2. Inanspruchnahme von Gesprächen bei offenem Betreuungsangebot (COD) oder Konsiliar-/Liaisondienst (CLS)

Zahl der Gespräche	COD n = 46	CLS n = 58
1– 2	45	14
3– 5	1	12
6–10	0	26
über 10	0	6
Summe der Gespräche Mittelwert ± SD	51 $1,1 \pm 0,6$	342 $5,9 \pm 3,5$

Paar- und Familiengespräche		
0	44	14
1– 2	1	20
3– 5	1	18
6–10	0	6
Summe Mittelwert ± SD	4 $0,1 \pm 0,5$	145 $2,4 \pm 2,3$

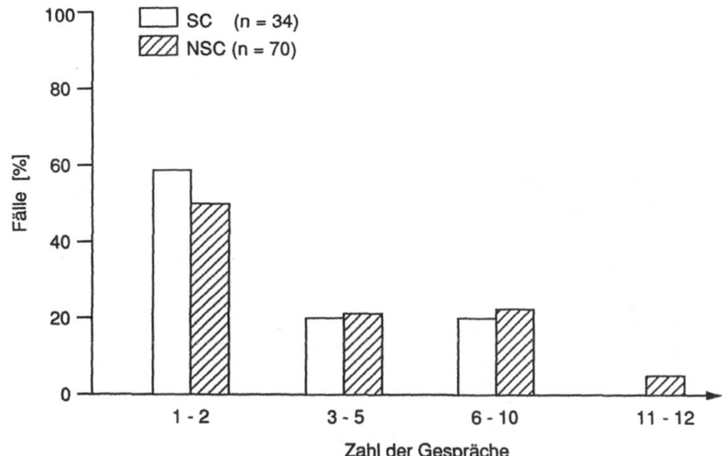

Abb. 6.2. Inanspruchnahme von Gesprächen bei primär chemotherapeutisch behandeltem kleinzelligem Bronchialkarzinom *(SC)* oder primär (kurativ) operiertem, nichtkleinzelligem Bronchialkarzinom *(NSC)*

zwischen 6 und 10 Gespräche geführt und nur 6mal wurden die Patienten 11- oder 12mal gesehen. Der Anteil von gemeinsamen Paar- bzw. Familiengesprächen ist auch hier deutlich höher. In fast der Hälfte der Fälle wurde das Patientenumfeld in gemeinsame Sitzungen einbezogen.

Die unterschiedlichen Formen des Bronchialkarzinoms gehen nicht mit statistisch relevanten Unterschieden in der Inanspruchnahme des Betreuungsangebots einher (Abb. 6.2). Nur um den Wert 1 differiert die mittlere Zahl der Gespräche, welche die Patienten führten, die an prognostisch infausten, primär chemotherapiertem kleinzelligem Bronchialkarzinom (SC) litten, im Vergleich zu den primär operierten, nicht kleinzellig Erkrankten (NSC), bei denen im Mittel 4,3 Gespräche zustande kamen.

Daß die Unterschiede zwischen den beiden Krebsgruppen nicht zum Tragen kamen, ist teilweise auch darin begründet, daß die meisten Gespräche in den ersten Krankheitsmonaten geführt worden waren (Abb. 6.3). 70 % aller Kontakte lagen im 1. Krankheitsjahr. Nur in Ausnahmefällen konnte die Betreuung bis ins 3. Krankheitsjahr fortgesetzt werden. Danach wurden keine weiteren Gespräche mehr geführt.

Zusammenfassend ergibt sich das folgende Bild: Unabhängig von Diagnose, Krankheitsprognose und primärer medizinischer Behandlungsform kamen nach einem Erstgespräch weiterführende Betreuungen in nennenswertem Umfang nur in der Konsiliar-/Liaisongruppe (CLS) zustande. Konfliktklärende Vorgespräche („screenings") mit nachfolgendem Gesprächsangebot sind nicht geeignet, die psychoonkologische Betreuung zu fördern. Aber auch für die CLS-Gruppe ergibt sich ein charakteristisches Interventionsmuster: Eine begrenzte Zahl von Gesprächen in den ersten Krankheitsmonaten unter Einbeziehung der nächsten Angehörigen. Nur ausnahmsweise näherten wir uns von

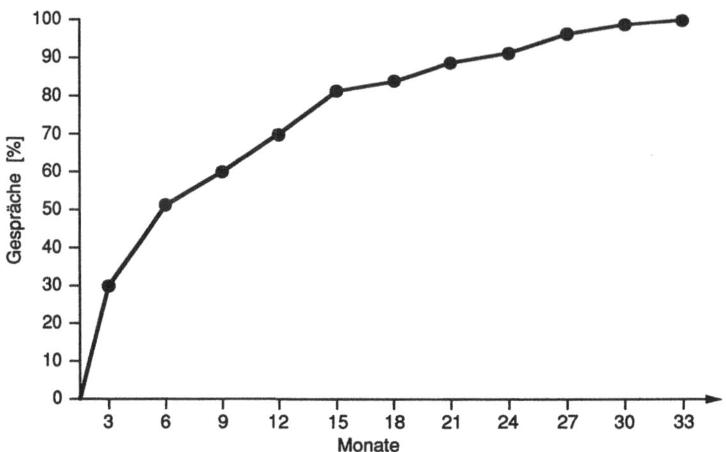

Abb. 6.3. Verteilung aller Gespräche auf den 3jährigen Betreuungszeitraum (n = 393)

der Dauer der Behandlung und der Zahl der Gespräche einer familienzentrierten Kurztherapie. Mithin ist das oben dargestellte Konzept der (systemischen) Konsultation, des begrenzten Kontaktes, der eher auf Weichenstellung, auf Anregung von Selbstentwicklungsprozessen (Autopoiese) abzielt, als auf kontinuierliche Bearbeitung der krankheitsbedingten oder gar krankheitsbedingenden Konflikte, vorherrschend. In Zeiten schwerster Lebensbedrohung und eingreifender medizinischer Behandlungen ist kein Raum für eine weitreichende, konfliktaufdeckende, die Lebenssituation reflektierende Psychotherapie. Dennoch bleibt in den folgenden Abschnitten zu prüfen, ob, und wenn ja, welche Wirkung die frühzeitige Konsultation einerseits auf die psychologische Entwicklung des Patienten hatte, gemessen an den Variablen der Krankheitsbewältigung, der sozialen Unterstützung und der Lebensqualität und ob andererseits die unterschiedlichen Betreuungsmodalitäten auch Wirkungen auf die Entwicklung des biologischen Krankheitsverlaufs selbst zeigten, gemessen an der Dauer der rezidivfreien Intervalle der Tumorprogression und auch der Dauer des Überlebens der jeweiligen Bronchialkrebskrankheit.

6.5 Einfluß psychologischer Konsultationen auf die Krankheitsbewältigung, die soziale Unterstützung und die Lebensqualität in den ersten beiden Jahren einer Bronchialkrebserkrankung

Wir haben im vorangegangenen Abschnitt gezeigt, wie unterschiedlich die Gesprächsangebote wahrgenommen wurden und in welchem Umfang auch das soziale Umfeld der Kranken, v. a. der Ehepartner, in die Betreuung einbezogen werden konnten. Nun soll geprüft werden, welche Wirkung die psychologische Arbeit auf die Krankheitsbewältigung und die Lebensqualität der Betroffenen hatte und welche Unterstützung diese von ihren nächsten Angehörigen erfuhren. Entwicklungsindikatoren sind wiederum die 10 Variablen der psychosozialen Risikoskalen (PRS) und die 12 Variablen der Beziehungsdiagnose (BD), jeweils in ihrer Einschätzung durch den Interviewer.

Zunächst soll zur Übersicht auf Grund von Korrelationsberechnungen (Spearman-Koeffizienten) gezeigt werden, welche der Merkmale nach 3 Monaten, 1 Jahr und nach 2 Jahren mit der jeweiligen Zahl der Betreuungsgespräche in einem statistisch signifikanten Zusammenhang stehen. Des weiteren soll geprüft werden, inwiefern es einen Unterschied macht, ob die Betreuung überwiegend in Einzelgesprächen oder in gemeinsamen Gesprächen mit Partnern oder anderen Familienangehörigen erfolgte. Insbesondere war zu prüfen, wie weit die oben (Kap. 4) dargestellten Entwicklungsprozesse der ersten beiden Krankheitsjahre mit einer mehr oder weniger intensiven Betreuung sowie mit der Einbeziehung des Umfeldes korrelierten. Unserer *Arbeitshypothese* folgend, sollten die Krankheitsbewältigung, die soziale (v. a. familiäre) Unterstützung und die Lebensqualität der Patienten um so besser sein, je mehr Gespräche stattgefunden hatten und je mehr das Umfeld in gemeinsame Gespräche einbezogen worden war.

Wir werden diese Annahme für die jeweiligen Untersuchungsabschnitte (3 Monate, 1 Jahr, 2 Jahre) gesondert betrachten. (Angesichts der kleinen Fallzahlen wurden bereits Korrelationen mit 10 %iger Irrtumswahrscheinlichkeit berücksichtigt.)

6.5.1 Wirkung der Konsultationsgespräche in den ersten 3 Krankheitsmonaten

Die initiale Krankheitsphase von der Diagnosesicherung über den Behandlungsbeginn bis zur Entlassung aus der Klinik und zu den ersten Nachsorgebesuchen ist sehr betreuungsintensiv. 119 der insgesamt 392 Gespräche (29,1 %) wurden bereits in diesen ersten 3 Monaten geführt. In solcher Zeit der existentiellen Krise vermuten wir wesentliche Weichenstellungen für die Weiterentwicklung der Kranken und ihrer Angehörigen (Tabelle 6.3).

Die Bewältigung der Krebsdiagnose und der Krebsbehandlung durch den Patienten und seine Familie wird in dieser Frühphase, in den ersten 100 Tagen in einigen Anteilen durch die Zahl der Betreuungsgespräche bestimmt. Die Beteiligung am Familiengespräch (Offenheit und Engagement) ist nach 3 Monaten um so intensiver, je mehr Gespräche insgesamt und gemeinsam mit der Familie vorangegangen waren. Angesichts der anfänglichen Vorbehalte der Betroffenen ist dieser allererste Entwicklungsschritt einer Kontaktaufnahme und Kontaktstabilisierung besonders wichtig, stellt er doch die Grundlage für alles weitere dar. Insbesondere das gemeinsame Familiengespräch wirkt motivationssteigernd. Ergänzend dazu nimmt die Bereitschaft zur Auseinandersetzung innerhalb der Familie zu. Die anfänglich ausgeprägten familiären Harmonisierungstendenzen schwinden, je mehr Einzelgespräche geführt wurden. Hier zeigt sich bereits die Rückwirkung vom Einzelkontakt auf die Familie. Eine Unterstützung des Patienten kann offenbar die Bereitschaft zum Austausch

Tabelle 6.3. Korrelationen (Spearman-Koeffizient) verschiedener Konsultationsformen mit Variablen der individuellen und familiären Krankheitsbewältigung, des „social support" und der Lebensqualität nach den ersten 3 Monaten einer Bronchialkrebserkrankung (n = 44)

	Bewältigung – individuell			
	Gesprächs-beteiligung	Rational/ emotional	Harmonisieren/ aggressiv	Verleugnen/ labil
Einzelgespräche	–0,0262	0,0307	0,0707	–0,1025
Familiengespräche	–0,1046	–0,0150	–0,1737	–0,0815
Summe der Gespräche	–0,0572	–0,0397	–0,1108	–0,2629(*)

	Bewältigung – familiär					
	Grenzen in der Familie	Klarheit der Kommunikation	Aufmerk-samkeit	Kritikver-meidung	Konflikt-vermeidung	Beteiligung im Familiengespräch
Einzelgespräche	–0,0384	0,0401	0,0004	0,0439	–0,2633	0,0733
Familiengespräche	–0,0607	0,0112	0,1086	–0,0745	–0,1081	0,3563(*)
Summe der Gespräche	–0,1063	–0,0361	0,0156	–0,0493	–0,2491	0,3713*

	Soziale (familiäre) Unterstützung					
	Altruis-mus	Flexibilität/ Rigidität	Familiäre Bindung	Symmetrie/ Komple-mentarität	Isolation vom Umfeld	Sorge der Familie
Einzelgespräche	0,0451	0,1220	–0,1240	–0,1264	0,0067	–0,1296
Familiengespräche	–0,1166	–0,2332	–0,0622	–0,3549(*)	–0,2904(*)	–0,1270
Summe der Gespräche	–0,0105	–0,0837	–0,0804	–0,3708*	–0,2603(*)	–0,2179

	Lebensqualität					
	Hoffnung	Autonomie	Angst	Gesund-heitsorien-tierung	Belastet	Familiäre Spannung
Einzelgespräche	–0,3519*	–0,1064	0,0381	–0,1012	0,2484	–0,1518
Familiengespräche	0,2589(*)	–0,2021	0,0708	–0,1435	0,0950	–0,1730
Summe der Gespräche	0,0305	–0,2500	0,0547	–0,2819(*)	0,2187	–0,2415

(*) $p < 0,10$; *$p < 0,05$.

auch über konflikthafte Themen innerhalb der Familie stärken. Bei der Einschätzung der Patienten in den psychosozialen Risikoskalen (PRS) korreliert die Gesamtzahl der Gespräche in dieser Initialphase mit einem etwas schwächeren Gefühlsausdruck (Unterdrückung). Die intensiver Betreuten wirken beherrschter, emotionale Durchbrüche von Angst und Verzweiflung waren bereits seltener zu beobachten. Dies erscheint als eine durchaus angemessene Wirkung der Gespräche. Die Kranken zeigen, wie ihnen zu Mute ist, können aber ihre zum psychologischen Überleben notwendige Gefühlsabwehr beibehalten.

Die soziale Unterstützung, v. a. durch das familiäre Umfeld und hier besonders durch den Ehepartner, zeigt 2 wesentliche betreuungsbedingte, qualitative Verbesserungen. Die Gesamtzahl der Gespräche und ebenso stark die Zahl der gemeinsamen Familiensitzungen korreliert mit einer Abschwächung der komplementären Erstarrung, welche für die Familien anfänglich so charakteristisch war. Die Familien ergänzen einander zwar weiterhin, können aber auch symmetrische Interaktionen besser zulassen. Zeigt ein Mitglied seine Trauer, muß nicht der nächste sogleich tröstend wirken, zeigt der Kranke seine Angst, muß nicht der Partner sogleich beschwichtigen, wird Ärger spürbar, so kann dieser auch von anderen akzeptiert werden. Gerade das Familiengespräch ist geeignet, alternative Formen der Unterstützung zu entwickeln, welche einen breiteren Entwicklungsraum eröffnen. Es kann vom Kranken sehr viel hilfreicher erlebt werden, wenn andere seine belastenden Gefühle teilen oder zumindest akzeptieren, anstatt sie ihm immerfort ausreden zu wollen. Es kann entlastend wirken, nicht den anderen, der Zeichen der Schwäche erkennen läßt, immer auch sogleich unterstützen zu müssen. Die gemeinsam ertragene Trauer muß nicht destruktive Wirkungen haben. Diese Veränderung bezieht auch andere soziale Kontakte ein. Die Gesamtzahl der Gespräche und v. a. die Zahl der Familiengespräche korreliert mit einer größeren Öffnung gegenüber dem Umfeld. Diese betreuten Familien geben ihre anfängliche isolierende Abgrenzung eher auf, treten wieder verstärkt in einen Austausch mit Nachbarn und Freunden ein. Das System öffnet sich, ist bereit, neue Informationen aufzunehmen, welche wiederum für die weitere Entwicklung hilfreich sein mögen.

Die Lebensqualität der Kranken und ihrer Familien zeigt in den ersten 3 Krankheitsmonaten nur geringgradige und zudem schwer interpretierbare Zusammenhänge mit der tatsächlich stattgefundenen Betreuung: Die Hoffnung der Patienten korreliert stark *negativ* mit der Zahl der Einzelgespräche. Je mehr Einzelkontakte stattfanden, um so hoffnungsloser stellte der Patient seine Situation dar, wogegen die Zahl der Paar- und Familiengespräche positiv mit der Hoffnungsvariable korreliert. Es läßt sich nicht ausschließen, daß in dieser Anfangssituation Einzelgespräche verunsichernder als gemeinsame Gespräche wirken. Angst, Hilflosigkeit, psychosozialer Streß und familiäre Spannung, die übrigen der hier erfaßten Merkmale der Lebensqualität, korrelieren dagegen mit keiner der Gesprächsvariable. Lediglich die Einstellung zur Gesundheit ändert sich. Je mehr Gespräche stattgefunden hatten, um so weniger besorgt war der Patient um seine Gesundheit.

6.5.2 Wirkungen der Konsultationsarbeit bis Ende des 1. Krankheitsjahres

Nach Ablauf des 1. Krankheitsjahres ist die größte Zahl der Betreuungen bereits abgeschlossen. 275 der 392 Gespräche (70,2 %) wurden bis zu diesem Zeitpunkt geführt. Mithin ist eine 1. Zwischenbilanz der unter der Behandlung erzielten Wirkungen angezeigt (Tabelle 6.4).

Tabelle 6.4. Korrelationen (Spearman-Koeffizient) verschiedener Konsultationsformen mit Variablen der individuellen und familiären Krankheitsbewältigung, des „social support" und der Lebensqualität im 1. Jahr einer Bronchialkrebserkrankung (n = 24)

Bewältigung – individuell

	Gesprächs-beteiligung	Rational/ emotional	Harmonisieren/ aggressiv	Verleugnen/ labil
Einzelgespräche	–0,2270	0,0865	0,1267	–0,2314
Familiengespräche	0,2714	–0,1776	–0,2799	–0,1405
Summe der Gespräche	0,1869	–0,1354	–0,1685	–0.3390

Bewältigung – familiär

	Grenzen in der Familie	Klarheit der Kom-munikation	Aufmerk-samkeit	Kritik-vermei-dung	Konflikt-vermei-dung	Beteiligung im Fami-liengespräch
Einzelgespräche	0,1804	0,0238	–0,1526	0,0940	0,1336	–0,1825
Familiengespräche	–0,2930	–0,1494	0	0,1003	0,0848	0,0656
Summe der Gespräche	–0,1272	–0,0894	–0,1684	0,2242	0,1744	–0,0247

Soziale (familiäre) Unterstützung

	Altruis-mus	Flexibi-lität/ Rigidität	Familiäre Bindung	Symmetrie/ Komple-mentarität	Isolation vom Umfeld	Sorge der Familie
Einzelgespräche	0,2349	0,0945	–0,3421*	0,0071	0,2987	–0,1126
Familiengespräche	0,1373	–0,0690	0,3815*	0,1030	–0,0182	0,3923*
Summe der Gespräche	0,3079*	–0,0202	0,1482	0,2224	0,2355	0,5116*

Lebensqualität

	Hoffnung	Autonomie	Angst	Gesund-heitsorien-tierung	Belastet	Familiäre Spannung
Einzelgespräche	–0,3611(*)	0,3605(*)	0,0140	–0,1404	–0,3075	–0,1624
Familiengespräche	0,1016	–0,4278*	–0,0148	0,0043	0,3727*	0,2530
Summe der Gespräche	–0,2257	–0,2210	–0,0709	–0,1106	0,1579	0,1254

(*) $p < 0,10$; *$p < 0,5$.

Die Variablen der individuellen und familiären *Krankheitsbewältigung* zeigen nach 1 Jahr keinerlei Korrelationen mit der Anzahl der Kontakte. Die verändernde Wirkung der Gespräche wird in diesem Bereich offenbar fast ausschließlich in den ersten 3 Monaten erzielt, wo 3 der 10 Bewältigungsvariablen eine signifikante Korrelation mit der Zahl der Gespräche gezeigt hatten.

Auch die *soziale Unterstützung* ist bis Ende des 1. Krankheitsjahres nur in sehr begrenztem Umfang beeinflußbar: Je mehr Paar- und Familiengespräche bis zu dieser Zeit stattgefunden hatten, um so stärker wurde der familiäre Zusammenhalt dargestellt. Die zentripetalen Tendenzen sind betont, Bindungen auf den verschiedenen psychologischen Ebenen überwiegen gegenüber ausstoßenden Tendenzen. Dies betrifft v. a. Bindungen auf der „Es-Ebene", die sich in Fürsorglichkeit und Besorgtheit zeigen.

Je mehr Gespräche insgesamt geführt wurden, um so altruistischer stellten sich die Familien dar. Jeder war eher um das Wohl der anderen als um sein eigenes Schicksal besorgt.

Insbesondere die Familiengespräche verstärken demnach die Unterstützung, vielleicht sogar die Besorgnis im Umfeld des Kranken.

Die Variablen der *Lebensqualität* zeigten unter dem Eindruck der verschiedenen Gesprächssettings deutliche, gleichwohl schwer interpretierbare Wandlungen: Die Kranken waren am Ende des 1. Jahres um so hoffnungsloser, zugleich aber auch autonomer, je mehr Einzelgespräche mit ihnen geführt worden waren, wogegen die Zahl der Paar- und Familiengespräche in einer positiven Korrelation zu den Variablen Hilflosigkeit und Belastung standen. Je mehr das Umfeld in gemeinsame Gespräche einbezogen worden war, um so hilfloser (weniger autonom) und belasteter schilderten die Kranken sich selbst.

6.5.3 Zweijahresnachuntersuchung

Zwei Jahre nach Therapiebeginn ist ein großer Teil der ursprünglich Betreuten gestorben. Nur noch von 14 Patienten und von 12 Familien liegen Einschätzungen vor. Dennoch ergeben sich Korrelationen von erheblicher Stärke, welche auch bei der sehr kleinen Untersuchungsgruppe noch statistische Signifikanz erreichen (Tabelle 6.5).

Besonders ausgeprägt ist der statistische Zusammenhang zwischen der Zahl der Einzelgespräche und dem jeweiligen individuellen und familiären *Bewältigungsverhalten*. Je häufiger in den ersten beiden Jahren mit dem Kranken allein gesprochen worden war, um so rationalisierender verhielt er sich in der Zweijahresnachuntersuchung und um so bestätigender (kritikvermeidender) verhielt sich seine Familie. Weniger überraschend war die Korrelation der Zahl der Familiengespräche mit der Beteiligung an der Zweijahreskatamnese. Je vertrauter den Beteiligten das gemeinsame Gespräch aus den vorangegangenen Betreuungen war, um so mitteilungsbereiter und engagierter verhielten sie sich bei dieser Nachuntersuchung.

Zwei Variablen der *sozialen Unterstützung* korrelieren wiederum mit der Zahl der Einzelgespräche. Je häufiger mit dem Patienten allein gesprochen war, um so rigider und gebundener zeigte sich die Familie bei der Zweijahreskatamnese.

Die *Lebensqualität* wird nach 2 Jahren deutlich von der Gesamtzahl der Gespräche bestimmt: Je mehr insgesamt mit dem Kranken gesprochen worden war, um so gesundheitsbewußter verhielt er sich, aber um so belasteter stellte er seine Lebenssituation dar (hoher Streß). Die Belastungen am Ende des 2. Jahres korrelieren zudem mit der Zahl der Familiengespräche, wogegen die Gesundheitseinstellung v. a. durch häufige Einzelgespräche positiv beeinflußt wird.

Tabelle 6.5. Korrelationen (Spearman-Koeffizient) verschiedener Konsultationsformen mit Variablen der individuellen und familiären Krankheitsbewältigung, des „social support" und der Lebensqualität im 2. Jahr einer Bronchialkrebserkrankung (n = 14)

Bewältigung – individuell

	Gesprächs-beteiligung	Rational/emotional	Harmonisieren/aggressiv	Verleugnen/labil
Einzelgespräche	–0,0514	–0,6860*	–0,3409	–0,2146
Familiengespräche	0,3138	0,0430	–0,0023	0,0266
Summe der Gespräche	0,2330	–0,3484	–0,2498	–0,1684

Bewältigung – familiär

	Grenzen in der Familie	Klarheit der Kommunikation	Aufmerksamkeit	Kritikvermeidung	Konfliktvermeidung	Beteiligung im Familiengespräch
Einzelgespräche	0,1125	–0,0782	–0,0279	0,6567*	0,6567	–0,0791
Familiengespräche	0,3989	0,3868	0,0802	–0,3998	0,0439	0,5185*
Summe der Gespräche	0,4237	0,3612	0,0950	–0,0177	0,3193	0,3889

Soziale (familiäre) Unterstützung

	Altruismus	Flexibilität/Rigidität	Familiäre Bindung	Symmetrie/Komplementarität	Isolation vom Umfeld	Sorge der Familie
Einzelgespräche	–0,1771	0,5973*	0,5229*	0,3104	0,4216	0,3104
Familiengespräche	0,2831	–0,0864	–0,3404	0,1078	–0,2074	0,2155
Summe der Gespräche	0,2207	0,2938	–0,03802	0,2594	0	0,3852

Lebensqualität

	Hoffnung	Autonomie	Angst	Gesundheitsorientierung	Belastet	Familiäre Spannung
Einzelgespräche	0,2135	–0,1788	0,1340	0,5028*	0,1137	0,1410
Familiengespräche	0,0151	–0,4045	0,2162	0,2350	0,4986*	0,1706
Summe der Gespräche	–,1429	–0,4415	0,3203	0,4673*	0,5359	0,2474

(*) p < 0,10; *p < 0,05.

6.5.4 Zusammenfassung und Diskussion

Die Übersicht zeigt, daß die therapeutische Einflußnahme auf das *Bewältigungsverhalten* (Tabelle 6.6) zu den verschiedenen Untersuchungszeitpunkten sowohl für den Patienten als auch für die Gesamtfamilie nur wenig den ursprünglichen Untersuchungshypothesen folgt. Nach 3 Monaten findet sich lediglich ein schwacher Zusammenhang (p < 0,10) zwischen der Gesamtzahl der Gespräche und einer Tendenz zur Unterdrückung der Gefühle. Dieser angedeutete Befund wird durch das Ergebnis der Zweijahresnachuntersuchung

Tabelle 6.6. Zusammenhang von individueller und familiärer Krankheitsbewältigung in den ersten beiden Jahren einer Bronchialkrebserkrankung mit der Zahl und dem Setting der Konsultationsgespräche

Zeit nach Behandlungsbeginn	Einzelgespräche	Paar-/Familiengespräche	Summe der Gespräche
3 Monate (n = 44)		Beteiligung am Familiengespräch(*)	Gefühlsunterdrückung* Beteiligung am Familiengespräch*
1 Jahr (n = 24)	Keine statistisch relevanten Korrelationen		
2 Jahre (n = 14)	Rationalisierung* Kritikvermeidung in der Familie*	Beteiligung am Familiengespräch*	

(*) p < 0,10 (tendenzieller Zusammenhang); *p < 0,05.

auf überraschende Weise ergänzt. Die Zahl der Einzelgespräche in den ersten beiden Krankheitsjahren korreliert trotz der nunmehr begrenzten Fallzahlen hoch (Spearmans r = –0,686, p = 0,007) mit einer ausgeprägt rationalisierenden Abwehr. Je mehr Gespräche mit dem Patienten allein geführt worden waren, um so rationalisierender verhielt er sich im Interview am Ende des 2. Krankheitsjahres. Ebenso überraschend war ein 2. Befund, der gleichfalls in Richtung einer abwehrverstärkenden Wirkung der Einzelgespräche wies, sich aber v. a. im familiären Bewältigungsverhalten darstellte: Bei der Zweijahreskatamnese korreliert die Variable „Kritikvermeidung in der Familie" hoch mit der Zahl der Einzelgespräche (Spearmans r = 0,6567, p = 0,02). Je häufiger mit den Kranken allein gesprochen worden war, um so mehr vermieden die Familienmitglieder im Zweijahresinterview wechselseitige Kritik. Sie verhielten sich vielmehr fast ausschließlich bestätigend. Dieses Ergebnis überrascht um so mehr als sich hier zeigt, daß auch die Betreuung des Einzelnen nachhaltige Wirkungen auf das Abwehrverhalten der ganzen Familie hat.

Für die Praxis der Betreuung Krebskranker ist ein Befund wichtig, welcher zugleich hohe Plausibilität hat. Je mehr die Angehörigen im Verlauf der beiden ersten Krankheitsjahre in gemeinsame Gespräche einbezogen worden waren, um so mehr zeigten sie sich nach 3 Monaten und nach 2 Jahren auch im Familieninterview offen und engagiert. Der Umkehrschluß wäre: die engagiertesten Familien nehmen auch am häufigsten das Angebot gemeinsamer Gespräche wahr.

Als vorläufiges Ergebnis, welches durch weiterführende Studien überprüft werden muß, schließen wir:

1) Der Zusammenhang zwischen der Zahl sowie dem Setting der Konsultationen (Einzel/Paar/Familiengespräch) und der Entwicklung des Bewältigungsverhaltens Zeitraum ist nur schwach. Die wenigen hier dargestellten Korre-

lationen können auch Zufallsbefunde sein. Die in Kap. 4 dargestellten Veränderungsprozesse sind demnach viel eher als Spontanentwicklungen, weniger als ein Ergebnis unterschiedlicher Betreuungsformen zu interpretieren.

2) Es gibt mit größtem Vorbehalt Hinweise, daß eine Betreuung nur des einzelnen Patienten Gefühlsunterdrückung, Rationalisierung und Kritikvermeidung in der Familie fördert. Die alternative Erklärung, daß stark rationalisierende Patienten und kritikvermeidende Familien das Einzelgespräch bevorzugen, ist weniger wahrscheinlich, da sich die stärksten statistischen Zusammenhänge erst bei der Zweijahresnachuntersuchung zeigten. Im Falle der Selbstselektion der Patienten wären Korrelationen bereits im Anfangsstadium (nach 3 Monaten) und bei der Einjahreskatamnese zu erwarten gewesen.

Im 2. zentralen Variablenkomplex, der *Entwicklung der sozialen (v. a. familiären) Unterstützung* zeigen sich wesentliche Verbesserungen der Beziehungen der Patienten zu ihrem Umfeld bereits in den ersten 3 bzw. 12 Krankheitsmonaten, welche ganz stark mit der Einbeziehung von Partnern oder sonstigen Bezugspersonen korrelieren (Tabelle 6.7). Bereits nach einem Vierteljahr öffnen sich die in gemeinsamen Gesprächen Betreuten gegenüber dem Umfeld und trauen sich mehr symmetrische Interaktionen zu im Vergleich zur anfänglich vorherrschenden komplementären Erstarrung. Die Korrelation mit der Gesamtzahl aller Gespräche (besonders ausgeprägt bei der Variable Symmetrie/Komplementarität, Spearmans r = 0,3708, p = 0,016) spricht für eine gleichsinnige, jedoch nicht signifikante Wirkung auch der Einzelgespräche.

Gleiches zeigt sich nach 1 Jahr, wo die Familienmitglieder, die zuvor in gemeinsame Gespräche einbezogen worden waren, sich besonders besorgt um ihr jeweiliges Wohlergehen äußerten, wobei die Gesamtzahl aller Gespräche

Tabelle 6.7. Zusammenhang von sozialer (familiärer) Unterstützung und Zahl bzw. Setting der Konsultationsgespräche in den ersten beiden Jahren einer Bronchialkrebserkrankung

Zeit nach Behandlungsbeginn	Einzelgespräche	Paar-/ Familiengespräche	Summe der Gespräche
3 Monate (n = 44)		Familie weniger komplementär(*) Familie weniger isoliert(*)	Familie weniger komplementär* Familie weniger isoliert(*)
1 Jahr (n = 24)	Familie weniger gebunden*	Familie stärker besorgt* Familie mehr gebunden*	Familie stärker besorgt*
2 Jahre (n = 14)	Familie rigider*		

(*) p < 0,10 (tendenzieller Zusammenhang); * p < 0,05.

eine nochmals ausgeprägtere Korrelation bot (Spearmans r = 0,5116, p = 0,011). Des weiteren betonten Familien, die gemeinsam betreut wurden, ihren Zusammenhalt.

Nach 2 Jahren erst zeigt die Einzelbetreuung eine (zudem sehr negative) Wirkung auf das Familiensystem: Die nur individuell Betreuten lebten in besonders rigiden, wenig entwicklungsfähig eingestuften Familien (Spearmans r = 0,5973, p = 0,040).

Es ist aufgrund der vorliegenden korrelationsstatistischen Befunde wiederum nicht auszuschließen, daß hier weniger die Wirkung der verschiedenen Betreuungsformen als Selbstselektionsprozesse erfaßt wurden. Dies würde bedeuten, daß die anfänglich am wenigsten komplementären, gegenüber dem Umfeld offensten Familien mehr Gespräche insgesamt und insbesondere mehr gemeinsame Gespräche wahrnahmen, ebenso daß die am stärksten besorgten und gebundenen Familien dem gemeinsamen Gesprächssetting besonders zugeneigt gewesen wären und daß Familien, die sich nach 2 Jahren am rigidesten erwiesen, ganz einseitig den Modus des Einzelgesprächs bevorzugten. Auch hier sind weiterführende prozeßanalytische Studien sehr angezeigt. Für den gegenwärtigen Erkenntnisstand läßt sich festhalten:

1) Die Variablen des „social support" korrelieren am stärksten in der Anfangsphase der Krankheit mit den Formen der Betreuung, bei welchen das Umfeld der Patienten in gemeinsame Gespräche einbezogen wurde.
2) Eine negative, die Entwicklungsfähigkeit der Familie behindernde Wirkung einer individuumzentrierten Betreuung läßt sich bei einer insgesamt 2jährigen Beobachtungsphase nicht ausschließen.

Die Wirkungen der verschiedenen Betreuungsformen auf die *Lebensqualität* der Kranken und ihrer Familien sind vielfältig und schwer zu interpretieren (Tabelle 6.8). Vier der 6 Lebensqualitätsvariablen gehen mit statistischer Signifikanz (p < 0,10) in die Korrelationsmatrix ein. Dabei zeigt sich eine überraschende, geradezu gegenläufige Wirkung des einzel- bzw. familientherapeutischen Settings auf die zentralen Variablen „Hilflosigkeit bzw. Autonomie und Hoffnungslosigkeit" v. a. im 1. Krankheitsjahr: Je mehr Einzelgespräche stattfanden, um so hoffnungsloser schildern die Kranken ihre Lage nach 3 Monaten (Spearmans r = 0,3519, p = 0,019), wogegen Paar- und Familiengespräche in den ersten 3 Krankheitsmonaten ausgesprochen hoffnungsstärkend wirken. Nach 12 Monaten wirken Einzelgespräche immer noch, wenn auch in geringerem Maße, hoffnungsmindernd. Andererseits gaben die allein betreuten Kranken zum gleichen Zeitpunkt an, daß sie sich autonomer, d. h. weniger hilflos ihrem Leiden ausgeliefert fühlten. Im Gegensatz dazu stellten sich die vorwiegend in gemeinsamen Gesprächen Betreuten nach 1 Jahr gerade besonders hilfsbedürftig (weniger autonom) dar und berichteten auch von stärkeren Belastungen.

Nach 2 Jahren ist die Hilflosigkeit-Hoffnungslosigkeit-Polarität von Einzel- vs. Familienbetreuung verschwunden. Aber es bleibt der Befund, daß gemeinsame Familiengespräche mit stärker empfundener Belastung (Streß) korrelieren. Die Tatsache, daß auch die Gesamtzahl der Gespräche die subjektive Belastung am Ende des 2. Krankheitsjahres verstärkt, spricht dafür, daß hier

Tabelle 6.8. Zusammenhang der Lebensqualität in den ersten beiden Jahren einer Bronchialkrebserkrankung mit Zahl und Setting der Konsultationsgespräche

Zeit nach Behandlungsbeginn	Einzelgespräche	Paar-/Familiengespräche	Summe der Gespräche
3 Monate (n = 44)	Hoffnung nimmt ab*	Hoffnung steigt(*)	Weniger gesundheitsorientiert(*)
1 Jahr (n = 24)	Hoffnung nimmt ab(*) Autonomie steigt(*)	Autonomie nimmt ab* Starke Belastung*	
2 Jahre (n = 14)	Stärker gesundheitsorientiert*	Stärker belastet*	Stärker gesundheitsorientiert* Stärker belastet*

(*) p < 0,10 (tendenzieller Zusammenhang); * p < 0,05.

auch eine gleichsinnige, allerdings nicht signifikante Wirkung vom Einzelgespräch ausgeht. Eine andere, vielleicht noch einleuchtendere Erklärung wäre, daß die am meisten Belasteten am intensivsten betreut wurden. Die Gesundheitseinstellung ist nach 2 Jahren um so besser, je mehr Gespräche insgesamt, v. a. aber je mehr Einzelgespräche stattgefunden hatten. Dieser letztgenannte Effekt der Betreuung ist mit Sicherheit für die Lebensqualität und für das Überleben der Betroffenen von großer Bedeutung, spielen doch bei der Entwicklung des Bronchialkarzinoms extrem gesundheitsschädigende Einstellungen und Verhaltensweisen eine wichtige Rolle. Zu betonen ist, daß hier eine Langzeitwirkung über 2 Jahre hinweg vorliegt, wogegen anfänglich sogar bei den intensiver betreuten Patienten eine weniger starke Gesundheitsorientierung zu verzeichnen war. Diese Kranken blieben von der initialen, geradezu panischen Angstreaktion befreit, welche unmittelbar nach Diagnosestellung einsetzte, indem sie versuchten, alles für die Gesundheit nur erdenkliche zu tun. Sie zeigten demgegenüber eine langfristige und nachhaltige Verbesserung etwa der Symptomwahrnehmung, der Einschätzung eigener physischer und psychischer Grenzen, der Ernährungsumstellung und der Aufgabe von Genußgiften (v. a. Rauchen).

Keine Beachtung fand in der Literatur bislang die gegensätzliche Wirkung einzel- und familientherapeutischer Vorgehensweisen auf die Variablen Hilflosigkeit und Hoffnungslosigkeit, welche für die Erhaltung der Lebensqualität des Krebskranken entscheidende Bedeutung haben. Bis zum Ende des 1. Krankheitsjahres wirkt die Einzelbetreuung ausgesprochen hoffnungsmindernd. Es kann nur vermutet werden, daß die Konfrontation mit dem eigenen Schicksal in diesem Gesprächssetting massiver ist als im Paar- oder Familiengespräch, wo in den entscheidenden Anfangswochen gerade eine hoffnungsstärkende Wirkung beobachtet werden konnte. Beinahe in einer Gegenreaktion betonten nach 1 Jahr die allein betreuten Patienten ihre Autonomie. Sie brauchten keine Hilfe mehr, ihnen könne niemand helfen angesichts des drohenden Todes. Die gemeinsam mit ihren Angehörigen Betreuten zeigten dagegen ihre Hilfsbedürftigkeit am Ende des 1. Krankheitsjahres offen. Außerdem ließ diese vorwiegend in gemeinsamen Gesprächen gesehene Gruppe auch ihre seelische und soziale Belastung in den ersten beiden Jahren der Krankheit viel mehr erkennen als die individuumzentrierten Betreuten.

1) Die Einzelbetreuung verbessert besonders stark das Gesundheitsverhalten in den ersten beiden Krankheitsjahren.
2) Die Einzelbetreuung wirkt hoffnungsmindernd und steigert eine Abwehrform, die als Versuch der Selbstheilung verstanden werden kann. Das paar- und familienzentrierte Vorgehen vermittelt Überlebenshoffnung und läßt eigene Bedürfnisse und Belastungen eher erkennen.

Zusammengenommen zeigt sich (Tabelle 6.9), daß in den Bereichen „Bewältigungsverhalten" (10 Variablen), „soziale Unterstützung" (6 Variablen) und „Lebensqualität" (6 Variablen) jeweils 3, 12 und 24 Monate nach Behandlungsbeginn die paar- und familienzentrierte Betreuung die größte Wirkung zeigt (10 Korrelationen), gefolgt von der Zahl der Konsultationsgespräche insgesamt (8 Korrelationen) und der Zahl der Einzelbetreuungen (7 Korrelationen).

Dabei treten die Hauptwirkungen der Familiengespräche bereits nach 3 bzw. 12 Monaten auf, und auch die Gesamtzahl der Gespräche korreliert am häufigsten mit der Einschätzung bei der Dreimonatskatamnese. Die Einzelgespräche kommen hingegen am stärksten nach 2 Jahren zum Tragen. Die Variablenbereiche werden zudem in unterschiedlichem Ausmaß von den beiden Betreuungsmodalitäten beeinflußt. Am wenigsten reagierte das Bewältigungsverhalten, von dessen 10 Variablen jeweils nur 1 oder 2 signifikante Korrelationen boten. Hier können wir mithin von eher spontanen, wenig therapeutisch beeinflußten Verläufen ausgehen.

Tabelle 6.9. Korrelation der Zahl von Einzel-, Paar- und Familiengesprächen sowie der Summe aller Gespräche mit Variablen der Bewältigung *(B)*, der sozialen Unterstützung *(S)* und der Lebensqualität *(Q)* 3, 12 und 24 Monate nach Beginn der medizinischen Behandlung eines Bronchialkarzinoms

	Einzelkonsultation			Paar-/Familien-konsultation			Gesamt-konsultation			Gesamt
	B	S	Q	B	S	Q	B	S	Q	
3 Monate n = 44	0	0	1	1	2	1	2	2	1	10
1 Jahr n = 24	0	0	2	0	2	2	0	1	0	7
2 Jahre n = 14	2	1	2	1	0	1	0	0	2	8
Gesamt	2	1	4	2	4	4	2	3	3	25
	7			10			8			25

Die soziale Unterstützung wird erwartungsgemäß überwiegend vom paar- und familientherapeutischen Setting modifiziert und zwar gleich in den ersten Krankheitsmonaten. Beim 1. und 2. Follow-up korrelieren jeweils 2 der 6 beurteilen „support"-Variablen mit der Zahl gemeinsamer Gespräche.

Die Qualität des Überlebens korreliert gleich stark mit beiden Konsultationsvarianten, wobei allerdings die Einzelbetreuung eher eine negative Wirkung zeigt durch Hoffnungsminderung und Zurückweisung von Hilfsangeboten.

Aufgrund der hier vorgestellten empirischen Befunde kann zur Verbesserung der sozialen Unterstützung und der Qualität des Überlebens die Einbeziehung der nächsten Angehörigen (v. a. der Ehepartner) eher empfohlen werden als die ausschließliche Konzentration auf den einzelnen Kranken. Die Wirkungen der Betreuungsarbeit sind allerdings zumindest in den hier verwendeten Beurteilungsinstrumenten nicht sehr hoch anzusetzen und wohl eher im jeweiligen Einzelfall als im korrelationsstatistischen Vergleich nachweisbar.

6.6 Einfluß psychoonkologischer Konsultationsarbeit auf die Überlebenszeit beim Bronchialkarzinom

6.6.1 Vorbemerkungen

Nachdem im vorangegangenen Kapitel die Wirkungen psychosozialer Faktoren auf den Verlauf biomedizinisch behandelter Brust- und Bronchialkrebskrankheiten dargestellt wurden und nachdem in den vorangegangenen Abschnitten dieses Kapitels der Einfluß psychoonkologischer Konsultationen auf die individuelle und familiäre Krankheitsbewältigung, die soziale Unterstützung sowie die Lebensqualität berichtet wurde, liegt es nahe, nun abschließend zu untersuchen, ob eine Veränderung der psychologischen Bedingungen auch mit einem veränderten biologischen Krankheitsverlauf einhergeht.

In der Literatur ist diese Frage trotz ihrer augenscheinlich großen klinisch-praktischen Bedeutung bislang kaum bearbeitet worden und wenn, dann eher in klinisch-kasuistischer Weise, welche in Anlehnung an die Erforschung biomedizinischer Krebsbehandlungsformen als Studien der Phase I bezeichnet werden können. LeShan (1982) gibt in seiner *Psychotherapie gegen den Krebs* eindrucksvolle Einzelbeispiele einer konfliktaufdeckenden psychotherapeutischen Arbeit. Das Ehepaar Simonton (Radiologe und Sozialarbeiterin) bringen aus der Zeit ihrer gemeinsamen Arbeit (1978) Illustrationen einer auf aktiver Imagination beruhenden Behandlungsform, welche in überregionalen Selbsterfahrungsworkshops vielen Tausenden Krebskranker vermittelt wurde. In späteren Entwicklungsphasen kommen auch familiendynamische Behandlungsansätze zum Tragen. Die bislang veröffentlichten „Erfolgszahlen" dieser Autoren erscheinen auf den ersten Blick eindrucksvoll, sind aber wegen sehr inhomogener Untersuchungsgruppen, fehlender Angaben zum biomedizinischen Befund und zur biomedizinischen Behandlung, fehlender Kontrollgruppen und bei schwerwiegenden Selbstselektionsprozessen kaum interpretierbar.

Forschungsmethodisch anspruchsvoller sind Studien der wiederum in Analogie zur onkologischen Therapieforschung sog. Phase II, in welchen definierte Patientengruppen mit einer bestimmten Psychotherapieform behandelt und mit unbehandelten oder anderweitig Betreuten verglichen wurden. Hier sind zunächst Grossarth-Maticeks Arbeiten mit brustkrebskranken Frauen zu nennen, welche eine deutliche, die Überlebenszeit verlängernde Wirkung der kognitiv-emotiven Therapie im Vergleich zur konfliktzentrierten Psychotherapie und zur ausschließlich biomedizinischen Behandlung zeigte (Grossarth-Maticek et al. 1984). Diese Arbeiten haben jedoch, ebenso wie die prospektiv epidemiologischen Arbeiten dieses Autors, bislang keine weiterreichende Anerkennung gefunden. Zusammenfassend läßt sich feststellen, daß die wenigen hier erwähnten Studien durch eine ausschließliche Konzentration auf den biologischen Verlaufsprozeß bestimmt sind. Das Feld der Interventionsforschung erscheint so als nachhaltig gespalten in ein größeres Lager, welches ausschließlich somatopsychische Aspekte der Krankheitsverarbeitung bzw. der psychologischen Folgen eines Krebsleidens untersucht und eine wesentlich kleinere Gruppe von Forschern, welche wiederum einseitig nur psychotherapeutische Einflüsse auf den Krankheitsverlauf ins Blickfeld bringt. Diese Spaltung wurde oben bereits bei den Verlaufsstudien beobachtet. Sie ist rational nicht begründbar und wurde deshalb in unseren eigenen Arbeiten auch nicht nachvollzogen.

6.6.2 Fragestellung und Hypothesen

Die oben in Kap. 5 dargestellten prospektiven Verlaufsuntersuchungen hatten beim Brustkrebs, der Mastopathia fibrocystica und beim Bronchialkarzinom Hinweise geliefert, daß neben biologischen auch psychologische Faktoren die Gesundheitsentwicklung beeinflussen können. Wenn tatsächlich lang andauernde Hilflosigkeit, rationalisierende Gefühls- und Konfliktabwehr, mangelnde soziale (v. a. familiäre) Unterstützung bei zugleich stark belastenden Lebenssituationen die Anfälligkeit für körperliche Erkrankungen erhöhen bzw. den Verlauf bereits bestehender Leiden ungünstig beeinflussen, so liegt es nahe, in einem nächsten Untersuchungsschritt zu fragen, ob neben der biomedizinischen Behandlung zusätzliche psychotherapeutische Maßnahmen eine heilungsfördernde Wirkung erzielen können.

Die im folgenden wiedergegebenen Untersuchungsergebnisse gehen von der Hypothese aus, daß psychologische Interventionen in Ergänzung zur biologischen Behandlung die rezidivfreien Intervalle und die Überlebenszeiten Bronchialkrebskranker verlängern können.

6.6.3 Wahl der Untersuchungsgruppen und Anforderungen an die Behandlungsmethode

Zusätzliche psychologische Hilfen sind dort besonders angezeigt, wo selbst weitreichende biologische Behandlungen die Tumorausbreitung kaum noch aufhalten können. Dies ist beim in der männlichen Bevölkerung häufigsten

Bronchialkarzinom der Fall. Beim sog. nichtkleinzelligen Bronchialkarzinom (Plattenepithelkarzinom, Adenokarzinom, großzelliges Karzinom) kann selbst eine im frühestmöglichen Stadium I (T 1–2 No MO) durchgeführte chirurgische Behandlung, evtl. in Kombination mit Bestrahlung und Chemotherapie, nur in 50–60 % der Fälle ein 5jähriges Überleben ermöglichen. In Abhängigkeit vom Tumorstadium bei Therapiebeginn verschlechtert sich die Fünfjahresüberlebenswahrscheinlichkeit drastisch (Stadium II ca. 35 %, III a ca. 20 %, III b ca. 8 %, IV 0 %).

Fast unheilbar ist das kleinzellige Bronchialkarzinom, das durch schnelles Wachstum, frühzeitige Aussiedlung und nicht mehr zu beherrschende Fernmetastasen charakterisiert ist. Patienten, die bei einem begrenzten Anfangsbefund („limited disease") chemotherapeutisch behandelt werden, überleben im Mittel 12–15 Monate, solche, deren Behandlung erst in einem ausgedehnten Stadium einsetzte, haben sogar nur eine 6- bis 9monatige Überlebenswahrscheinlichkeit. Dennoch bleibt festzustellen, daß bei gleichem biologischem Ausgangsbefund (Tumorart und Tumorstadium) eine deutliche Streuung der Tumorwachstumsgeschwindigkeiten, der Ausbreitung in der Lunge und der Metastasierung in andere Organe besteht. An diesem Befund setzten unsere Überlegungen an, durch psychologische Maßnahmen eine zusätzliche, das Tumorwachstum und die Tumorausbreitung hemmende, Wirkung zu erzielen. Die Grundlagen der psychologischen Interventionen, welche auf dem Prinzip der (systemischen) psychoonkologischen Konsultation basieren, sind oben in 6.2 dargestellt.

6.6.4 Beschreibung der Untersuchungsgruppen und des Untersuchungsganges

Wir berichteten über eine Zufallsstichprobe von 164 Patientinnen und Patienten, die 1980/82 zur Behandlung eines primären Bronchialkarzinoms in die Thoraxklinik Heidelberg-Rohrbach aufgenommen worden waren. Nach der Zustimmung zur Teilnahme an der Studie wurden die Kranken nach dem Zufallsprinzip (randomisiert) 3 Interventionsgruppen zugeteilt (Tabelle 6.1):

– Konsultationsgruppe („consultation liaison service", CLS; n = 58),
– Betreuungsangebot („consultation on demand", COD; n = 46[7]),
– medizinische Regelversorgung (MED), n = 60.

Klinischer Primärbefund (eine ausführliche Darstellung der medizinischen Kennwerte findet sich in Tabelle 6.1): 51 Kranke litten an einem kleinzelligen, 113 an einem nichtkleinzelligen Bronchialkarzinom (Plattenepithelkarzinom, Adenokarzinom, großzelliges Karzinom). Varianzanalytische Vergleiche zeig-

---

[7] Da sich während der Studie eine verlaufsbeeinträchtigende Wirkung dieses Betreuungsmodus abzuzeichnen begann, wurde dieser Untersuchungsteil unterbrochen. Die folgenden Patienten wurden der medizinischen Behandlungsgruppe MED zugeordnet, die Gruppe COD ist deshalb kleiner als die anderen, die Gruppe MED größer.

ten die Übereinstimmung aller relevanten klinischen Variablen in den Untersuchungsgruppen (p < 0,5). Diese entsprechen auch den epidemiologisch erwarteten Werten.

Beim nichtkleinzelligen Bronchialkarzinom wurden nur Fälle berücksichtigt, die mit primär kurativer Zielsetzung operiert worden waren (Stadium I–III b). Die 51 kleinzellig Erkrankten konnten nicht operiert werden, sie erhielten mit der Hoffnung auf eine Verlängerung der Überlebenszeit (palliativ) eine zytostatische Behandlung. Etwa die Hälfte von ihnen wies bereits Fernmetastasen auf, („extensive disease"). Im Durchschnitt waren nur wenige Monate seit dem ersten Auftreten der Symptome vergangen und die Patienten waren fast durchwegs in gutem Allgemeinzustand (Karnoffsky-Index).

Sozialdemographische Kennwerte (Tabelle 6.1): Entsprechend der Erwartungshäufigkeit wurden zu über 80 % verheiratete männliche Patienten in der 6. Lebensdekade untersucht, die meist nur niedrige Schulbildung hatten. Der varianzanalytische Vergleich belegt die Übereinstimmung der 3 Untersuchungsgruppen (p < 0,5).

6.6.5 Untersuchungsergebnisse

Der tödliche Ausgang der kleinzelligen Bronchialkarzinomkrankheit kann selbst unter intensivster Chemotherapie nicht verhindert werden. Aber auch von den mit kurativer Zielsetzung operierten, an nicht metastasiertem, nichtkleinzelligem Bronchialkarzinom Leidenden erreicht nur jeder Dritte die Fünfjahresüberlebensgrenze (Abb. 6.4).

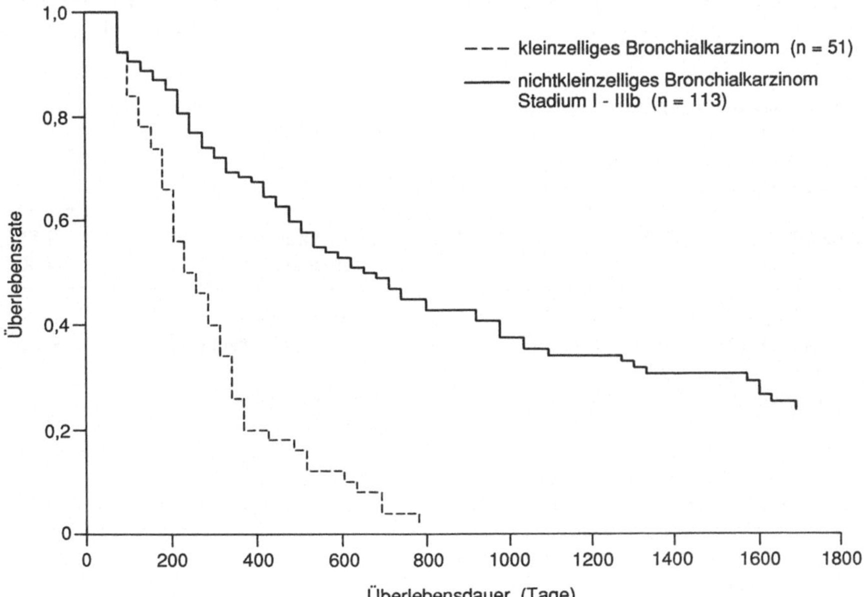

Abb. 6.4. Überleben nach Bronchialkarzinom

Angesichts des so unterschiedlichen Verlaufs der Überlebenskurven werden wir bei der differenzierten Untersuchung der psychologischen Interventionen die kleinzellig und nichtkleinzellig Erkrankten getrennt betrachten.

Zur ersten Orientierung werden wir wie im Kap. 5 Regressionsmodelle errechnen, in denen das Tumorstadium und die Zahl der Betreuungsgespräche als unabhängige, der Zweijahreskrankheitsverlauf als abhängige Variablen eingegeben wurden.

Zahl der Betreuungsgespräche und Zweijahresverlauf (Tabelle 6.10): Neben dem Tumorstadium hat die Gesamtzahl der Betreuungsgespräche einen starken ($p < 0,001$) Einfluß auf den Verlauf der ersten beiden Krankheitsjahre: Je häufiger mit den Patienten gesprochen wurde, um so eher waren sie bei gleichem Tumorstadium und nach 2 Jahren rezidivfrei oder in Remission. Der verlaufsbegünstigende Effekt geht dabei fast ausschließlich auf den Einfluß der Familiengespräche zurück ($p = 0,02$), wogegen den Einzelgesprächen keine gesonderte Wirkung zukommt.

Bei diesem Ergebnis ist zu berücksichtigen, daß 70 % aller Gespräche bereits im 1. Krankheitsjahr geführt worden waren. Eine Tautologie derart, daß mit denen, die am längsten lebten, eben auch am häufigsten gesprochen worden war, läßt sich damit ausschließen. Dies zeigt auch die Regressionsanalyse der bis zum Ende des 1. Krankheitsjahres geführten Gespräche. Der signifikante Einfluß auf den Zweijahresverlauf bleibt erhalten ($p < 0,01$) ebenso wie der Partialeinfluß der Familiengespräche ($p = 0,03$), wogegen für die Zahl der Einzelgespräche wiederum keine verlaufsbegünstigende Wirkung nachgewiesen werden konnte.

Tabelle 6.10. Einfluß der Betreuungsgespräche (unabhängige Variable) auf den Krankheitsverlauf (abhängige Variable) in den ersten beiden Jahren einer Bronchialkrebserkrankung (multiple Regressionen)

Unabhängige Variablen Tumorstadium und Patientenalter *zuzüglich* jeweils die ff. Gesprächsvariablen	Partialeffekt auf den Krankheitsverlauf [a]	β-Koeffizient
Anzahl aller Gespräche	Tumorstadium***	–0,51
	Gespräche***	0,30
Anzahl aller Einzelgespräche Anzahl aller Familiengespräche	Tumorstadium***	–0,52
	Familiengespräche*	0,23
Gespräche im 1. Krankheitsjahr	Tumorstadium***	–0,53
	Gespräche**	0,23
Einzelgespräche im 1. Krankheitsjahr Familiengespräche im 1. Krankheitsjahr	Tumorstadium***	–0,54
	Familiengespräche*	0,22

[a] *0* in den ersten beiden Jahren gestorben;
1 in den ersten beiden Jahren verschlechtert (Progression oder Rezidiv);
2 in den ersten beiden Jahren gleich oder verbessert (Remission).
*** $p < 0,001$, ** $p < 0,01$, * $p < 0,05$

Dieses Ergebnis ist aus offensichtlichen Gründen nur als sehr vorläufige Orientierungshilfe zu bewerten, als Hinweis, daß weiterführende Auswertungen erfolgversprechend sind. Dabei müssen die folgenden Kritikpunkte berücksichtigt werden:

- Eine Selbstselektion der Untersuchungsgruppe muß ausgeschlossen werden. Das bisherige Ergebnis könnte auch so zustandegekommen sein, daß Patienten mit günstigster medizinischer Prognose am häufigsten Gespräche zusammen mit ihren Angehörigen wahrnahmen. Eine randomisierte Verteilung auf eine spezifische Interventionsgruppe (Konsiliar-/Liaisondienst, CLS), eine unspezifische 2. Interventionsgruppe (Betreuung bei Bedarf, COD) und eine überhaupt nicht psychologisch betreute, nur medizinisch behandelte Kontrollgruppe (MED) ist unverzichtbar.
- Nicht nur die Zahl der Gespräche, sondern auch die Qualität der Interventionen ist zu berücksichtigen. Der Vergleich von Einzel- und Familiengesprächen zeigte bereits, daß dem Gesprächssetting Bedeutung zukommt. Darüber hinaus wurde mehrfach betont, daß die Gruppe „Betreuung bei Bedarf" (COD) im Falle des nichtkleinzelligen, prognostisch infausten kleinzelligen Bronchialkarzinoms eher stützend betreut worden war. Dagegen wurde die Konsiliar-/Liaisongruppe (CLS) durchgängig nach dem Prinzip der sog. systemischen Konsultation (Wynne et al. 1986) behandelt, wobei die Einbeziehung des Umfeldes, der Angehörigen, aber auch der Ärzte und des Pflegepersonals, regelmäßig angestrebt wurde und in etwa der Hälfte der Fälle auch gemeinsame Familiengespräche geführt worden waren.
- Die verschiedenen biomedizinischen Charakteristika des kleinzelligen und des nichtkleinzelligen Bronchialkarzinoms sind zu berücksichtigen. Wegen kleinzelligem Bronchialkarzinom Behandelte wurden ausschließlich palliativ zytostatisch versorgt und verstarben durchweg im Verlauf des 1. Krankheitsjahres. Sie sind bei der Auswertung der Zweijahreskatamnese nur in dieser einen Verlaufskategorie vertreten.
- Der Beobachtungszeitraum sollte auf 5 Jahre verlängert und die Überlebenszeit als Verlaufsvariable gewählt werden. Auch beim schnellwachsenden Bronchialkarzinom sind 2 Jahre eine zu kurze Beobachtungsperiode. Außerdem waren auch nach Abschluß der psychologischen Interventionen (2 Jahre) die weiteren Entwicklungen, z. B. die langfristige Wirkung der psychologischen Gespräche zu berücksichtigen. Bei einer so häufig tödlich verlaufenden Erkrankung erscheint außerdem die Überlebenszeit als numerischer Wert der qualitativen Einschätzung mit den Verlaufsvariablen Rezidiv, Progression oder Remission überlegen.

Sämtliche vorgenannten Kritikpunkte wurden in den nun folgenden Auswertungen berücksichtigt.

Einfluß verschiedener psychologischer Interventionen auf den Verlauf des nichtkleinzelligen Bronchialkarzinoms

Die Überlebenskurve (Abb. 6.5) belegt, daß im 1. Krankheitsjahr Patienten, denen nach einem Vorgespräch („screening") lediglich ein Gesprächsangebot gemacht wurde (COD), häufiger starben als die im Konsiliar-/Liaisondienst

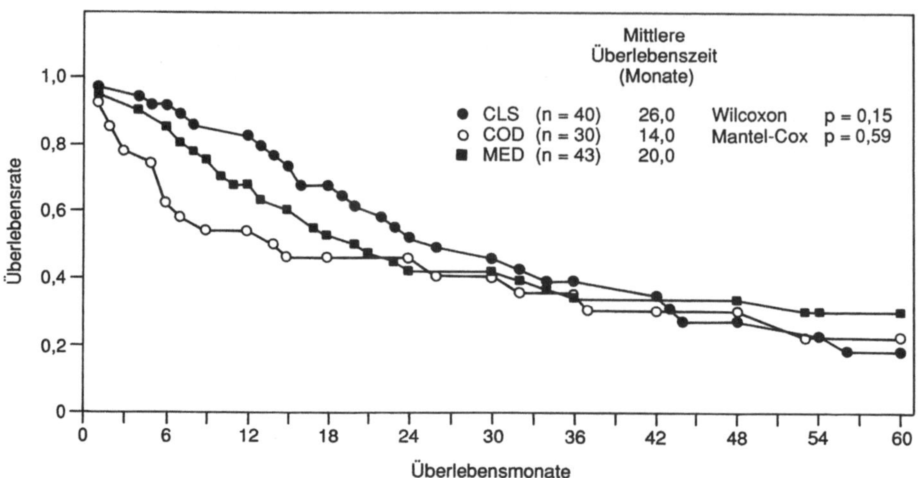

Abb. 6.5. Überleben nach nichtkleinzelligem Bronchialkarzinom (I–IIIb; n = 113) bei unterschiedlichen psychologischen Interventionen

Betreuten (CLS) und als die medizinisch Regelbetreuten (MED). Diese deskriptiven Unterschiede lassen sich allerdings nicht statistisch sichern. Ein Zufallsbefund kann nur mit über 5%iger Irrtumswahrscheinlichkeit ausgeschlossen werden. Dennoch ist das Ergebnis erwähnenswert: Nach 1 Jahr war nur noch ca. die Hälfte derjenigen Patienten am Leben, mit denen lediglich ein Vorgespräch geführt worden war (COD) gegenüber mehr als 70% der intensiv konsiliarisch Betreuten (CLS) und 60% der in der kliniküblichen Weise medizinisch Versorgten.

Wenn wir in der Cox-Regression den Einfluß der verschiedenen Betreuungsformen sowie des Tumorstadiums und des Alters auf die Überlebenswahrscheinlichkeit prüfen, erhalten wir ein signifikantes Modell (p < 0,001), das jedoch ausschließlich vom Tumorstadium bestimmt wird (Tabelle 6.11), d. h. in der Gesamtgruppe nichtkleinzellig erkrankter Bronchialkarzinompatienten werden etwaige psychologische Wirkungen vom Einfluß des Tumorstadiums überdeckt.

Tabelle 6.11. Einfluß von Tumorstadium, Alter und Betreuung auf die Überlebenszeit beim großzelligen Bronchialkarzinom (Cox-Regression n = 113)

Log-Likelihood = −302,4856
Globales χ^2 = 19,57 D.F. = 4 p = 0,0006

Variable	Koeffizient	SD	Koeff./SE	Exp (Koeff.)
1 CLS	0,0940	0,2716	0,3460	1,0986
2 COD	0,4112	0,2933	1,4017	1,5086
3 Stadium	0,4559	0,1098	4,1525*	1,5776
6 Alter	0,0029	0,0164	0,1760	1,0029

* p < 0,05

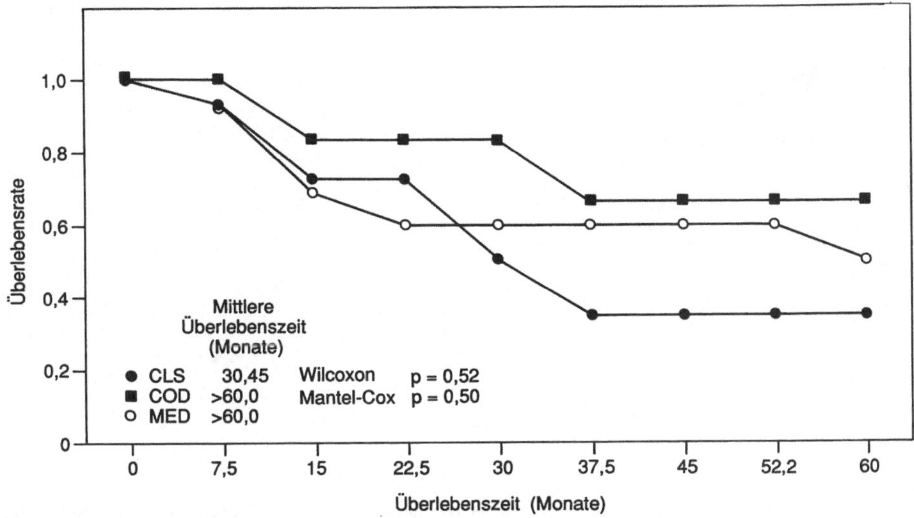

Abb. 6.6. Überleben nach nichtkleinzelligem Bronchialkarziom (I und II, n = 39)

Diese wie erwartet massive Wirkung des Tumorausbreitungsstadiums legte nahe, die Auswertung für die Untergruppen mit begrenztem Tumorstadium (I–III a) und ausgedehntem, gleichwohl nicht in andere Organe metastasiertem Karzinom (Stadium III b) zu wiederholen.

Dabei zeigt sich (Abb. 6.6), daß in den Stadien I und II *keine* Unterschiede im Median der Überlebenszeiten der unterschiedlich betreuten Gruppen bestehen.

Dagegen hatten Patienten im Tumorstadium III b (Tx N2 MO) eine um das 3,5fache *verkürzte* Überlebenszeit im Anschluß an das psychosoziale Screening (COD). Die Hälfte dieser Kranken war vor Ablauf von 6 Monaten gestorben. Keiner erreichte die Einjahresüberlebensgrenze (Abb. 6.7). Als dieses Ergebnis sich im Studienverlauf abzeichnete, wurde die Randomisierung aus ethischen Gründen abgebrochen, was an den deutlich kleineren Fallzahlen der Gruppe COD erkennbar ist. Dieses Ergebnis ist allerdings auch angesichts der begrenzten Stichprobengrößen statistisch signifikant.

Einfluß verschiedener Konsultationsformen beim kleinzelligen Bronchialkarzinom

Auch hier zeigt die Überlebenskurve (Abb. 6.8) trotz des schnellen tödlichen Verlaufs der Krankheit bemerkenswerte Unterschiede, die allerdings nicht in eindeutiger Weise statistisch zu sichern waren. Nur der Mantel-Cox-Test hatte eine weniger als 10 %ige Irrtumswahrscheinlichkeit. Der Wilcoxon-Test, welcher frühe Beobachtungen stärker gewichtet, war dagegen nicht signifikant. Dennoch bleibt das Ergebnis deskriptiv bemerkenswert: Nach 1 Jahr lebten noch 7 bzw 5 der 18 bzw. 16 psychologisch betreuten Patienten, hingegen nur noch 1 der 17 ausschließlich medizinisch Betreuten. Auch die Mediane der Überlebenszeiten differieren deutlich.

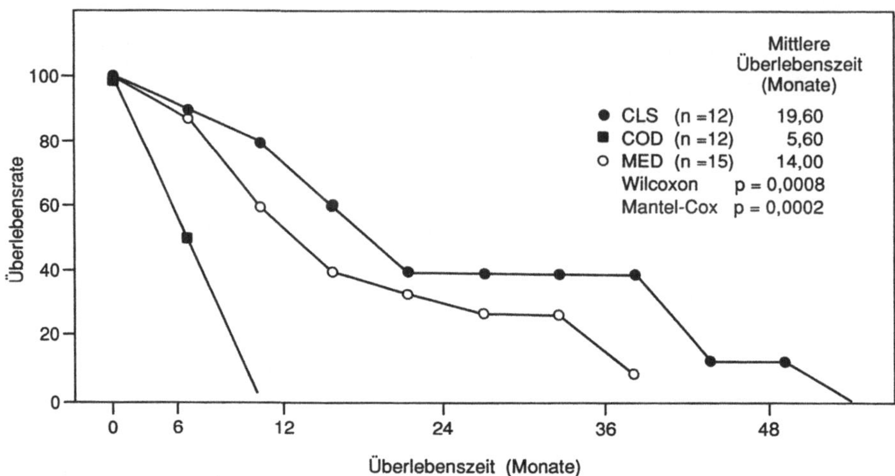

Abb. 6.7. Überleben nach nichtkleinzelligem Bronchialkarzinom (III b) bei unterschiedlichen psychologischen Interventionen (n = 39)

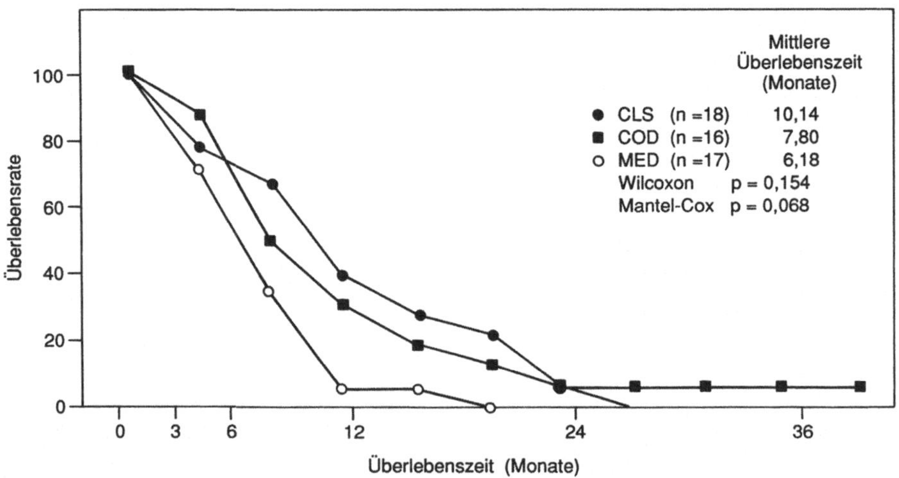

Abb. 6.8. Überleben nach kleinzelligem Bronchialkarzinom bei unterschiedlichen psychologischen Interventionen (n = 51)

Die Cox-Regression liefert weiterführende Interpretationsmöglichkeiten (Tabelle 6.12). Wir sehen, daß Vorhersagemodell, in welches die Betreuungsform, das Tumorstadium und das Alter eingingen, ist insgesamt nicht signifikant. Auch das Tumorstadium, welches beim kleinzelligen Bronchialkrebs üblicherweise nur in 2 Stadien unterteilt wird (ohne Fernmetastasen, „limited disease"; mit Fernmetastasen, „extensive disease"), hat bei diesem schnell wachsenden, prognostisch extrem ungünstigen Tumor nur noch eine unter-

Tabelle 6.12. Einfluß von Tumorstadien, Alter und Betreuung auf die Überlebenszeit beim kleinzelligen Bronchialkarzinom (Cox-Regression, n = 51)

Log-Likelihood $= -151,9977$
Globales χ^2 $=$ 6,15 D.F. $= 4$ p $= 0,1886$

Variable	Koeffizient	SD	Koeff./SE	Exp (Koeff.)
1 CLS	−0,7079	0,3590	−1,9719*	0,4927
2 COD	−0,4751	0,3908	−1,2157	0,6218
4 Stadium	0,3178	0,3195	0,9946	1,8741
6 Alter	0,0054	0,0178	0,3004	1,0054

* p < 0,05

geordnete Bedeutung. Um so überraschender ist, daß von der Konsiliar-/Liaisonarbeit (CLS) im Gesamtmodell ein gesicherter (p < 0,05), die Überlebenszeit verlängernder Einfluß ausgeht, der auch erhalten bleibt, wenn die Variable allein in die Gleichung eingegeben wird. Für die Konsiliar-/Liaisonarbeit kann demnach ein die Überlebenszeit verlängernder Einfluß beim kleinzelliges Bronchialkarzinom angenommen werden.

6.6.6 Zusammenfassung und Diskussion: Überlebenszeitverlängernde Wirkung psychologischer Interventionen?

Angesichts begrenzter Fallzahlen und fehlender Replikationsmöglichkeiten sind die hier vorgestellten Ergebnisse als sehr vorläufig, eher hypothesengenerierend als beweisend einzustufen. Insbesondere die im vorangegangenen bereits beklagte Unvollständigkeit der psychologischen Verlaufsdaten sowie das Fehlen geeigneter biologischer Bindeglieder (z. B. immunologischer Parameter) schränken die Aussagekraft unserer Studie massiv ein. Wünschenswert (und ursprünglich angestrebt) war ein „process outcome design", in welchem die veränderungsrelevanten Prozesse *kontinuierlich* dokumentiert sind.

Mit aller so gebotenen Vorsicht läßt sich als Hauptergebnis dieses Untersuchungsabschnitts festhalten, daß der Einfluß psychologischer Faktoren auf den Krankheitsverlauf auch beim Bronchialkrebs wieder etwas wahrscheinlicher geworden ist.

Trotz der hier wieder bestätigten, alles überschattenden Wirkung des Tumorausbreitungsstadiums ergaben sich Hinweise, daß bei gleichem Stadium und gleicher biologischer Behandlung auftretende Verlaufsdifferenzen teilweise psychologischen Einflußnahmen zugänglich sind. Dabei wurde allerdings unsere Arbeitshypothese, daß eine intensive Betreuung im Rahmen eines Konsultations-Liaisonprogramms die optimalen Verlaufsergebnisse erbringt, nur teilweise bestätigt. Für den folgenden Interpretationsversuch sind 3 Vorbedingungen nochmals in Erinnerung zu rufen:

1) In der CLS-Gruppe kamen 10mal mehr weiterführende Gespräche nach dem Erstinterview zustande als in der COD-Gruppe, wo den Patienten ein offenes Gesprächsangebot gemacht worden war;
2) 70% aller Gespräche lagen im 1. Krankheitsjahr, ca. 50% sogar in den ersten 6 Monaten (204 von 392 Gesprächen ingesamt);
3) die Erstgespräche wurden in der COD-Gruppe unterschiedlich geführt: Bei Patienten, die wegen eines nichtkleinzelligen Bronchialkarzinoms mit kurativer Zielsetzung (keine Fernmetastasen) operiert werden sollten, hatte das Vorgespräch eher einen konfliktzentrierten Charakter („screening"). Bei prognostisch infausten, kleinzellig Erkrankten, die am Beginn einer palliativen Chemotherapie standen, wurde das Erstgespräch hingegen stützend und informierend gehalten.

Verglichen wurden mithin frühzeitige und kurzfristige Interventionen, die in der COD-Gruppe konfliktzentriert oder stützend gehalten wurden, mit einer ausschließlich von den behandelnden Ärzten und dem Pflegepersonal betreuten Kontrollgruppe.

Die erste orientierende Übersicht zeigte, daß neben dem Tumorstadium die Anzahl der Gespräche im 1. Krankheitsjahr und hier insbesondere die Zahl der gemeinsam mit den Ehepartnern oder nächsten Angehörigen durchgeführten Betreuungen den Krankheitsverlauf der ersten beiden Jahre mitbestimmen.

Differenziertere Analysen helfen, diese Globalwirkung weiter aufzuschlüsseln. Betrachten wir zunächst die Gruppe der nichtkleinzellig erkrankten Patienten mit begrenzter Tumorausbreitung (Stadium I–III a): Diese Kranken haben eine Fünfjahresüberlebenswahrscheinlichkeit von 20–50%. Hier zeigte *keine* der psychologischen Interventionen irgend einen Unterschied von der anderen und vom Überleben der ausschließlich medizinisch versorgten Patienten. Die Untersuchungshypothese muß als eindeutig widerlegt verworfen werden:

CLS = COD = MED (Zielvariable: Überleben).

Bei den nichtkleinzellig Erkrankten mit ausgedehntem Lymphknotenbefall, aber ohne Fernmetastasen (Stadium III b), die nur noch eine 8%ige Wahrscheinlichkeit haben, die Fünfjahresüberlebensgrenze zu erreichen, zeigte sich hingegen, daß konfliktzentriert geführte Vorgespräche eine unmittelbare, negative, verlaufsverschlechternde Wirkung haben. Die Hälfte dieser Patienten war bereits nach 6 Monaten, die übrigen noch vor Ablauf des 1. Jahres verstorben. Dieser Untersuchungsteil mußte aus ethischen Gründen abgebrochen werden, eine Evaluation ähnlicher Vorgehensweisen in anderen Tumorzentren oder im Rahmen anderer Forschungsprojekte ist dringend indiziert. Es kann nach diesem Ergebnis nicht ausgeschlossen werden, daß bestimmte Formen der Gesprächsführung in einer kritischen Phase der biologischen Entwicklung des Tumors zusätzlich belasten (u. U. die Körperabwehr schwächen) und damit verlaufsbeeinträchtigend wirken. Dennoch müssen auch hier die sehr kleinen Fallzahlen berücksichtigt werden. Trotz der hohen statistischen Signifikanz des Ergebnisses erscheint ein Zufallsbefund recht wahrscheinlich (Selektionsbasis, unerkannte Drittvariablen).

Die Konsiliar-/Liaisonarbeit (CLS), welche den dargestellten Prinzipien der sog. systemischen Konsultation folgte, hatte keinen Einfluß auf das Überleben. Diese Gruppe unterschied sich nicht von der ausschließlich medizinisch betreuten Kontrollgruppe (MED). Für diesen Untersuchungsabschnitt hat unsere Arbeitshypothese mithin nur in stark modifizierter, nicht vorausgesehener Weise Gültigkeit:

COD < MED = CLS (Zielvariable: Überleben).

Nur im 3. Untersuchungsabschnitt, bei der eher supportiv ausgerichteten Arbeit mit unheilbar kleinzellig erkrankten, nur palliativ chemotherapierten Patienten zeigte sich das erwartete Untersuchungsergebnis. Die am intensivsten betreute Gruppe (CLS) lebte am längsten, die nur sehr begrenzt betreuten Patienten (COD) standen in der Mitte und die nicht betreuten, nur medizinisch versorgten (MED) hatten den schlechtesten Verlauf:

CLS > COD > MED (Zielvariable: Überleben).

Eine mögliche Erklärung für die fehlenden Wirkungseffekte in der prognostisch günstigsten Patientengruppe von nichtkleinzellig Erkrankten im Stadium I–III a wäre im Zeitpunkt und der Dauer der psychologischen Intervention zu suchen: Die Erstgespräche wurden alle zu einem Zeitpunkt vor Beginn der medizinischen Behandlung unmittelbar nach der Diagnosesicherung geführt. Nur selten erstreckte sich ein Betreuungskontakt auf das 2. Krankheitsjahr und im 3. Jahr wurden nur noch 8 % aller Gespräche geführt. Dies könnte bedeuten, daß die psychologischen Interventionen fast ausschließlich in den für die prognostisch ungünstigsten Fälle entscheidenden ersten Krankheitsmonaten stattfanden, wogegen die an einem begrenzten, nichtkleinzelligen Tumor erkrankten Patienten mehrheitlich in dieser Periode noch in Tumorremission standen. Es kann nur spekuliert werden, ob eine längerfristige Fortsetzung der Betreuungskontakte über das 2. und 3. Krankheitsjahr hinweg auch in diesen Gruppen eine verlaufsbegünstigende Wirkung gezeigt hätte. Die Vorstellung, durch frühzeitige kurzfristige Interventionen langfristige verlaufsbeeinflussende Wirkungen zu erzielen, muß für die hier geprüfte systemische Konsultation aufgegeben werden. Dem entsprechen auch die eher kurzfristigen Wirkungen auf die psychologischen Verlaufsvariablen, die in 6.5 dargestellt wurden. Der gesamte, hier vorgestellte Untersuchungsabschnitt braucht jedoch dringend auf jetzt besser begründeten Hypothesen aufbauende weiterführende Forschungen. Für die psychoonkologische Praxis ergibt sich eine starke Unterstützung der Annahme, daß eine Verbesserung der individuellen und familiären Krankheitsbewältigung auch in fortgeschrittenen, medizinisch aussichtslosen Tumorstadien nicht nur eine Verbesserung der Lebensqualität, sondern auch günstigere Krankheitsverlaufsbedingungen erhoffen läßt. Vor konfliktzentrierten, konfrontierenden oder sonstwie zusätzlich belastenden psychologischen Vorgehensweisen muß dringend gewarnt werden, bis der hier vorgelegte Befund widerlegt ist. Zusätzliche psychologische Hilfen können möglicherweise in bestimmten Krankheitsstadien nicht nur wirkungslos bleiben, sondern sogar eine verlaufsbeeinträchtigende Wirkung bekommen.

7 Psychosoziale Rehabilitation 1–11 Jahre nach Operation eines kolorektalen Karzinoms – Ein Vergleich von Patienten mit und ohne Anus praeter in 2 verschiedenen Nachsorgesettings

M. Emrich unter Mitarbeit von D. Beckmann, J. Dobroschke, P. Schlag, R. Schwarz und M. Wirsching

Einleitung

Das Kolorektalkarzinom ist in den westlichen Industrieländern die zweithäufigste bösartige Neubildung. Es wird primär operativ behandelt (Waller 1985). Je nach Lokalisation des Tumors in der Nähe des Afters oder weiter darmaufwärts besteht die Indikation für 2 in der Konsequenz für den Patienten sehr unterschiedliche Operationsverfahren:

Befindet sich der Tumor in der Nähe des Darmausganges, muß häufig der gesamte After entfernt werden und das Ende des verbleibenden Darms wird durch eine neuangelegte Öffnung meist im linken Unterbauch in die Bauchwand eingenäht. Diese Austrittsstelle, aus der sich von nun an der Stuhl entleert, ohne daß der Patient darüber eine Kontrolle hat, wird als Anus praeter bezeichnet.

Liegt der Tumor weiter darmaufwärts (ca. 8 cm und mehr vom After entfernt) kann er reseziert werden, und die beiden verbleibenden Darmenden werden unter Erhaltung des natürlichen Afters miteinander vernäht (Resectio anterior oder Hemikolektomie, Heberer et al. 1980).

Die speziellen Probleme, die sich für den Patienten aus dem Verlust des natürlichen Afters ergeben, wie er diese zu bewältigen versucht und welche Hilfen er benötigt, werden in diesem Kapitel behandelt (zur Übersicht vgl. Schwemmle u. Wirsching 1989). Im wesentlichen werden diese Probleme und ihre Bewältigungsversuche an Hand einer Studie von n = 297 Darmkrebspatienten aufgezeigt. Die Untersuchung wurde 1986 an den Chirurgischen Universitätskliniken Gießen und Heidelberg durchgeführt.

7.1 Art und Umfang der Untersuchung

Alle 297 Patienten waren an einem Karzinom des Darmes erkrankt, das jedoch noch keine Tochtergeschwülste gebildet hatte, und waren zwischen 1 und 11 Jahren vor der Untersuchung an den Chirurgischen Universitätskliniken in Gießen (n = 99) oder Heidelberg (n = 198) operiert worden. Dabei hatten 67 Patienten einen Anus praeter erhalten gegenüber 230 Patienten, deren Tumor unter Erhaltung des natürlichen Afters reseziert werden konnte.

Die beiden Kliniken wurden deshalb ausgewählt, weil sie sich in ihrem Betreuungs- und Nachsorgeangebot grundlegend unterscheiden, was weitergehende Vergleichsmöglichkeiten versprach. Des weiteren waren von Wirsching et al. (1975 und 1977) in Heidelberg bereits früher Darmkrebspatienten mit vergleichbarer Fragestellung und Methodik untersucht worden. Damit ergaben sich Möglichkeiten des Vergleichs im historischen Längsschnitt. Seit 1979 ist in Heidelberg in die Chirurgische Klinik eine unfassende psychosoziale Nachsorgeeinrichtung für Krebspatienten integriert. Jährlich werden hier ca. 1000 Patienten, worunter sich 150–180 Anus-praeter-Träger befinden, beraten oder längerfristig betreut (Sellschopp et al. 1981).

Eine individuelle, perioperative Betreuung und Beratung schon der potentiellen Anus-praeter-Träger wird von 2 hierzu eingestellten Stomatherapeutinnen geleistet, die auch die Möglichkeit einer längerfristigen ambulanten Nachbetreuung haben (Feil 1983).

Die psychosoziale Betreuung von Krebspatienten, die in Gießen operiert werden, wird im Rahmen des psychosomatischen Konsiliar- und Liaisondienstes geleistet, durch den Problempatienten auf Anfrage des chirurgischen Stationsarztes psychologisch untersucht und betreut werden können.

Die Inanspruchnahme von professioneller Hilfe ist von der räumlichen Nähe der Institution und dem nach Patientienbedürfnissen ausgerichteten Behandlungsangebot abhängig. Demnach wäre zu erwarten, daß die in Heidelberg operierten Patienten eher professionelle, psychosoziale Hilfe in Anspruch nehmen, was sich in ihrem Krankheitsverhalten und im Erfolg des Problemlösungs- und Krankheitsbewältigungsverhaltens niederschlagen müßte.

Allen untersuchten Patienten gemeinsam ist die Konfrontation mit einer lebensbedrohlichen Krankheit und die Belastungen und Risiken einer großen Bauchoperation.

Weiterhin hatten alle an dem Leiden untersuchten Patienten ein vergleichbares Tumorstadium, keinen Zweittumor und keine Metastasen. Besondere Probleme entstehen für den Anus-praeter-Träger aus dem Verlust des Afters und der dadurch entstehenden Inkontinenz für Winde und Stuhl. Heute kann ein Stoma mit unterschiedlichsten Beuteln, die auf das Stoma aufgeklebt werden und in die sich der Stuhl entleert, versorgt werden. Eine Alternative zur Beutelversorgung stellt die Irrigation (Darmspülung) dar, bei der der Darm mit etwa 1,5 l körperwarmer Kochsalzlösung gespült wird und so eine relative Kontinenz über Stunden erreicht werden kann. Durch die Klebefläche der Beutel oder den Kot können im Bereich des Stomas lästige Hautreizungen und Entzündungen entstehen und bei ungünstiger Position der Stomaaustrittsstelle können erhebliche Dichtigkeitsprobleme auftreten. Ein großes Risiko für männliche Anus-praeter-Träger stellt die Impotentia coeundi dar, die durch Verletzung autonomer Nervengeflechte bei der Operation entstehen kann.

7.1.1 Untersuchungsmethoden

Bei der Untersuchung handelt es sich um eine retrospektive Querschnittsstudie, in der die Patienten 1–11 Jahre nach ihrer Darmoperation mit 3 Fragebögen untersucht wurden.

Zum einen wurde der Gießen-Test (GT-S) benutzt, der die psychosoziale Persönlichkeit der Patienten erfaßt (Beckmann et al. 1983).

Zum anderen wurde der Streßverarbeitungsfragebogen von Jahnke und Erdmann verwendet, der auf 19 voneinander unabhängigen Skalen Streßverarbeitungsstrategien erfaßt, wie Menschen mit belastenden Situationen umgehen (Jahnke et al. 1985).

Weiterhin wurde ein Fragebogen konstruiert und validiert, der in der Lage ist, die speziellen durch die Anus-praeter-Operation bedingten Belastungen zu erfassen. Zusätzlich lassen sich mit ihm wesentliche soziodemographische Merkmale erheben, und er enthält Skalen, die Aussagen über die körperliche und seelische Befindlichkeit der Patienten machen und die Zufriedenheit mit professioneller und sozialer Unterstützung messen. Auch ist mit ihm eine Einschätzung der Bewertung von „Selbsthilfe" möglich (Emrich et al. 1988).

7.1.2 Patientenstichprobe

Die 297 Darmkrebspatienten wurden in 4 bezüglich soziodemographischer Merkmale weitestgehend vergleichende Gruppen eingeteilt:

1) in Gießen operierte Anus-praeter-Träger (n = 22);
2) in Heidelberg operierte Anus-praeter-Träger (n = 45);
3) in Gießen operierte Patienten mit Tumorresektion (n = 77);
4) in Heidelberg operierte Patienten mit Tumorresektion (n = 153).

Im Durchschnitt sind die Patienten 66,4 Jahre alt. Die Geschlechtsverteilung ist bei den anastomosierten Patienten m.:w. = 1:1 und bei den Anus-praeter-Trägern m.:w. = 2:1. Dieser Unterschied ist durch das anatomisch breitere Becken der Frau und eine dadurch operationstechnisch eher mögliche kontinenzerhaltende Resektion zu erklären.

Außer dem Geschlecht und Alter der Patienten wurden noch folgende soziodemographischen Merkmale erfaßt (Tabelle 7.1):

– Bildung, Beruf und Einkommen;
– Familienstand und Kinderzahl;
– Wohnortgröße;
– Rücklaufzeitraum;
– Anzahl der Jahre nach der Erstoperation.

Unabhängigkeit zwischen den oben definierten 4 Teilstichproben lag bei allen bis auf folgende Merkmalskombinationen vor:

– Operationsort · Jahre post OP $\chi^2 = 17,2$;
– Operationsort · Wohnortgröße $\chi^2 = 7,2$;
– Operationsart · Geschlecht $\chi^2 = 6,2$;
– Operationsart · Jahre post OP $\chi^2 = 9,2$.

Wie es zu der typischen Geschlechtsverteilung zwischen Anus-praeter-Trägern und der anastomosierten Kontrollgruppe kommt, wurde oben bereits erwähnt.

Tabelle 7.1. Soziodemographische Variablen

Alter (Jahre)		Familie		Bildung	
25–50	28 9,4%	ledig	18 6,1%	Volksschule	216 73,2%
51–65	103 34,7%	verheiratet	199 67,0%	Mittelschule	39 13,2%
66–80	145 48,8%	geschieden	13 4,4%	Oberschule	13 4,4%
81–99	21 7,1%	verwitwet	67 22,6%	Hochschule	27 9,2%

Jahre post operationem*			Rücklaufzeitraum (Tage)	
0– 1	53 17,8%		0– 7	106 35,7%
2– 4	163 54,9%		8–14	76 25,6%
5– 7	50 16,8%		15–21	60 20,2%
8–11	31 10,4%		>21	55 18,5%

Wohnortgröße*		Beruf		Einkommen (DM)	
<500	15 5,1%	Arbeiter	10 3,4%	<1000	71 25,8%
bis 2000	51 17,4%	Hausfrau	67 22,6%	– 2000	112 40,7%
bis 7000	87 29,7%	Facharbeiter	62 20,9%	– 3500	55 20,0%
bis 30000	60 20,5%	Selbständiger	8 2,7%	– 5000	21 7,6%
bis 10^5	30 10,2%	Leitender Angestellter	23 7,7%	>5000	16 5,8%
>10^5	50 17,1%	Rentner	127 42,8%		

Unabhängigkeit zwischen den Teilstichproben Gießener und Heidelberger Patienten und Anus-praeter-Trägern und der resezierten Kontrollgruppe besteht bei allen bis auf die mit einem * gekennzeichneten soziodemographischen Variablen.

Für die Ergebnisinterpretation wichtig zu erwähnen ist noch die Tatsache, daß die in Heidelberg operierten Patienten aus größeren Städten kommen (31,3 % gegenüber 19,4 % der in Gießen operierten Patienten). Im Mittel liegt die Operation bei den Gießener Patienten 4,6 Jahre zurück gegenüber 3,2 Jahre bei den Heidelberger Patienten.

Insgesamt wurden 392 Patienten angeschrieben, von denen 341 geantwortet haben (87 %). Von den Rückantworten waren die Fragebögen von 297 Patienten (76 %) auswertbar. Um trotz der hohen Rücklaufquote sicher zu sein, daß die Ergebnisse repräsentativ sind, wurde ein Mittelwertsvergleich zwischen Frühantworten und Spätantworten erhoben, um einen Hinweis zu erhalten, ob die Nichtantworter sich aus einer selektierten Teilstichprobe rekrutieren und so nicht zufallsverteilt sind. Ein solcher Hinweis konnte nicht gefunden werden. Es fand sich bei den 29 abhängigen Variablen nur ein einziger Unterschied (p < 0,05) in der Weise, daß Spätantworter retentiver und mißtrauischer sind als Spontanantworter.

7.2 Deskriptive Ergebnisdarstellung

Die Bewältigung einer Krankheit wird von den unterschiedlichsten Faktoren mitbestimmt. So ist sie abhängig von „Art und Schwere der Erkrankung", von „Persönlichkeitsmerkmalen" und der „aktuellen Gesamtsituation des Patienten" (Gaus u. Köhle 1985). Die Schwere der Erkrankung ist für alle untersuchten Patienten vergleichbar. Die Art ist insofern verschieden, daß zwar alle ein Krebsleiden haben, aber durch die unterschiedliche Operationstechnik ein Teil einen Anus praeter erhält, der versorgungstechnische, sozialpsychologische und seelische Probleme aufwirft. Die versorgungstechnischen Probleme umfassen die Inkontinenz für Wind und Stuhl, mögliche Hautreizungen und Undichtigkeiten der Klebebeutel, das Erlernen der Handhabung und Pflege sowie mögliche operativ zu behebende Spätkomplikationen wie Anus-praeter-Stenosen. Seelische Probleme entstehen durch den Verlust des natürlichen Afters, der in der Kindheitsentwicklung in der sog. „analen Phase" (Zeitraum des 2. und 3. Lebensjahres) eine entscheidende Bedeutung zur Entwicklung einer autonomen Persönlichkeit gewinnt. Erikson hat die seelischen Abläufe dieser Phase auf die kurze Formel „Autonomie gegen Scham und Zweifel" gebracht (Erikson 1965). Die einschneidende Körperveränderung durch den Anus praeter hat demnach große Bedeutung für das weitere Leben des Patienten, denn: „The awareness of a body image is one that begins to develop in infancy and grows throughout the lifetime of every individual. The feelings about our own bodies effect our lives" (Lindensmith 1977).

Durch den operativen Eingriff kann es bei den Anus-praeter-Trägern zu einer erektiven Impotenz kommen, da autonome Nervengeflechte zerstört werden können.

Sozialpsychologische Probleme entstehen dadurch, daß Anus-praeter-Träger nach ihrer Operation ihre sozialen Kontakte einschränken, weniger wieder in den Beruf zurückkehren und sich im Alltag weniger mobil fühlen als die anastomosierte Kontrollgruppe (Wirsching et al. 1975, 1977).

Die Krankheitsverarbeitung ist weiterhin abhängig von Persönlichkeitsmerkmalen. So fällt dem zwanghaft ordnungsliebenden Patienten die Anpassung an den Anus praeter besonders schwer, da er gerade das Organ verliert, das ihm psychologisch gesehen die Autonomie garantiert und physiologisch gesehen die Kontinenz und Sauberkeit.

Auch die aktuelle Gesamtsituation des Patienten beeinflußt den Umgang mit einer Erkrankung. So nehmen Patienten mit höherer Schulbildung und höherem sozialen Status eher professionelle Hilfe in Anspruch. In diesen beiden Merkmalen waren die 4 Teilstichproben vergleichbar. Weiterhin hängt die Inanspruchnahme von professioneller Hilfe von der räumlichen Nähe und patientenorientierter Ausstattung einer Klinik ab. Hierin unterscheiden sich die beiden Städte Gießen und Heidelberg. Wie oben erwähnt ist in Heidelberg in die Klinik ein weitreichendes psychosoziales Versorgungsprogramm für Krebspatienten integriert, über das die Gießener Klinik nicht verfügt. Es wurde deshalb die begründete Annahme getroffen, daß in Heidelberg operierte Patienten auf Grund der räumlichen Nähe einer psychosozialen Nachsorgeeinrichtung diese auch eher in Anspruch nehmen, was sich auch auf den Umgang mit der Krebskrankheit positiv auswirkt. Zur aktuellen Gesamtsituation gehören auch die familiäre und berufliche Situation, die auf die Krankheitsverarbeitung sowohl fördernd als auch hemmend einwirken kann. Auch diese Variablen der Krankheitsverarbeitung waren bei den 4 Teilstichproben vergleichbar.

Bis hierher wurden die wesentlichen Problembereiche von Darmkrebspatienten und insbesondere der Anus-praeter-Träger an Hand bisheriger Untersuchungsergebnisse skizziert und die Art und Methodik der neuen Studie dargestellt. Mit ihrer Hilfe sollten folgende Fragen zur Langzeitanpassung bei einer Darmkrebserkrankung untersucht werden:

1) In welchem Ausmaß wird die emotionale Situation des Darmkrebspatienten durch die Anlage eines permanenten Anus praeter signoidalis beeinträchtigt?
2) Wie unterscheiden sich Anus-praeter-Träger von resezierten Darmkrebspatienten bezüglich der Verwendung spezifischer Krankheitsverarbeitungsmechanismen und wie effizient können diese eingesetzt werden?
3) Wie wirkt sich eine räumlich nahe, differente psychosoziale Betreuungseinrichtung auf die psychosoziale Rehabilitation des Darmkrebspatienten aus?
4) Inwieweit unterscheiden sich Darmkrebspatienten hinsichtlich ihrer Persönlichkeitsmerkmale von der Normalbevölkerung?
5) Wie wirkt sich die Persönlichkeitsstruktur auf die Krankheitsverarbeitung aus?

Um diese 5 Fragen beantworten zu können, wurden folgende *Hypothesen* gebildet, die mit Hilfe varianzanalytischer Verfahren auf ihre Wahrscheinlichkeit getestet wurden.

1) Anus-praeter-Träger sind in ihrer Grundstimmung depressiver und weniger sozial resonant als die anastomosierten Patienten.

2) Ein Lebensgefühl der Sinn- und Hoffnungslosigkeit ist bei Anus-praeter-Trägern stärker ausgeprägt als bei der Kontrollgruppe der anastomosierten Patienten.

3) Ein Gefühl eigener Stärke und Leistungsfähigkeit ist bei Anus-praeter-Trägern schwächer ausgeprägt als in der Vergleichsgruppe.

4) Die Bereitschaft, sich in Selbsthilfegruppen zu organisieren, ist bei den Anus-praeter-Trägern stärker vorhanden als bei anastomosierten Patienten.

5) Soziale Isolation, Selbstmitleid und Resignation sind bei Anus-praeter-Trägern stärker als bei der anastomosierten Kontrollgruppe.

6) Die durch die Anlage des Anus praeter bedingten Belastungen werden von Heidelberger Anus-praeter-Trägern geringer als von Gießener Anus-praeter-Trägern eingeschätzt.

7) Die emotionalen Reaktionen auf die neue Situation als permanenten Anus-praeter-Träger sind bei Gießener Patienten heftiger als bei Heidelberger Patienten.

8) Die perioperative, professionelle Unterstützung durch Ärzte und Schwestern wird von Heidelberger Patienten befriedigender erlebt als von Gießener Patienten.

9) Heidelberger Darmkrebspatienten haben ein positiveres Gesundheits- und Leistungsbewußtsein als Gießener Darmkrebspatienten.

10) Darmkrebspatienten stellen sich gegenüber der Normalbevölkerung in ihrer Persönlichkeit als depressiver, gefügiger und kontrollierter dar.

11) Darmkrebspatienten tendieren mehr als die Normalbevölkerung zum Grübeln über ihre Situation, zur sozialen Abkapselung und Resignation.

Bevor auf die Unterschiede zwischen den 4 Patientengruppen eingegangen wird, soll die Selbstdarstellung aller Darmkrebspatienten auf den 8 Skalen des Stomabeschwerdebogens gezeigt werden.

Die Skala CA 1 erfaßt die Grundstimmung des Patienten zwischen den Polen Sinn- und Hoffnungslosigkeit oder Optimismus und Zufriedenheit. Beispielhaft für den Inhalt dieser Skala seien folgende 2 der 14 Items mit besonders hoher Fremdtrennschärfe (FTS) aufgeführt:

1) Item 93: Seit der Darmoperation empfinde ich mein Leben als wenig intensiv und unerfüllt (FTS: 0,71).

2) Item 16: Ich fühle mich in letzter Zeit überwiegend lebensunmutig und schlechter Dinge (FTS: 0,64).

Bei der Häufigkeitsauszählung der n = 297 Patienten in 3 Gruppen ergibt sich folgendes Bild (Abb. 7.1). In die Gruppe „Hoffnungslosigkeit" mit einem Punktwert von 14–50 fallen 11,1 % (n = 33) der Patienten. In den Indifferenzbereich mit einem Punktwertintervall von 51–62 fallen 21,9 % (n = 65) der Patienten. In die Gruppe „Optimismus" mit Punktwerten zwischen 63 und 98 fällt die überwiegende Mehrzahl von 67 % (n = 199) der Patienten. Demnach stellen sich über zwei Drittel der Patienten trotz oder vielleicht gerade wegen

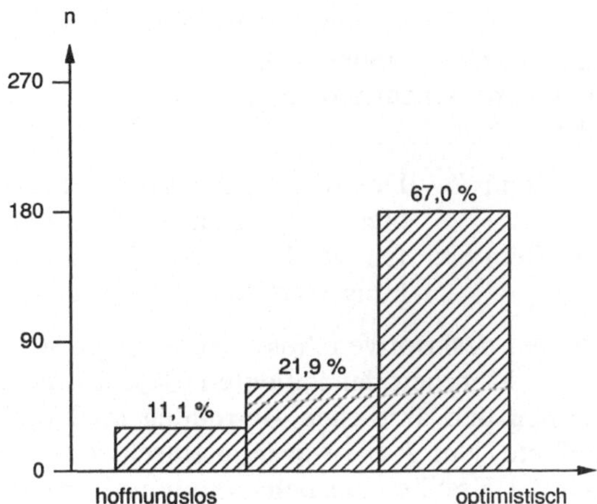

Abb. 7.1. Skala CA 1: Grundstimmung

der durchgemachten Erkrankung als optimistisch und hoffnungsvoll dar (vgl. ähnliche Befunde in den Frühphasen einer Brust- und Bronchialkrebserkrankung; Kap. 2).

Die Skala CA 2 erfaßt die Selbstdarstellung des körperlichen Allgemeinbefindens zwischen den Polen Gesundheit und Gebrechlichkeit. Auch hier seien exemplarisch 2 der neuen Items aufgeführt:

1) Item 10: Ich fühle mich überwiegend gesund und kräftig (FTS: 0,54).
2) Item 79: Nach der Darmoperation bin ich früh wieder außer Haus gegangen (FTS: 0,56).

Nach der Häufigkeitsaufzählung der 297 Patienten in 3 Gruppen zeigt sich auch hier, daß sich (Abb. 7.2) 74,7 % (n = 222) als gesund und leistungsfähig erleben.

Weder gesund noch krank stellen sich 16,5 % (n = 49) und als gebrechlich und erholungsbedürftig nur 8,8 % (n = 26) der Patienten dar.

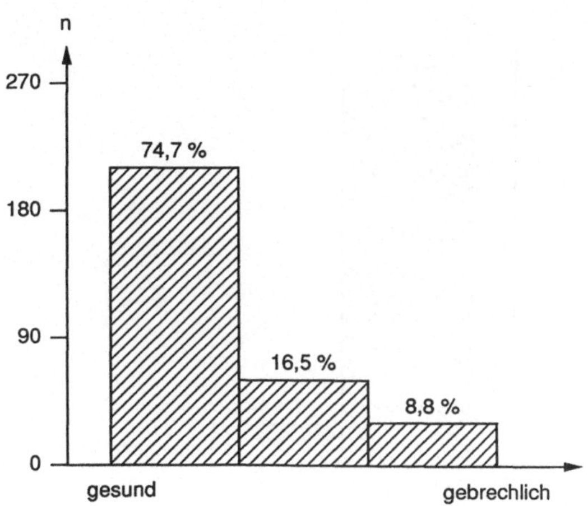

Abb. 7.2. Skala CA 2: Körperliches Allgemeinbefinden

Die Skala CA 3 erfaßt mit 10 Items die retrospektive Einschätzung der perioperativen, professionellen Unterstützung in den Dimensionen großer Zufriedenheit bzw. Unzufriedenheit. Folgende 2 Items verdeutlichen den Inhalt der Skala:

1) Item 75: Der Krankenhausarzt bemühte sich sehr, mich mit meinen Problemen zur Zeit der Darmoperation zu verstehen (FTS: 0,68).
2) Item 83: Ich wurde vor der Darmoperation über die Art meiner Erkrankung vom Arzt umfassend aufgeklärt (FTS: 0,60).

Bei der deskriptiven Auswertung zeigte sich (Abb. 7.3), daß sich die überwältigende Mehrheit der Patienten (86,6 %) rückblickend sehr positiv zu der pflegerischen und ärztlichen Betreuung im Krankenhaus und nach der Entlassung äußerte. Nur 7,4 % waren unentschieden und nur 9 der Patienten (3 %) waren mit der Krankenhausbehandlung unzufrieden.

Bei solch einseitigen Ergebnissen läßt sich vermuten, daß die Patienten im Sinne einer „sozialen Erwünschtheit" geantwortet haben, auf der anderen Seite aber auch eine Dankbarkeit gegenüber ihren „Lebensrettern" zeigen wollten. Immerhin haben diese Patienten eine ohne Therapie tödlich verlaufende Krankheit dank einer konsequenten Diagnostik und erfolgreicher chirurgischer Intervention bis zu 11 Jahre überlebt und sind zur Zeit der Datenerhebung rezidiv-, metastasen- und zweitkarzinomfrei. In einer solchen Situation würden Kritik am Arzt oder Unzufriedenheit mit dem eigenen Gesundheitszustand möglicherweise Schuldgefühle wecken.

Dennoch steht dieses Untersuchungsergebnis in krassem Gegensatz zu früheren Untersuchungen, in denen die mangelnde Aufklärung und Betreuung durch das Krankenhauspersonal bemängelt worden waren.

So fand z. B. Forster (1985) in der Schweiz, daß eine besonders große Unzufriedenheit der Patienten mit der präoperativen Betreuung bestand. Möglicherweise hängt dieses Ergebnis mit der präoperativen Erwartungsangst des Patienten zusammen, so daß viele Informationen nicht aufgenommen werden, denn mit der postoperativen Betreuung waren die Patienten wesentlich zufrie-

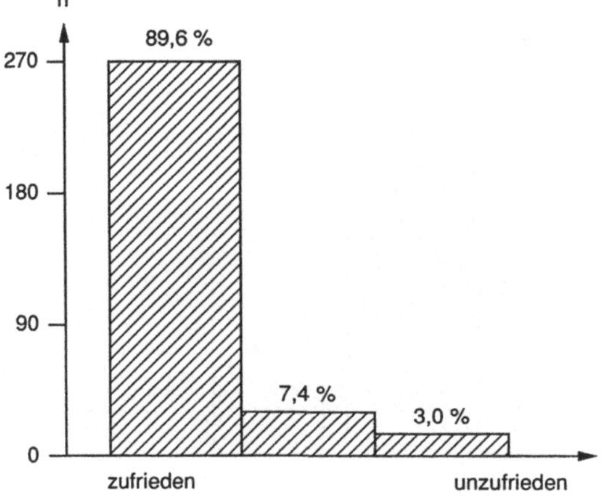

Abb. 7.3. Skala CA 3: Professionelle Unterstützung

dener. Forster untersuchte Kolo-, Ileo- und Urostomieträger mit sehr unterschiedlichen Grunderkrankungen.

Für diesen Gegensatz lassen sich im wesentlichen 2 Faktoren verantwortlich machen:

Bei dem hier entwickelten Fragebogen (STBB) wurde nicht nach exakter, medizinischer Aufklärung des Patienten, sondern nach dessen Zufriedenheit hinsichtlich des Informationsgehaltes und der Empathie des Personals gefragt. Zum zweiten handelt es sich um eine Selektion der Darmkrebspatienten in dem Sinne, daß in der Stichprobe keine Patienten enthalten sind mit Metastasen, Rezidiven, Zweitkarzinomen, die neben der chirurgischen Intervention noch Chemo- oder Strahlentherapie erhalten und insgesamt eine erheblich schlechtere Prognose haben.

Die Skala CA 4 erfaßt mit 8 items positiv bzw. negativ erlebte soziale Unterstützung während der Krankheitsphase und die Bewertung vom Wiedererlangen sozialer Aktivitäten. Auch hier 2 wesentliche Items zur Illustration:

1) Item 47:   Seit meiner Darmoperation lebe ich geselliger (FTS: 0,63).
2) Item 22:   Seit meiner Darmoperation besuche ich Freunde und Bekannte sehr häufig (FTS: 0,59).

Bei dieser Skala ist die Häufigkeitsverteilung nicht ganz so einseitig wie bei den vorigen (Abb. 7.4). Doch erlebten immerhin 43,5 % (n = 129) die erhaltene soziale Unterstützung und die wiedererlangten sozialen Fähigkeiten als durchaus positiv, während 38 % unentschieden sind (n = 113) und 18,5 % (n = 55) diese eher negativ bewerten.

Die Skala CA 5 erfaßt mit 5 Items die Aufgeschlossenheit gegenüber Selbsthilfeaktivitäten. Zwei für die Skala CA 5 typische Items:

1) Item 34:   Von der Teilnahme an einer Selbsthilfegruppe verspreche ich mir große Hilfe (FTS: 0,55).
2) Item 74:   Nach meiner Darmoperation wollte ich unbedingt in eine Selbsthilfegruppe gehen (FTS: 0,50).

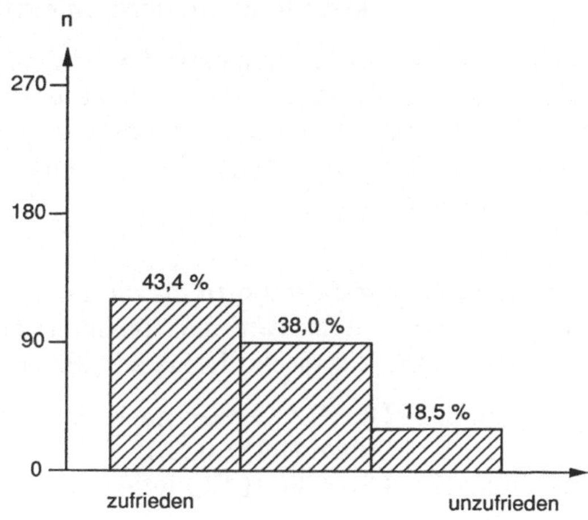

Abb. 7.4. Skala CA 4:
Soziale Unterstützung

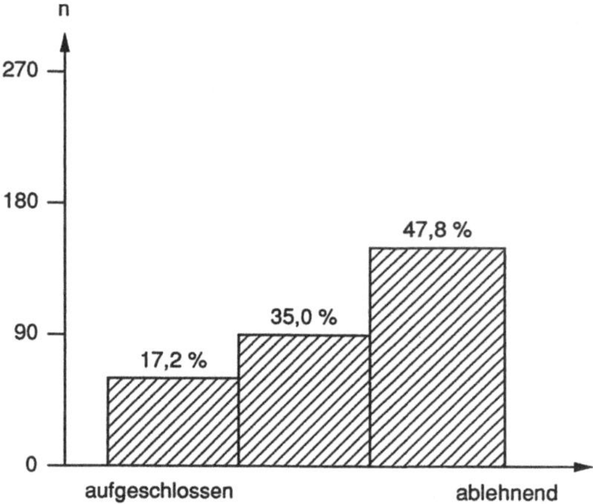

Abb. 7.5. Skala CA 5: Selbsthilfe

Bei der Auswertung zeigte sich eine deutliche Skepsis gegenüber Selbsthilfe-gruppen (Abb. 7.5). So beschrieben sich nur 17,2 % (n = 51) als aufgeschlos-sen, während 35 % (n = 104) unentschlossen waren und sich 47,8 % (n = 142) ablehnend gegenüber der Bereitschaft äußerten, sich in Gruppen von Krebs-kranken oder Stomaträgern zu organisieren.

Die 3 letzten Skalen AP 1–AP 3 beziehen sich nur auf die Anus-praeter-Träger (n = 67).

Die Skala AP 1 mißt die durch die Anlage des Anus praeter entstandenen körperlichen, seelischen und sozialen Belastungen in den Einschätzungsberei-chen gering bis sehr stark. Zur Illustration der Skala auch hier 2 typische Items:

1) Item 77: Ich fühle mich in der Öffentlichkeit mit meinem künstlichen Darmausgang sehr unsicher (FTS: 0,72).
2) Item 67: Ich fühle mich durch den künstlichen Darmausgang in meinen Aktivitäten erheblich eingeschränkt (FTS: 0,67).

Sehr interessant ist als Ergebnis der Auswertung (Abb. 7.6), daß sich nur 7,5 % (n = 5) durch den Anus praeter stark belastet fühlen. 26,9 % (n = 18) fühlen sich mittelstark belastet und die überwiegende Mehrzahl der Patienten, 65,7 % (n = 44) fühlte sich durch ihren künstlichen Darmausgang nur minimal beeinträchtigt.

Die Skala AP 2 mißt mit 6 Items die Dimensionen Selbsthilfe und Eigenaktivi-tät im Sinne von aktiver und passiver Teilnahme an ILCO-Gruppen. Zur Verdeutlichung 2 typische Items der Skala:

1) Item 39: Die ILCO war nach der Darmoperation für mich eine große Stütze (FTS: 0,58).
2) Item 42: Über die ILCO habe ich viel und früh erfahren (FTS: 0,55).

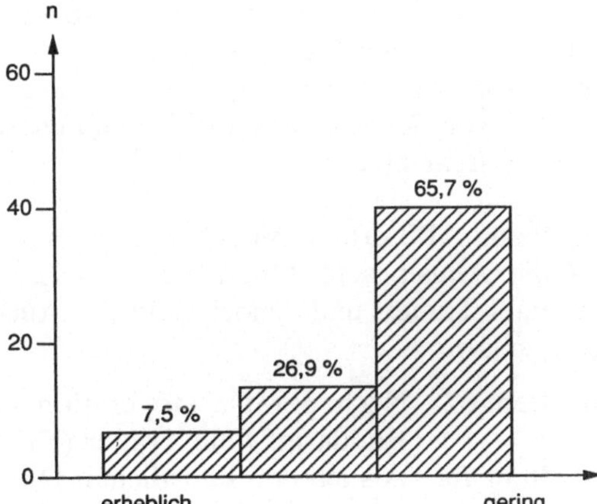

Abb. 7.6. Skala AP 1:
Stomabedingte Belastungen

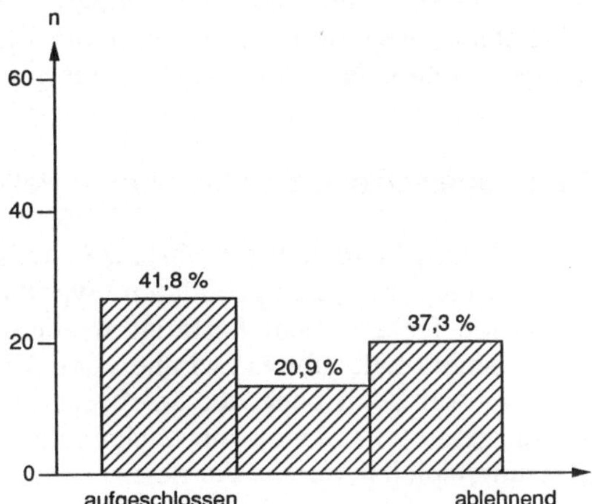

Abb. 7.7. Skala AP 2: Selbsthilfe

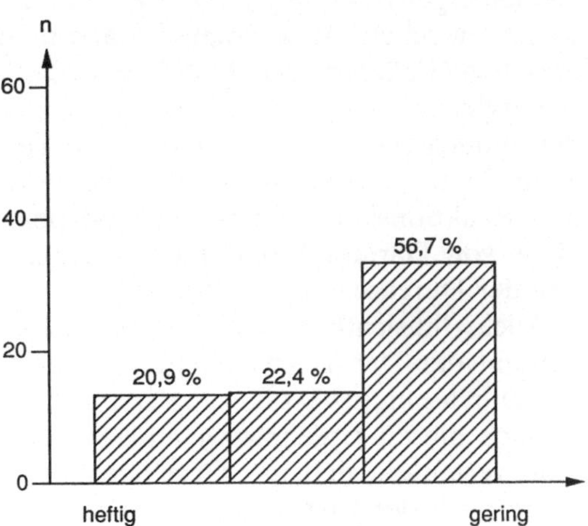

Abb. 7.8. Skala AP 3:
Reaktionen auf AP-Anlage

Die statistische Auswertung erbrachte folgendes Ergebnis (Abb. 7.7): 48,8%
der Anus-praeter-Träger stehen ihrer Selbsthilfeorganisation positiv gegenüber, während 20,9% (n = 14) unentschieden sind und immerhin 37,3%
(n = 25) von der ILCO keine Unterstützung erhoffen und ihr gegenüber negativ eingestellt sind.

Die Skala AP 3 erfaßt mit 5 Items die emotionalen und kognitiven Reaktionen
auf die Anus-praeter-Operation zwischen den Polen relativer Indolenz und
extremer Trauer- und Schockreaktion. Auch hier die 2 Items mit hoher Fremdtrennschärfe:

1) Item 62: Nach der Darmoperation empfand ich über den Verlust des
             Enddarms tiefe Trauer (FTS: 0,47).
2) Item 70: Als ich den künstlichen Darmausgang das erstemal sah, war ich
             sehr schockiert (FTS: 0,44).

Die deskriptive Auswertung dieser Skala zeigt (Abb. 7.8), daß nur 20,9%
(n = 14) heftige emotionale Reaktionen erinnern, während 22,4% (n = 15) eine
mittelstarke Reaktion zeigten und die Mehrzahl von 56,7% (n = 38) kaum
heftige emotionale Schock- oder Trauerreaktionen angaben.

7.2.1 Unterschiede zwischen den 4 Patientengruppen

Sehr überraschend fiel der varianzanalytische Vergleich aus, indem die auf
Grund früherer Studien gebildeten Hypothesen bis auf wenige, fast zu vernachlässigende Details nicht bestätigt werden konnten. Hinsichtlich der Persönlichkeitsmerkmale gibt es zwischen den 4 Untersuchungsgruppen *keine* Unterschiede. Auf der Ebene der Streßverarbeitungsmechanismen fanden sich bei
den insgesamt 19 Skalen nur 2 signifikante Unterschiede. Den Mechanismus
„Herunterspielen durch Vergleich mit anderen" benutzen Gießener Darmkrebspatienten etwas ausgeprägter als Heidelberger (p < 0,05; F = 4,6). Auch
stellen sich die Gießener Darmkrebspatienten als weniger aggressiv dar als die
Heidelberger (SVF 18 p < 0,05; F = 4,07). Beim Stomabeschwerdebogen gab es
weder zwischen Anus-praeter-Trägern und anastomosierten Patienten noch
zwischen Gießener und Heidelberger Patienten signifikante Unterschiede.
   Vergleicht man nun die Art der Streßverarbeitung nichtkrebskranker mit
den untersuchten Krebspatienten, so kann man feststellen, daß es auch hier
kaum Unterschiede gibt (Abb. 7.9). Aktive Copingstrategien wie Situations-
und Reaktionskontrollversuche und positive Selbstinstruktion scheinen allerdings von Darmkrebspatienten weniger ausgeprägt eingesetzt zu werden als
von der Durchschnittsbevölkerung.
   Auch hinsichtlich ihrer Persönlichkeitsstruktur unterscheidet sich das
Gesamt der Darmkrebspatienten, ebenso wie die 4 Untergruppen, nicht von
der Durchschnittsbevölkerung (Abb. 7.10).
   Nach diesen Ergebnissen und der eingangs dargestellten Literatur könnte
man vermuten, daß das Geschlecht, die Wohnortgröße und die Anzahl der
Jahre nach der Erstoperation viel entscheidender für die Krankheitsverarbei-

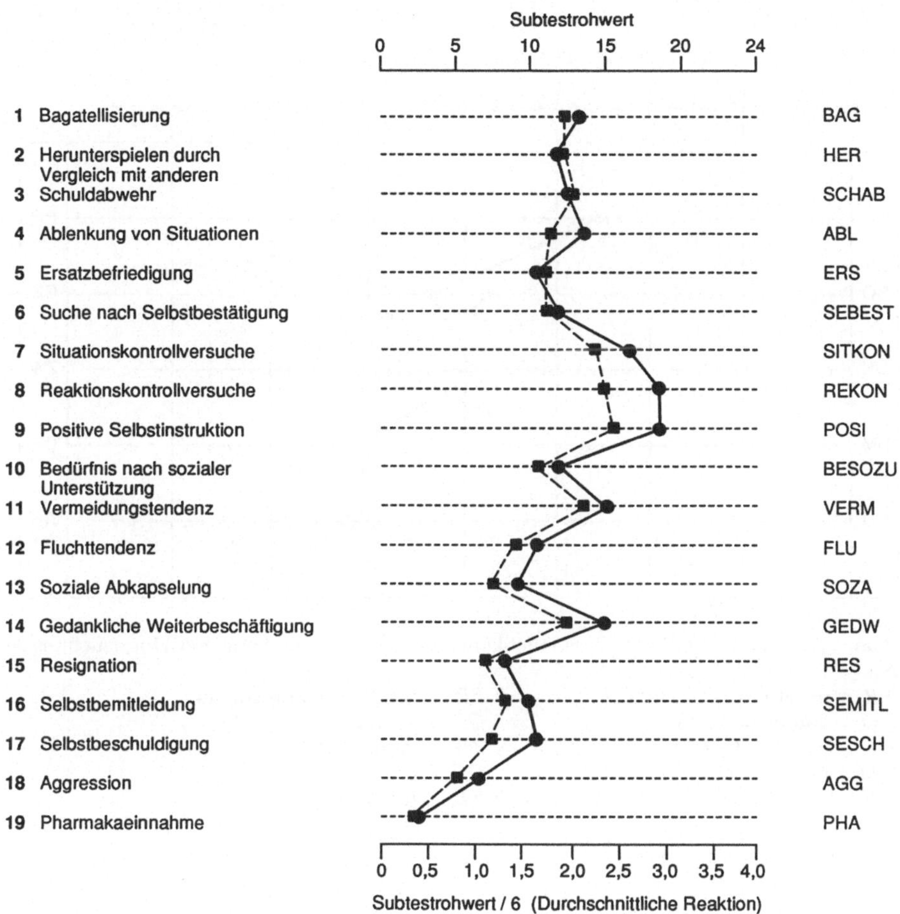

Abb. 7.9. Profilblatt zum SVF (Vergleich der Krebspatienten mit einer in Alter und Geschlecht vergleichbaren Kontrollgruppe); Norm ——; Krebs - - - -

tung sind. Denn gerade in diesen Variablen bestand zwischen den Untersuchungsgruppen, wie oben gezeigt, keine Unabhängigkeit. Es konnte jedoch ebenfalls mit varianzanalytischer Methodik herausgearbeitet werden, daß auch diese Variablen nur geringe Bedeutung haben. Im wesentlichen zeigte sich hier nur das Geschlecht bedeutungsvoll. Männer schätzen sich dominanter ($p < 0,01$; $F = 7,09$) und durchlässiger ($p < 0,01$; $F = 7,20$) ein als Frauen. Sie neigen mehr zur Ersatzbefriedigung ($p < 0,06$; $F = 4,87$) und unternehmen weniger Situationskontrollversuche ($p < 0,05$; $F = 5,92$). Die Zeitspanne nach der Operation und die Wohnortgröße haben keinen varianzanalytisch nachweisbaren Einfluß ($F = 5\%$).

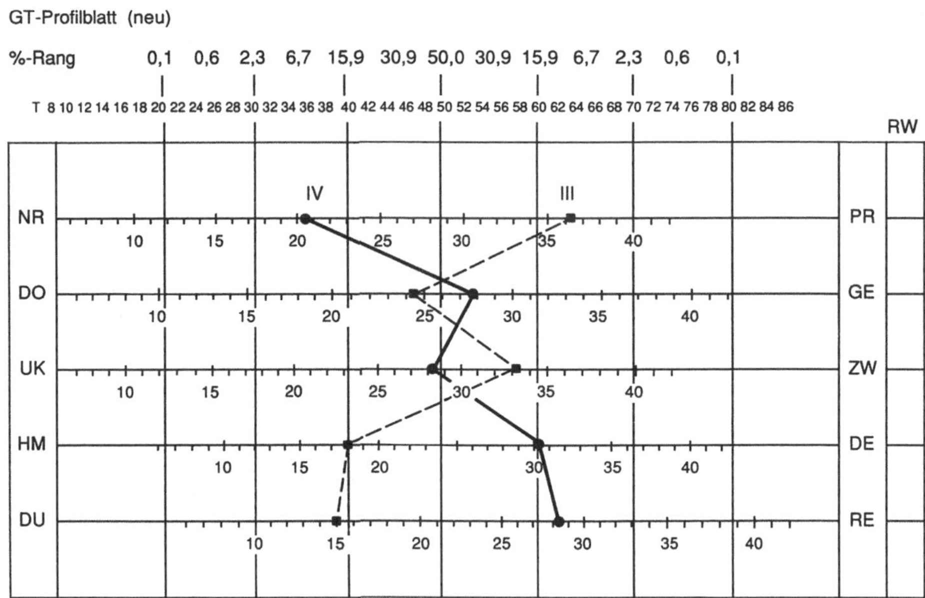

Abb. 7.10. GT-S Profilblatt Persönlichkeitsprofile der 4 unabhängigen Untersuchungsgruppen

NR	negativ sozial resonant	*PR*	positiv sozial resonant
DO	dominant	*GE*	gefügig
UK	unterkontrolliert	*ZW*	zwanghaft
HM	hypomanisch	*DE*	depressiv
DU	durchlässig	*RE*	retentiv

7.2.2 Einfluß der Persönlichkeitsstruktur auf das Krankheitsverhalten

Als letztes soll noch der Frage nachgegangen werden, inwieweit eine bestimmte Persönlichkeitsstruktur das Krankheitsverhalten beeinflußt. Aus diesem Grund wurden die 297 Patienten entsprechend ihrer Persönlichkeitsmerkmale in 5 Cluster eingeteilt. Bei dieser Berechnung wurde deutlich, daß die so homogen erscheinende Darmkrebspopulation aus sehr heterogenen Untergruppen besteht. Das GT-Profilblatt zeigt die Persönlichkeitsmerkmale „soziale Resonanz", „Dominanz", „Kontrolle", „Grundstimmung" und „Durchlässigkeit" (Abb. 7.11) (Beckmann et al. 1983).

Wie sich die Persönlichkeitsstruktur auf die Krankheitsbewältigung auswirkt, soll an Hand der Cluster III (n = 52) (aufgeschlossen, ordnungsliebend, gut gelaunt und gesellschaftlich anerkannt) und Cluster IV (n = 43) (verschlossen, deprimiert und gesellschaftlich unbeliebt) gezeigt werden:

Beide Subgruppen stellen sich in ihrer Persönlichkeit fast spiegelbildlich dar. Betrachten wir nun (Abb. 7.12) die Ausprägung der Streßverarbeitungsmechanismen in den beiden Clustern III und IV und setzen sie in Relation zur Normalbevölkerung (graphisch hervorgehoben sind die signifikanten Unter-

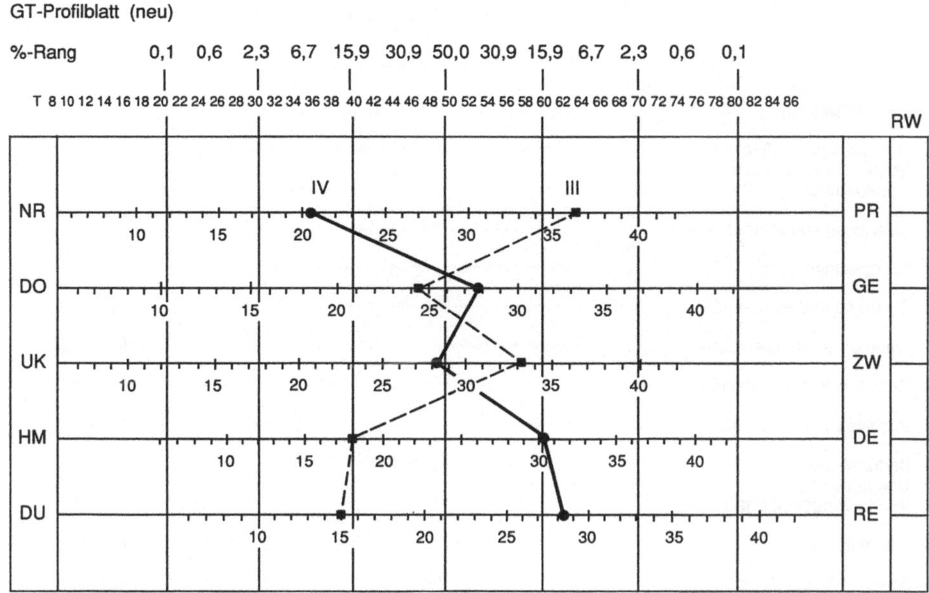

Abb. 7.11. GT-S Profilblatt Cluster III und IV (Cluster III - - - -; Cluster IV ————)

schiede). Darüber hinaus soll der Einfluß der Persönlichkeit auf die Selbstdarstellungen der Betroffenen in Stomabeschwerdebögen geprüft werden (Tabelle 7.2)

Es wird ersichtlich, daß Cluster IV eine Problemgruppe ist. Die Grundstimmung tendiert zur Hoffnungslosigkeit, die körperliche Befindlichkeit wird eher als gebrechlich eingeschätzt, professionelle Unterstützung nur wenig hilfreich und die soziale Unterstützung als völlig unzureichend erlebt. Faßt man die Streßverarbeitungsstrategien in beiden Gruppen zusammen, so kann man feststellen, daß die Patienten aus Cluster IV aktive und positive Strategien (SVF 6–10) in weitaus geringerem Ausmaß benutzen als die Normalbevölkerung oder die Patienten aus Cluster III. Negative und wenig erfolgversprechende Strategien wie z. B. soziale Abkapselung, Resignation oder Medikamente werden hingegen von den Patienten aus Cluster IV in wesentlich ausgeprägterer Form eingesetzt. Dieses Ergebnis belegt, daß die Persönlichkeitsstruktur des Patienten entscheidenden Einfluß auf das Krankheitsverhalten hat.

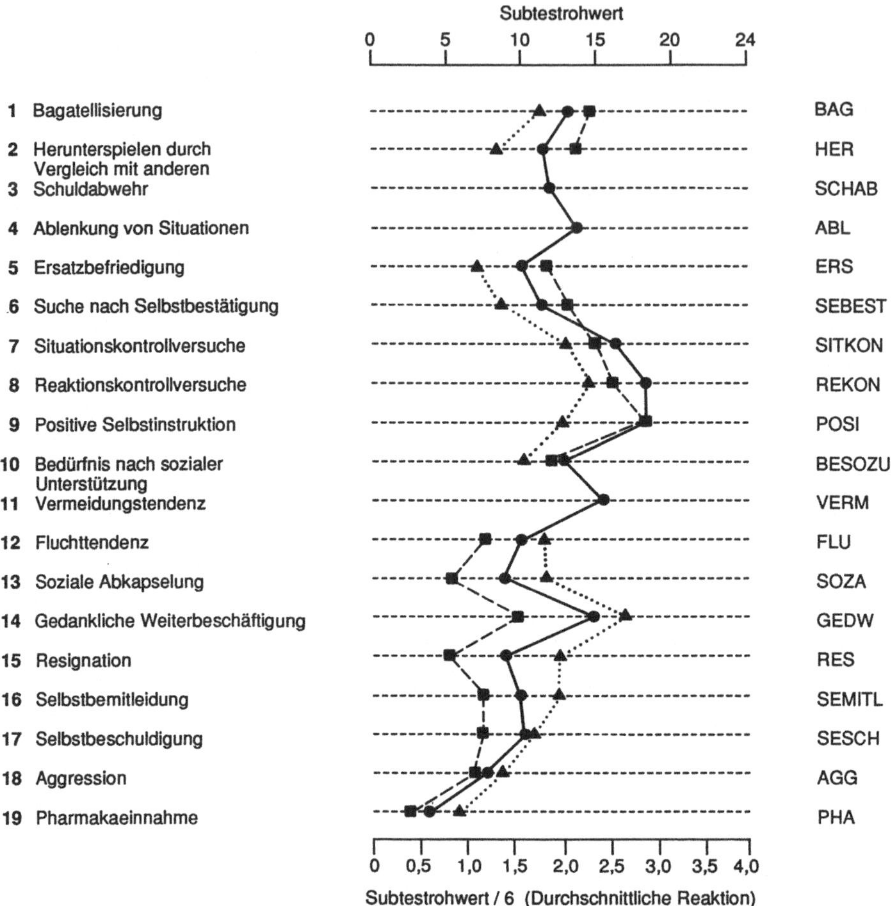

Abb. 7.12. Einfluß der Persönlichkeit auf die Streßverarbeitung (SVF). Dargestellt sind signifikante (p < 0,05) Abweichungen der Gruppenmittelwerte (Persönlichkeitscluster III ----; Persönlichkeitscluster IV ....; Norm ———)

Tabelle 7.2. Einfluß der Persönlichkeit auf die Krankheitsbewältigung (4 Skalen des Stomabeschwerdebogens, STBB), Mittelwertvergleiche

STBB-Skalen	Persönlichkeitscluster		Signifikanz	
	III	IV	p	F
Grundstimmung	79,6	52,9	< 0,0001	34,9
Körperliche Befindlichkeit	21,9	32,6	< 0,0001	10,8
Professionelle Unterstützung	22,3	27,3	< 0,05	2,5
Soziale Unterstützung	24,9	35,6	< 0,0001	18,7

7.3 Diskussion

In der abschließenden Diskussion der Studie sollen 3 Fragen besprochen werden:

1) Wie ist die überaus positive Selbstdarstellung der Patienten zu bewerten, die zu klinischen Erfahrungen mit Darmkrebspatienten (teilweise erheblich) kontrastiert?
2) Warum kommt es kaum zu signifikanten Unterschieden zwischen Gießener und Heidelberger Darmkrebspatienten und zwischen Anus-praeter-Trägern und der resezierten Kontrollgruppe?
3) Wie ist derzeit die Langzeitrehabilitation von Darmkrebspatienten einzuschätzen?

Ad 1: Die überwiegende Zahl der untersuchten Patienten hat sich ausgesprochen positiv, gesund, leistungsfähig und mit dem Leben zufrieden dargestellt. Mit dieser *positiven Selbstdarstellung* in Einklang steht die überaus hohe Rücklaufquote von 87 %, die für ein großes Bedürfnis nach Mitteilung spricht. Noch verwunderlicher ist dieses Ergebnis, wenn man bedenkt, daß das Durchschnittsalter der untersuchten Stichprobe bei 66,4 Jahren liegt und viele Menschen in diesem Alter an vielfältigen Gebrechen leiden. Die positive körperliche Selbsteinschätzung der Patienten steht in Einklang mit Untersuchungsergebnissen von Wirsching et al. (1975, 1977), wo sich 74,4 % der Anus-praeter-Träger als körperlich gesund und leistungsfähig einschätzen. Im Gegensatz zu den hier vorgelegten Ergebnissen fanden diese Autoren jedoch bei einer großen Zahl der untersuchten Krebspatienten depressive Verstimmungszustände.

Daß diese depressiven Verstimmungszustände heute kaum noch vorkommen (Tabelle 7.1 und Abb. 7.10), kann als Hinweis verstanden werden, daß sich die Voraussetzungen zur Bewältigung der Krebskrankheit in den letzten 10 Jahren merklich verbessert haben. Die Diagnose „Krebs" wird nicht mehr mit einem Todesurteil gleichgesetzt, und eine solche Krankheit ist auch in der Öffentlichkeit besprechbarer geworden.

Man darf jedoch bei der Interpretation der Ergebnisse nicht vergessen, daß sich in der Studie von Wirsching et al. (1975, 1977) auch einige (16 %) Patienten mit ungünstiger biologischer Diagnose (z. B. Metastasen, vgl. Drüner 1975) befanden, die sich wahrscheinlich auch depressiver einschätzten.

Zu der oben genannten „hypomanisch" anmutenden Selbstdarstellung kann es dadurch kommen, daß alle untersuchten Patienten eine häufig tödlich verlaufende Krankheit zwischen 1 und 11 Jahren rezidivfrei überlebt hatten, also sich geheilt sahen.

Durch die überlebte Todesnähe wird das tägliche Leben wohl neu und offensichtlich positiver bewertet.

Diese Patienten können mit jedem Jahr, das nach der Operation verstreicht, Ängste und Befürchtungen bezüglich eines Rezidivs abbauen.

Anders bei Erkrankten mit malignem biologischem Verlauf und fortbestehender Drohung, denen vom Chirurgen nur begrenzt geholfen werden kann. Diese wenden sich möglicherweise in ihrer Hoffnungslosigkeit viel eher an eine psychosoziale Nachsorgeeinrichtung, da sie sich dort seelische Unterstützung erhoffen. Das wiederum bedeutet, daß in psychosozialen Nachsorgeeinrichtungen vorwiegend eine spezielle Untergruppe von Darmkrebspatienten gesehen wird, nämlich vorwiegend die depressiven, hoffnungslosen oder solche mit biologisch ungünstigem Verlauf. Dem widersprechen allerdings die im vorangegangenen Kap. 6 dargestellten Ergebnisse der Bronchialkrebskranken.

Ad 2: Daß keine nennenswerten *Unterschiede zwischen Gießener und Heidelberger Patienten* gefunden wurden, liegt im wesentlichen daran, daß die Selbstdarstellung der Befragten bereits in Gießen derart positiv ausfällt, daß etwaige zusätzliche Wirkungen des intensiveren Heidelberger Betreuungsprogramms zumindest in den hier verwendeten Fragebogenmethoden nicht nachweisbar sind.

Bemerkenswert ist auch, daß zwischen Anus-praeter-Trägern und Resezierten kaum Unterschiede bestehen, was zu der Vermutung Anlaß gibt, daß die alltäglichen Belastungen durch das Stoma für den Erhalt des Lebens in Kauf genommen werden.

Im Gegensatz dazu fanden Wirsching et al. (1975, 1977) Unterschiede in den Merkmalen Depressivität und Einsamkeit sowie Einbußen in den sozialen Kontakten der Anus-praeter-Träger. Diese zeigten sich häufiger depressiv und fühlten sich einsamer als die kontinenzerhaltend resezierten Patienten.

Daß bei der hier vorgelegten Studie solche Unterschiede zwischen Anus-praeter-Trägern und der resezierten Kontrollgruppe nicht gefunden wurden, geht wahrscheinlich auf die erheblichen Verbesserungen bei der Primärversorgung der Anus-praeter-Träger, der individuelleren Versorgungsmöglichkeiten des Anus praeter und die umfassendere und breitere Information des Patienten durch Medien und ILCO zurück. Durch diese Verbesserungen erlangen die Patienten relativ schneller und zufriedenstellender wieder eine ausreichende Kontrolle über ihre Darmfunktionen und trauen sich dadurch eher zu, am gesellschaftlichen Leben teilzunehmen.

Ad 3: Die Langzeitrehabilitation von Darmkrebspatienten, insbesondere auch von Anus-praeter-Trägern, ist insgesamt positiv zu bewerten. Zum einen handelt es sich ausschließlich um Patienten mit einer begrenzten Tumorausdehnung und biologisch benignem Verlauf, d. h. viele dieser Patienten werden lange überleben und bilden durch das Überleben einer häufig tödlich verlaufenden Erkrankung eine positiv gestimmte Selbstdarstellung aus, die ihnen die Bewältigung des Alltags offensichtlich erleichtert. Belastungen durch die Pflege des Anus praeter werden insgesamt als geringfügig eingeschätzt. Weiterhin hat sich in den letzten 10 Jahren die Primärversorgung eines Anus praeter erheblich verbessert und durch ein vielfältiges, sehr differenziertes Versorgungsangebot von Industrieprodukten können auch spezielle Probleme von einzelnen Erkrankten erheblich besser gelöst werden. Auch hat man aus vielen leidvollen Schicksalen von Patienten offensichtlich gelernt und versucht, einige Probleme durch verbesserte präoperative Aufklärung zu vermeiden.

Grundsätzlich ist heute eine volle Langzeitrehabilitation eines Stomaträgers möglich. Von größter Wichtigkeit ist hier die Basisversorgung, die eine einfache Pflege nach der Operation ermöglicht (Winkler 1982).

Eine gelungene Vorbereitung auf die Operation, sorgfältige Operationstechnik, rechtzeitige Beseitigung chirurgischer Komplikationen und individuelle technische Versorgung des Anus praeter bilden somit eine Grundlage für das Gelingen psychosozialer Rehabilitation (Fleischer u. Rosenkranz 1983).

Insgesamt kann festgehalten werden, daß allein die Tatsache der Anlage eines Anus praeter für das Gelingen oder Mißlingen einer postoperativen Lebensgestaltung nicht entscheidend ist. Für den lebensbedrohlich Erkrankten ist es in erster Linie wichtig zu überleben, und er ist offensichtlich bereit, einen Preis (Verlust des Enddarms) dafür zu zahlen.

Ist das Überleben gesichert, hängt die weitere Ausgestaltung der neuen Realität heutzutage erheblich von der Persönlichkeitsstruktur des Betroffenen ab, inwieweit diese ihm Freiheit läßt, seine neuen, objektiven Gegebenheiten zu erkennen, zu akzeptieren und die verbliebenen Möglichkeiten auszuschöpfen.

Literaturverzeichnis

Aaronson NK, Beckman I (1987) Quality of life of cancer patients. Raven, New York

Abse DW, Wilkins MM, van de Castle RL (1974) Personality and behavioral characteristics of lung cancer patients. J Psychosom Res 18:101–113

Alexander F (1971) Psychosomatische Medizin, Grundlagen und Anwendungsgebiete. De Gruyter, Berlin

Andersen BL (1986) Sexual difficulties for women following cancer treatment. In: Aulbert E (1987) Psychosoziale Betreuung des unheilbar Kranken durch den Arzt, S 63–79

Antoni MH, Goodkin K (1988) Host moderator variables in the promotion of cervical neoplasia – I. Personality facets. J Psychosom Res 32:327–338

Antonovsky A (1979) Health, stress, and coping. Jossey-Bass, San Francisco London

Bacon CO, Renneker R, Cutler M (1952) A psychosomatic survey of cancer of the breast. Psychosom Med 14:453–460

Badura B, Kaufhold G, Lehmann H, et al (1988) Soziale Unterstützung und Krankheitsbewältigung – Neue Ergebnisse aus der Oldenburger Longitudinalstudie 4 1/2 Jahre nach Erstinfarkt. Psychother Med Psychol 38:48–58

Bahnson CB (1986) Das Krebsproblem in psychosomatischer Dimension. In: Adler R, Herrmann JM, Köhle K, Schonecke OW, Uexküll T von, Wesiack W (Hrsg) Psychosomatische Medizin, 3. Aufl. Urban & Schwarzenberg, München Wien Baltimore, S 889–909

Baider LA, Kaplan de Nour A (1988) Breast cancer – a family affair. In: Cooper CL (ed) Stress and breast cancer. Wiley, Chichester New York Brisbane Toronto Singapore, pp 155–170

Barefoot JC, Siegler IC, Nowlin JB, Peterson BL, Haney TL, Williams RB (1987) Suspiciousness, health, and mortality: A follow-up study of 500 older adults. Psychosom Med 49:450–457

Beach SR, O'Leary (1985) Current status of outcome research in marital therapy. In: L'Abate L (ed) The handbook of family psychology and therapy, vol II. Dorsey, Illinois, pp 1035–1072

Beckmann D, Brähler E, Richter HE (1983) Der Gießen-Test (GT) Ein Test-Individual- und Gruppendiagnostik-Handbuch, 3. Aufl. Huber, München

Bedell T, Suszynski K, Whitcomb Shaffer J (1979) Family attidudes reported in youth as potential predictors of cancer. Psychosom Med 41

Beutel M, Muthny FA (1988) Konzeptualisierung und klinische Erfassung von Krankheitsverarbeitung – Hintergrundstheorien, Methodenproblem und künftige Möglichkeiten. Psychother Med Psychol 38:19–27

Birbaumer N (1986) Krebserkrankungen. In: Miltner W, Birbaumer N, Gerber WD (Hrsg) Verhaltensmedizin. Springer, Berlin Heidelberg New York Tokyo, S 215–237

Bloch DA (1983) Family systems medicine: The field and the journal. Fam Syst Med 1:3–11

Bloom JR (1982) Social support systems and cancer: a conceptual view. In: Cohen J, Cullen JW, Martin LR (eds) Psychosocial aspects of cancer. Raven, New York, pp 129–150

Boszormenyi-Nagy I, Spark MG (1973) Insivible loyalities. Harper & Row, New York (dt. 1981: Unsichtbare Bindungen. Klett-Cotta, Stuttgart)

Broadhead WE, Caplan BH (1983) The epidemiologic evidence for a relationship between social support and health. Am J Epidemiol 117:521

Broda M (1988) Erleben belastender Krankheitsereignisse und deren Verarbeitung bei verschiedenen chronischen Erkrankungen – eine Vergleichsuntersuchung. Psychother Med Psychol 38:67–74

Brown GW, Harris T (1978) Social origins of depression. Tavistock, London

Bullinger M, Pöppel E (1988) Lebensqualität in der Medizin: Schlagwort oder Forschungsansatz. Dtsch Ärtzebl 11:679–680

Burgess C, Morris T, Pettingale KW (1988) Psychological response to cancer diagnosis – II. Evidence for coping styles (coping styles and cancer diagnosis). J Psychosom Res 32:263–272

Burkberg J, Penman D, Holland JC (1984) Depression in hospitalized cancer patients. Psychosom Med 46:199–212

Campbell TL (1986) Family's impact on health: A critical review. Fam Syst Med 4:135–191

Cassileth BR, Lusk EJ, Strouse TB et al (1984) Psychosocial status in chronic illness. A comparative analysis of six diagnostics groups. N Engl J Med 311:506–511

Cassileth BR, Lusk EJ, Miller DS et al (1985) Psychosocial correlates of survival in advanced malignant disease? N Engl J Med 312:1551–1555

Cella DF, Holland JC (1988) Methodological considerations in studying the stress-illness connection in women with breast cancer. In: Cooper CL (ed) Stress and breast cancer. Wiley, Chichester New York Brisbane Toronto Singapore, pp 197–214

Clerpka M (1987) Der theoretische Hintergrund und die klinische Anwendung des FAM III (Family Assessment Measure). In: Cierpka M (Hrsg) Familiendiagnostik. Springer, Berlin Heidelberg New York Tokyo, S 282–301

Cobb S (1976) Social support as a moderator of life stress. Psychosom Med 38:300–314

Cohen J (1982) Response of the health care system to the psychosocial aspects of cancer. In: Cohen J, Cullen JW, Martin LR (eds) Psychosocial aspects of cancer. Raven, New York, pp 110–116

Cohen LA, Syme SL (eds) (1985) Social support and health. Academic Press, Orlando

Cunningham AJ (1988) From neglect to support to coping: the evolution of psychosocial intervention for cancer patients. In: Cooper CL (ed) Stress and breast cancer. Wiley, Chichester New York Brisbane Toronto Singapore, pp 135–154

Da-Shih H, Silberfarb PM (1988) Psychological factors: do they influence breast cancer? In: Cooper CL (ed) Stress and breast cancer. Wiley, Chichester New York Brisbane Toronto Singapore, pp 27–64

Dattore PF, Shontz FC, Coyne L (1980) Premorbid personality differentiation of cancer and noncancer groups: A test of the hypothesis of cancer proneness. J Consult Clin Psychol 48:388–394

DeHaes JC, Knippenberg FC van (1985) The quality of life of cancer patients: review of the literature. Soc Sci Med 20:809–817

Dell P, Goolishian H (1981) Ordnung durch Fluktuation: eine evolutionäre Epistemologie für menschliche Systeme. Familiendynamik 6:104–122

Derogatis LR (1975) Psychosocial adjustment to illness scale. Clinical Psychosomatic Research, Baltimore

Derogatis LR, Abeloff MD (1979) Psychological coping mechanisms and survival time in metastatic breast cancer. JAMA 242:1504–1508

Dohrenwend WS, Dohrenwend BP (eds) (1981) Stressful life events and their contexts. Prodist, New York

Drüner HU (1975) Die Morbidität der radikalen Rektumamputation. Habilitationsschrift, Universität Heidelberg

Dunkel-Schetter C, Wortmann CB (1982) The interpersonal dynamics of cancer: Problems in social relationships and their impact on the patient. In: Friedman HS, DiMatteo MR (eds) Interpersonal issues in health care. Academic Press, New York, pp 69–100

Ell KO, Nishimoto RH, Mantell JE, Hamovitch MB (1988) Psychological adaptation to cancer: A comparison among patients, spouses and nonspouses. Fam Syst Med 6:335–348

Emrich M, Beckmann D, Dobroschke J, Schlag P, Wirsching M (1988) Indikationen zur Psychotherapie beim Anus-praeter-Träger. In: Englert G (Hrsg) Die Rehabilitation des Stomapatienten – eine multidisziplinäre Aufgabe. Deutsche Ilco, Freising, S 57–68

Emrich M (1989) Psychosoziale Krankheitsverarbeitung bei Darmkrebspatienten unter besonderer Berücksichtigung der Anus-praeter-Träger. Dissertation, Universität Gießen

Engel GL, Schmale A (1967) Psychoanalytic theory of somatic disorders. J Am Psychoanal Assoc 15:344–365 (dt 1969: Eine psychoanalytische Theorie der psychosomatischen Erkrankung. Psyche 23:241–261)

Engel GL (1975) Perspectives on depression. Science 190:453–455

Erikson EH (1965) Kindheit und Gesellschaft. Klett, Stuttgart

Feil H (1983) Betreuung des Stomaträgers und seiner Familie – Psychische Belastungen. Krankenpflege Frankfurt 37:315–316

Filipp SH (Hrsg) (1981) Kritische Lebensereignisse. Urban & Schwarzenberg, München Wien Baltimore

Filipp SH, Ferring D, Freudenberg E, Klauser T (1988) Affektiv-motivationale Korrelate von Formen der Krankheitsbewältigung – Erste Ergebnisse einer Längsschnittstudie mit Krebspatienten. Psychother Med Psychol 38:37 42

Finch SM, Hess JH (1962) Ulcerative colitis in children. Am J Psychiatry 118:819–826

Fleischer GM, Rosenkranz M (1983) Rehabilitation von Enterostomieträgern. Ärztl Fortbild (Jena) 77:206–209

Forster C (1985) Die Lebensqualität der Stomaträger. Ilco, Biel/Schweiz, S 5

Fournier D von, Weber E, Hoeffken W, Bauer M, Kubli F (1980) Growth rate of 147 mammary carcinomas. Cancer 45:2198

Fox BH (1978) Premorbid psychological factors as related to cancer incidence. J Behav Med 1:45–133

Fox BH (1983) Current theory of psychogenic effects on cancer incidence and prognosis. J Psychosoc Oncol 1:17–31

Freidenbergs I, Gordon W, Hibbard M, Levine L, Wolf C, Diller L (1982) Psychosocial aspects of living with cancer: A review of the literature. Int J Psychiatry Med 11:303–329

Freud A (1936) Das Ich und die Abwehrmechanismen. Kindler, München

Friedman LC, Baer PE, Nelson DV et al (1988) Women with breast cancer: Perception of family functioning and adjustment to illness. Psychosom Med 5:529

Funch DP, Marshall J (1983) The role of stress, social support and age in survival from breast cancer. J Psychosom Res 27:77–83

Gaus E, Köhle K (1985) Psychische Anpassungs- und Abwehrprozesse bei körperlichen Erkrankungen. In: Adler R, Herrmann JM, Köhle K, Schonecke OW, Uexküll T von, Wesiack W (Hrsg) Psychosomatische Medizin, 3. Aufl. Urban & Schwarzenberg, München Wien Baltimore, S 1131

Gerhardt U, Friedrich H (1983) Familie und chronische Krankheit – Versuch einer soziologischen Standortbestimmung. In: Angermeyer M, Freyberger H (Hrsg) Chronisch kranke Erwachsene in der Familie. Enke, Stuttgart, S 1–25

Goldberg J (1981) Psychotherapeutic treatment of cancer patients. Free Press, New York

Goodkin K, Antoni MH, Blaney PH (1986) Stress and hopelessness in the promotion of cervival intraepithelial neoplasia to invasive squamous cell carcinoma of the cervix. J Psychosom Res 30:67–76

Gordon WA, Freidenberg I, Diller L et al (1980) Efficacy of psychosocial intervention with cancer patients. J Consult Clin Psychol 48:743–759

Greenhill MH (1977) The development of liaison programs. In: Usdin G (ed) Psychiatric medicine. Brunner & Mazel, New York

Greer S, Morris T, Pettingale KW (1979) Psychological response to breast cancer: Effect on outcome. Lancet II:785–787

Greer S, Burgess C (1987) A self-esteem measure for patients with cancer. Psychol Health 1:327–340

Grossarth-Maticek R, Schmidt P, Vetter H, Arndt S (1984) Psychotherapy research in oncology. In: Steptoe A, Mathews A (ed) Health care and human behaviour. Academic Press, London, pp 325–342

Gurman AS, Kniskern DP (1981) Family therapy outcome research: Knowns and unknowns. In: Gurman AS, Kniskern DP (eds) Handbook of family therapy. Brunner & Mazel, New York, pp 742–777

Haan N (1977) Coping and defending. Academic Press, New York

Haley J (1964) Research on family patterns: An instrument measurement. Fam Process 3:48–65

Heberer G, Köle W, Tscherne H (1980) Lehrbuch der Chirurgie. Springer, Berlin Heidelberg New York, S 333–337

Hehl FJ, Hehl R (1975) Persönlichkeitsskalen System 25 (PSS 25). Beltz, Weinheim

Hehl FJ, Wirsching M (1983) Psychosomatischer Einstellungsfragebogen (PEF). Hogrefe, Göttingen Toronto Zürich

Heiberg A, Heiberg (1977) Alexithymia – an inherited trait? Psychother Psychosom 28:221–229

Heim E, Augustiny KF, Blaser A, Buerki C, Schaffner L, Valach L (1987) Erfassung der Krankheitsbewältigung: Die Berner Bewältigungsformen (BEFO). (Unveröffentlichtes Manual)

Heim E (1988) Coping und Adaptivität: Gibt es geeignetes oder ungeeignetes Coping? Psychother Med Psychol 38:8–18

Hinkle LE, Christenson WN, Kane FD et al (1958) An investigation of the relation between life experience, personality characteristics and general susceptibility to illness. Psychosom Med 20:278–295

Hoffmann RS (1988) The psycho-oncologist in a multidisciplinary breast treatment center. In: Cooper CL (ed) Stress and breast cancer. Wiley, Chichester New York Brisbane Toronto Singapore, pp 171–196

Holland JC, Rowland JH (1981) Psychiatric, psychosocial and behavioral interventions in the treatment of cancer: An historical overview. In: Weiss SM, Herd JA, Fox BH (eds) Perspectives on behavioral medicine. Academic Press, New York, pp 235–260

Holland JC (1984) Need for improved psychosocial research methodology: Goals and potentials. Cancer 53:2218–2220

Holland JC (1987) Current concepts in psycho-oncology and AIDS. (Syllabus of the Postgraduate Course, September 17–19, New York City)

Holland JC, Rowland J (1988) Psychosocial and behavioral factors in cancer risk and survivors. In: Holland JC (ed) Handbook of psycho-oncology. Oxford Press, New York

Holmes TH, Rahe RH (1967) The social readjustment rating scale. Psychosom Res 11:213–218

Hughes J (1982) Emotional reactions of the diagnosis and treatment of early breast cancer. J Psychosom Res 26:277–283

Ikemi Y, Nakagawa S, Nakagawa T, Sugita M (1975) Psychosomatic consideration on cancer patients who have made a narrow escape from death. Dyn Psychiatry 8:77–92

Jackson DD (1959) Family interaction, family homeostasis and some implications for conjoint family psychotherapy. In: Masserman J (ed) Individual and family dynamics. Grune & Stratton, New York, pp 122–141

Jackson DD, Yalom J (1966) Family research on the problem of ulcerative colitis. Arch Gen Psychiatry 15:410–418 [dt. 1974: Familiale Interaktionsmuster und Colitis ulcerosa. In: Brede K (Hrsg) Einführung in die psychosomatische Medizin. Fischer, Frankfurt am Main, S 242–258]

Jahnke W, Erdmann G, Boucsein W (1985) SVF Handanweisung. Hogrefe, Göttingen

Jöreskog KG, Sörbom D (1982) LISREL V: Analysis of linear structural relationships by the method of maximum likelihood. User's Guide, Chicago (National Educational Resources)

Kaplan DM (1982) Intervention strategies for families. In: Cohen J, Cullen JW, Martin LR (eds) Psychosocial aspects of cancer. Raven, New York, pp 221–234

Kerekjarto M von, Schug S (1987) Psychosoziale Betreuung von Tumorpatienten im ambulanten und stationären Bereich. Bilanz eines 5jährigen Modellversuchs Hamburg-Eppendorf. Zuckschwerdt, München Bern Wien San Francisco

Koch U, Schöfer G (1986) Sprachinhaltsanalyse in der psychiatrischen und psychosomatischen Forschung. Verlag Psychologie, Weinheim München

Koch U, Heim E (1988) Editorial: Bewältigungsprozesse bei chronischen Erkrankungen. Psychother Med Psychol 38:1–2

Lakomy DK (1988) Art und Effizienz des Copingverhaltens der Frau unter der Erstbedrohung eines Mamma- oder Zervixkarzinoms. Psychother Med Psychol 38:43–47

Lazarus RS, Averill JR, Opton EM (1974) The psychology of coping: Issues of research and assessment. In: Coelho GV, Hamburg DA, Adams JE (eds) Coping and adaptation. Basic Books, New York, pp 249–315

Lazarus RS (1982) Stress and coping as factors in health and illness. In: Cohen J, Cullen JW, Martin LR (eds) Psychosocial aspects of cancer. Raven, New York, pp 163–190

LeShan L (1982) Psychotherapie gegen den Krebs. Klett-Cotta, Stuttgart

Levy SM (1985) Behavior and cancer. Jossey-Bass, San Francisco London

Levy SM, Herberman R, Maluish A, Schliken B, Lippman M (1985) Prognostic risk assessment in primary breast cancer by behavioral and immunological parameters. Health Psychol 4:99–113

Levy SM (1986) Behavior as a biological response modifier: Psychological variables and cancer prognosis. In: Andersen BL (ed) Women with cancer. Springer, Berlin Heidelberg New York Tokyo, pp 289–306

Levy SM, Wise BD (1988) Psychosocial risk factors and cancer progression. In: Cooper CL (ed) Stress and breast cancer. Wiley, Chichester New York Brisbane Toronto Singapore, pp 77–96

Levy SM, Lee J, Bagley C, Lippman M (1988) Survival hazards analysis in first recurrent breast cancer patients: Seven-year follow-up. Psychosom Med 50:520–528

Liedtke R (1987) Familiäre Sozialisation und psychosomatische Krankheit. Springer, Berlin Heidelberg New York Tokyo

Lindemann E (1944) Symptomatology and management of acute grief. Am J Psychiatry 101:141–148

Lindensmith S (1977) Body image and the crisis of enterostomy. Can Nurse 73:24–27

Linn M, Linn B, Harris R (1982) Effects of counseling for late stage cancer patients. Cancer 49:1048–1055

Lipowski ZJ (1974) Consultation-Haison psychiatry: An overview. Am J Psychiatry 131:623–630

Maguire P, Tait A, Brooke M, Thomas C, Sellwood R (1980) The effect of counseling on the psychiatric morbidity associated with mastectomy. Br Med J 281:1454–1456

Maguire P (1984) Communication skills and patient care. In: Steptoe A, Mathews A (eds) Health care and human behaviour. Academic Press, London, pp 153–174

Marty P, de M'Uzan M, David C (1963) L'investigation psychosomatique. Presses Univ, Paris

McMahon AW, Schmitt P, Patterson F, Rothman E (1973) Personality differences between inflammatory bowel disease patients and their healthy siblings. Psychosom Med 35:91

Minuchin S, Rosman BL, Baker K (1978) Psychosomatic families: Anorexia nervosa in context. Harvard Univ Press, Cambridge/MA (dt. 1982: Psychosomatische Familien. Klett, Stuttgart)

Moos RH (1984) Coping with physical illness. Plenum, New York London

Morris T, Greer S, Pettingale KW, Watson M (1981) Patterns of expression of anger and their psychological correlated in women with breast cancer. J Psychosom Res 25:111–117

Muthny FA, Koch U, Spaete M (1986) Psychosoziale Auswirkungen der Mastektomie und Bedarf an psychosozialer Versorgung – eine empirische Untersuchung mit Mammakarzinompatientinnen. Psychother Med Psychol 36:240–249

Niederle N, Aulbert E (Hrsg) (1987) Der Krebskranke und sein Umfeld. Thieme, Stuttgart

Olson DH (1983) Families – what make them work. Sage, Beverly Hills

Overbeck G (1985) Familien mit psychosomatisch kranken Kindern. Vandenhoeck & Ruprecht, Göttingen

Parin P (1978) Das Ich und die Anpassungsmechanismen. In: Paris P (Hrsg) Der Widerspruch im Subjekt. Syndikat, Frankfurt am Main

Persky VW, Kempthorne-Rowe J, Shekelle RB (1987) Personality and risk of cancer: 20-year follow-up of the western electric study. Psychosom Med 49:435–449

Pettingale KW, Morris T, Greer S, et al (1985) Mental attitudes to cancer: an additional prognostic factor. Lancet I:750

Pettingale KW, Burgess C, Greer S (1988) Psychological response to cancer diagnosis – I. Correlations with prognostic variables. J Psychosom Res 32:255–262

Pomerleau OF, Rodin J (1986) Behavioral medicine and health psychology. In: Garfield SL, Bergin AE (eds) Handbook of psychotherapy and behavior change, 3rd edn. Wiley, Chichester New York Brisbane Toronto Singapore, pp 483–522

Reiser MF (1975) Changing theoretical concepts in psychosomatic medicine. In: Arieti S (ed) American handbook of psychiatry, vol 4. Basic Books, New York, pp 477–501

Rogentine GN, Kammen P von, Fox BH, Docherty JP, Rosenblatt E (1979) Psychological factors in the prognosis of malignant melanoma: A prospective study. Psychosom Med 41:647–655

Scherg H (1987) Psychosocial factors and disease bias in breast cancer patients. Psychosom Med 49:302–312

Schmale A, Iker H (1966) The psychological setting of uterine cervical cancer. Ann NY Acad Sci 125:807–813

Schmale AH, Iker H (1971) Hopelessness as a predictor of cervical cancer. Soc Sci Med 5:95–100

Schonfield J (1975) Psychological and life-experience differences between Israel women with benign and cancerous breast lesions. J Psychosom Res 19:229–234

Schwemmle K, Wirsching M (1989) Lebensqualität nach colorectalen Eingriffen. Chirurg 60:454–457

Sellschopp A, Lüdecke H, Härtel G (1981) Structure and functions of the Heidelberg University organisation for after-care of cancer patients. Psychother Psychosom 36:17–23

Selvini-Palazzoli M, Boscolo L, Cecchin G, Prata G (1980) Hypothesizing – circularity – neutrality: Three guidelines for the conductor of the session. Fam Proc 19:3 (dt. 1981: Hypothetisieren – Zirkularität – Neutralität: Drei Richtlinien für den Leiter der Sitzung. Familiendynamik 6:123)

Shekelle RB, Raynor WJ, Ostfeld AM, et al (1981) Psychological depression and 17-year risk of death from cancer. Psychosom Med 43:117–125

Sheldon A, Ryser C, Krant P, Melvin J (1970) An integrated family orientated cancer care program. J Chron Dis 22:743

Siegrist J (1988) Lehrbuch der medizinischen Soziologie, 4. Aufl. Urban & Schwarzenberg, München Wien Baltimore

Siegrist K (1986) Sozialer Rückhalt und kardiovaskuläres Risiko. Minerva, München

Silberfarb PM, Maurer H, Crouthamel CS (1980) Psychosocial aspects of neoplastic disease: I. Functional status of breast cancer patients during different treatment regimens. Am J Psychiatry 137:450–455

Simonton OC, Matthews-Simonton S, Creighton J (1978) Getting well again. A step-by-step self-help-guide to over-coming cancer for patients and their families. Tarcher, Los Angeles. (dt. 1985: Wieder gesund werden. Rowohlt, Reinbek)

Sperling E, Massing A, Georgi H, Reich G, Wöbbe-Mönks E (1982) Die Mehrgenerationen-Familientherapie. Vandenhoeck & Ruprecht, Göttingen

Spiegel D, Bloom JR, Yalom I (1981) Group support for patients with metastatic cancer. Arch Gen Psychiatry 38:527–533

Spiegel D, Bloom JR, Gottheil E (1983) Family environment as a predictor of adjustment to metastatic breast carcinoma. J Psychosoc Oncol 1:33–44

Steffens W, Kächele H (1988) Abwehr und Bewältigung – Vorschläge zu einer integrativen Sichtweise. Psychother Med Psychol 38:3–7

Stierlin H (1974) Family theory: An introduction. In: Burdon A (ed) Operational theories of personality. Brunner & Mazel, New York, pp 278–307

Stolbach LL, Brandt UC (1988) Psychosocial factors in the development and progression of breast cancer. In: Cooper CL (ed) Stress and breast cancer. Wiley, Chichester New York Brisbane Toronto Singapore, pp 3–26

Stoll BA (1988) Neuroendocrine and psychoendocrine influences on breast cancer growth. In: Cooper CL (ed) Stress and breast cancer. Wiley, Chichester New York Brisbane Toronto Singapore, pp 111–134

Temoshok L, Fox H (1984) Coping styles and other psychosocial factors related to medical status and to prognosis in patients with cutaneous malignant melanoma. In: Fox BH, Newberry BH (eds) Impact of psychoendocrine systems in cancer and immunity. Hogrefe, Toronto, pp 258–287

Temoshok L, Heller BW (1984) On comparing apples, oranges and fruit salad: a methodical overview of medical outcome studies in psychosocial oncology. In: Cooper CL (ed) Psychosocial stress and cancer. Wiley, Chichester New York Brisbane Toronto Singapore, pp 23–48

Temoshok L, Heller BW, Sagebiel RW, et al (1985) The relationship of psychosocial factors of prognostic indicators in cutaneous malignant melanoma. J Psychosom Res 29:139–153

Thomä H, Kächele H (1986) Lehrbuch der psychoanalytischen Therapie, 2. Aufl. Springer, Berlin Heidelberg New York Tokyo

Titchener JL, Riskin J, Emerson R (1967) The family in psychosomatic process. In: Handel G (ed) The psychosocial interior of the family. Aldine, Chicago, pp 401–423.

Vaillant GE (1977) Adaptation of life. Little Brown, Boston

Vaillant GE (1979) Natural history of male psychologic health. N Engl J Med 301:1249–1254

Vaillant GE (1986) Empirical studies of ego mechanisms of defense. American Psychiatric Press, Washington

Vaillant GE (1988) Defense mechanisms. In: Nicholi AM (ed) The new Harvard guide to psychiatry. Harvard Univ. Press, Cambridge/MA London

Vaughn CE, Leff JP (1976) The influence of family and social factors on the course of psychiatric patients. Br J Psychiatry 129:125–137

Verres R, Hasenbring M (1989) Jahrbuch medizinische Psychologie, Teilband Psychoonkologie. Springer, Berlin Heidelberg New York Tokyo

Waller H (1985) Wissenschaft und soziale Praxis. Sozialmedizin. Kohlhammer, Stuttgart Berlin Köln Mainz

Watson M (1988) Breast cancer: Psychological factors influencing progressio. In: Cooper CL (ed) Stress and breast cancer. Wiley, Chichester New York Brisbane Toronto Singapore, pp 65–76

Watzlawick P (1981) Die erfundene Wirklichkeit. Piper, München

Weakland JH (1977) Family somatics – a neglected edge. Fam Process 16:263–273

Weisman AD, Worden JW (1975) Psychosocial analysis of cancer deaths. Omega 6:61–75

Weisman AD (1976) Coping behavior and suicide in cancer. In: Cullen W (ed) Cancer: The behavioral dimensions. Raven, New York, pp 331–341

Wellish DK, Jamison KR, Pasnau RO (1978a) Psychological aspects of mastectomy. I. The man's perspective. Am J Psychiatry 135:543–546

Wellish DK, Mosher MB, Scoy C van (1978b) Management of family emotion stress: Family group therapy in a private oncology practise. Int J Group Psychother 28:225–231

Wellish DK (1984) Implementation of psychosocial services in managing emotional stress. Cancer 53:828–832

Wellish DK, Cohen MM (1986) The family therapist as systems consultant to medical oncology: In: Wynne LC, McDaniel SH, Weber TT (eds) Systems consultation. Guilford, New York London, pp 19–218

Willi J, Heim E (1986) Lehrbuch psychosoziale Medizin: Gesundheit und Krankheit in psycho-sozialer Sicht. Springer, Berlin Heidelberg New York Tokyo

Winkler R (1982) Aktuelle Stomatherapie. Dtsch Med Wochenschr 107:1320–1322

Wirsching M, Drüner HU, Herrmann G (1975) Results of psychosocial adjustment to long-term colostomy. Psychother Psychosom 26:245–256

Wirsching M, Drüner H, Hehl F, Köhler C, Herrmann F (1977) Psychosoziale Rehabilitation von Anus präter-Trägern. Ein Vergleich von Krebs- und Colitis ulcerosa-Patienten. Med Psychol 3:119–128

Wirsching M, Stierlin H (1982) Krankheit und Familie. Konzepte – Forschungsergebnisse – Therapie. Klett-Cotta, Stuttgart

Wirsching M, Stierlin H, Hoffmann F, Weber G, Wirsching B (1982) Psychological identification of breast cancer patients before biopsy. J Psychosom Res 26:1–10

Wirsching M, Hoffmann F, Stierlin H, Weber G, Wirsching B (1985) Prebioptic psychological characteristics of breast cancer patients. Psychother Psychosom 43:69–76

Wirsching M, Hoffmann F, Stierlin H, Stummeyer D, Weber G, Wirsching B (1986) Angst, Harmonisierung und Opferbereitschaft – Affektäußerungen von Frauen, die sich wegen Brustkrebsverdacht einer Probebiopsie unterziehen mußten. In: Koch U, Schöfer G (Hrsg) Sprachinhalte in der psychiatrischen und psychosomatischen Forschung. Verlag Psychologie, Weinheim München, S 416–423

Wirsching M (1986) Familiendynamik und Familientherapie in der Psychosomatik. In: Adler R, Herrmann JM, Köhle K, Schonecke OW, Uexküll T von, Wesiack W (Hrsg) Psychosomatische Medizin, 3. Aufl. Urban & Schwarzenberg, München Wien Baltimore, S 303–315

Wirsching M, (1988) Krebs im Kontext. Klett-Cotta, Stuttgart

Wirsching M, Georg W, Hoffmann F, Riehl J, Schmidt P (1988) Psychosocial factors influencing health development in breast cancer and mastopathia: A systemic study. In: Cooper CL (ed) Stress and breast cancer. Wiley, Chichester New York Brisbane Toronto Singapore, pp 97–107

Worden WJ, Weismann AD (1980) Do cancer patients really want counseling. Gen Hosp Psychiatry 2:100–103

Wortman CB (1984) Social support and the cancer patient: Conceptual and methodological issues. Cancer 53:2339–2360

Wynne L, McDaniel, Weber T (1986) Systems consultation. A new perspective for family therapy. Guilford, New York London

Wynne LC, Singer MT (1963) Thought disorder and family relations of schizophrenics. Arch Gen Psychiatry 9:199–206 (dt. 1965: Denkstörung und Familienbeziehung bei Schizophrenen. Psyche 19:82–95)